负荷超声心动图
——临床实用教程

主编 尹立雪 王胰

科学出版社

北京

内 容 简 介

负荷超声心动图目前在欧美国家医院已成为诊断缺血性心脏病及非缺血性心脏病等疾病的常规检查手段。本书通过从负荷超声心动图检查的适应证、禁忌证，在缺血性心脏病和非缺血性心脏病中的应用等方面进行详细介绍，还附有临床典型病例、负荷超声心动图图像解读等，将负荷超声心动图检查规范化、临床化，让更多不同级别的医院医师能熟练掌握负荷超声心动图检查，更好地为广大心血管疾病患者提供先进的诊断手段。

本书适合临床超声医师、心内科医师、心外科医师、麻醉医师、ICU医师使用。

图书在版编目（CIP）数据

负荷超声心动图：临床实用教程 / 尹立雪，王岻主编 . —北京：科学出版社，2023.11

ISBN 978-7-03-076732-5

Ⅰ．①负… Ⅱ．①尹…②王… Ⅲ．①超声心动图－教材 Ⅳ．① R540.4

中国国家版本馆 CIP 数据核字（2023）第 200930 号

责任编辑：高玉婷 / 责任校对：张 娟
责任印制：师艳茹 / 封面设计：龙 岩

科 学 出 版 社 出版
北京东黄城根北街 16 号
邮政编码：100717
http://www.sciencep.com

北京画中画印刷有限公司 印刷
科学出版社发行 各地新华书店经销
*
2023 年 11 月第 一 版 开本：787×1092 1/16
2023 年 11 月第一次印刷 印张：11 3/4
字数：300 000
定价：158.00 元
（如有印装质量问题，我社负责调换）

编者名单

主　编　尹立雪　王　胰

副主编　邓　燕　李春梅　张红梅

编　者　(以姓氏笔画为序)

丁戈琦　王斯佳　叶露薇　苏　叶　李宜蓁

张清凤　林　蕤　周　易　徐　芸　郭智宇

前　言

负荷超声心动图在欧美国家已经得到广泛应用。其临床应用呈逐年上升态势，为心血管疾病提供了从病因学到病理生理机制的大量系统性诊断信息，深化和提升了临床对各种心血管疾病的认知诊断能力和治疗决策水平。已发表的多项多中心研究结果表明，应用负荷超声心动图诊断缺血性心脏病的特异度、敏感度和准确度均在90%以上。近期欧美国家在此基础上，已经开始实施2030负荷超声心动图研究计划（SE2030），以拓展负荷超声心动图的临床应用广度和深度。

在我国，尽管20世纪80年代负荷超声心动图在临床上已开始应用于心血管疾病。但是，负荷超声心动图远未在中国广泛普及应用，目前全国年检测人次小于1万例次。导致负荷超声心动图临床应用不充分的主要原因包括：缺乏合理的医疗服务价格和科室绩效分配方案；医疗机构负荷设备和试验实施空间不足；缺乏令人信服的中国人群负荷超声心动图临床有用证据，导致大多数心血管临床医师未能主动采用；缺乏经验丰富且负责在负荷试验期间连续获取和分析图像的专业技术人员和超声医师；存在依据不同疾病诊断目的的不同负荷试验的选择性应用问题；依据不同观测目的，有针对性的可靠观测指标体系尚未建立，需要较大规模队列研究加以确认；缺乏全国公认的标准化负荷试验方案；缺乏对不同性别和不同年龄段、不同类型及不同严重程度心血管疾病在不同负荷状态下的病理生理学改变的深刻认知和变化规律的把握；缺乏可供全国使用的标准化负荷超声心动图报告格式等。

随着我国社会经济发展水平的不断提升和国家医疗服务政策的不断完善，心血管疾病的专业发展需求开始发生改变。负荷超声心动图在心血管临床开始受到越来越多的重视。其不再是少数顶级大型医疗中心才能使用的心血管疾病高新诊断技术，已成为一项日臻成熟的心血管疾病系统性诊断、疗效评估、随访观察和预后判断的主流技术，有可能在我国的各级医疗机构得到有效应用。同时，部分心血管临床医师也充分认识到各种负荷状态心血管功能学成像在心血管疾病的诊断和治疗中的重要价值。负荷超声心动图具有无辐射、成本相对较低、高通用性的巨大优势，其广泛临床应用也对提升我国卫生经济学质量具有巨大潜力。

长期以来，传统负荷超声心动图的应用主要集中于缺血性心脏病方面。然而在过去的10年中，负荷超声心动图的应用场景呈爆炸式增长。相关技术方法从黑白、单一的方法应用（单一M型和二维超声心动图评估已知或疑似冠状动脉疾病患者的室壁运动）到现在整合多种技术方法（从M型超声到二维、脉冲、连续、彩色和组织多普勒超声，再到肺部超声和实时三维超声、二维斑点追踪和心肌声学造影成像）的复合型系统性技术应用，逐步涵盖了各类心血管疾病谱（冠状动脉疾病、瓣膜病、心力衰竭、心肌病、肺动脉高压、肿瘤心脏病等）和各年龄层（从先天性心脏病和肿瘤患儿到各类心脏退行性疾病的老年人）。以心脏负荷中心为平台，多种多样的负荷方式能够依据临床不同诊断目标提供更有针对性的系统性心血管形态、负荷状态心血管结构、心肌和瓣膜功能、心肌血流灌注、流固耦合和心脏血管耦联信息。整合负荷超声心动图诊断理念的提出对心血管临床全面系统准确把握疾病发生发展规律具有不可替代的重要价值。

本书汇集了四川省医学科学院·四川省人民医院心脏负荷中心各位同事多年来积累的宝贵临床病例和诊断经验，结合中国国情，力图通过简洁扼要、通俗易懂的语言，并通过翔实的案例分析，为心血管内科医师、心血管外科医师、心血管超声医师及相关专业工作人员详尽讲述负荷超声心动图的基本原理、技术方法和临床应用。期盼本书的出版有助于推动我国负荷超声心动图能够广泛深入临床应用，有效提升我国心血管疾病的诊断和治疗水平。

完成这部学术和技术专著对我院心脏负荷中心的各位同事来说实非易事。由于我们的认知水平和临床经验所限，书中难免存在不足之处，恳请各位专家和广大读者不吝指正，以期再版时纠正、精进。

尹立雪

电子科技大学附属医院·四川省人民医院超声医学研究所所长

2023年6月15日

目　录

第一章　总论 ··· 1

　第一节　负荷超声心动图基本原理 ··· 1

　第二节　负荷超声心动图方法学 ··· 6

　第三节　负荷超声心动图中心电图及生命体征监测 ···················· 13

　第四节　负荷超声心动图定量评估方法 ······································· 19

第二章　负荷超声心动图适应证与禁忌证 ····································· 30

　第一节　负荷超声心动图适应证 ··· 30

　第二节　负荷超声心动图禁忌证 ··· 32

第三章　负荷超声心动图在缺血性心脏病中的应用 ······················ 34

　第一节　冠状动脉解剖及病理生理 ·· 34

　第二节　心肌缺血的超声心动图表现 ·· 37

　第三节　不同负荷模式在缺血性心脏病中的应用 ························ 43

　第四节　负荷超声心动图对缺血性心脏病预后评估的价值 ··········· 58

第四章　负荷超声心动图在非缺血性心脏病中的应用 ··················· 63

　第一节　负荷超声心动图在瓣膜性心脏病中的应用 ···················· 63

　第二节　负荷超声心动图在心肌病中的应用 ······························ 79

　第三节　负荷超声心动图在肺动脉高压中的应用 ························ 87

　第四节　负荷超声心动图在先天性心脏病中的应用 ···················· 93

　第五节　负荷超声心动图在左心室舒张功能不全中的应用 ··········· 97

　第六节　负荷超声心动图在心肌存活性评估中的应用 ················· 102

第五章　典型病例解读 ··· 105

　第一节　缺血性心脏病 ··· 105

　第二节　瓣膜病 ··· 126

　第三节　肥厚型心肌病 ··· 131

　第四节　肿瘤心脏病 ··· 134

　第五节　舒张功能不全 ··· 137

第六章　负荷超声心动图2030计划：定义未来成像技术的
　　　　新型ABCDE-FGLPR方案 ·· 151

第七章　展望及未来发展 ··· 173

第一章 总论

第一节 负荷超声心动图基本原理

负荷超声心动图通过生理负荷（运动）或药物负荷（正性肌力药物或血管扩张剂），可对心肌结构、功能与血流动力学（包括冠状动脉血流储备与心肌灌注等）进行动态评价。负荷超声心动图可揭示潜在的心脏结构和（或）功能异常，这种异常在静息状态下呈隐匿状态，但在负荷状态下可能会表现出来，并导致室壁运动异常、瓣膜功能障碍或其他血流动力学异常。

负荷超声心动图广泛应用于缺血性心脏病及非缺血性心脏病（包括劳力性呼吸困难、心力衰竭、肥厚型心肌病、扩张型心肌病、心脏再同步化治疗、原发性瓣膜病、瓣膜病术后、肺动脉高压、先天性心脏病、运动员心脏及心脏移植等）的风险分层、筛查、诊断、引导治疗策略的选择及预后评估。

负荷超声心动图具有无放射性、便捷、价廉，动态提供心脏结构、功能与血流动力学信息的特点，但在部分透声差的患者中应用受限，其具有操作者依赖性且需要甄别伪像。

一、负荷超声心动图试验方法

负荷超声心动图试验方法包括运动负荷、药物负荷、起搏负荷、过度通气试验及冷加压负荷超声心动图等。①运动负荷包括平板运动负荷、半仰卧或直立踏车运动负荷、二级梯运动试验及握力试验；②药物负荷包括多巴酚丁胺、麦角新碱或血管扩张剂（双嘧达莫、腺苷或类伽腺苷）等；③起搏负荷可以通过食管心房起搏或永久起搏器的外部编程来实现；④过度通气试验通过过度换气导致冠状动脉痉挛；⑤冷加压负荷增加后负荷同时也可导致冠状动脉痉挛。

许多临床试验已经证明负荷超声心动图的安全性和有效性。据报道，在负荷超声心动图试验期间并发症发生率为0.04%，负荷超声心动图试验后并发症发生率为0.01%，总并发症发生率≤0.2%，其中运动负荷中出现并发症的概率为1/7000，药物负荷为1/700。运动、多巴酚丁胺和血管扩张剂的灵活应用，可扩大负荷试验的应用范围，避免了单一采用某种负荷的禁忌证。根据符合指南推荐的标准化方案，采用首选的负荷方式。综合检查目的、患者个体情况与适应证及禁忌证选择适当的负荷方式。运动负荷与药物负荷是最常用的负荷方式，不同方式负荷超声心动图的结合应用可以提高负荷超声心动图的敏感度与特异度。

二、不同负荷超声心动图的基本原理

不同负荷超声心动图的病理生理机制包括：痉挛、血流分布失调和心肌耗氧

量增加，诱导心肌缺血、舒张功能障碍和肺充血、功能性左心室异常导致收缩储备减少。没有哪一种负荷是完全通过单一机制发挥作用的，如血管扩张剂也会轻微提高心率，运动和多巴酚丁胺也会引起一定程度的（轻度）血流分布失调，在严重的冠状动脉疾病存在时，不同类型的负荷或多或少发挥了致缺血因子的作用。常用不同负荷超声心动图的基本原理见表1-1-1，常用不同负荷超声心动图的敏感度与特异度见表1-1-2。

三、运动负荷超声心动图

运动是多数负荷试验采用的方法，如果患者能够运动，那么运动负荷大部分时候是评估心肌缺血的首要选择（Ⅰ类推荐，A级证据），因为运动负荷试验比药物负荷试验更具生理学意义，运动负荷可以保留电机械反应并提供功能状态，还可以提供重要的预后信息。运动负荷试验可应用平板或踏车（直立位或半卧位）运动

表1-1-1 常用不同负荷超声心动图的基本原理

	运动负荷 踏车/平板	正性肌力药物 多巴酚丁胺	血管扩张剂 双嘧达莫/腺苷/类伽腺苷
生理学	保留电生理反应的完整性	刺激β₁肾上腺素能受体，伴心率和收缩力增加作用	通过腺苷A2A受体增加冠状动脉血流
选择	适用于能达到足够运动水平的已知或可疑冠心病患者 踏车试验更适于评估舒张功能	适用于已知或怀疑冠心病，但不能运动的患者 更适用于评估心肌存活	适用于评估心肌灌注
特点	增加心肌耗氧量	增加心肌耗氧量	增加冠状动脉血流
血流动力学反应			
心率	↑↑	↑↑	↑
每搏量	↑↑，通过Frank-Starling机制	↓，或无变化	无明显变化
收缩压	↑↑，50%增加	↑	↓
收缩性	↑	↑，4～5倍	无变化
心肌血流	↑	↑	↑，静息血流的3～5倍

引自 Pellikka PA, Arruda-Olson A, Chaudhry FA, et al. Guidelines for Performance, Interpretation, and Application of Stress Echocardiography in Ischemic Heart Disease: From the American Society of Echocardiography. J Am Soc Echocardiogr, 2020, 33 (1): 1-41.e8.

表1-1-2 常用不同负荷超声心动图的敏感度与特异度

	研究数	敏感度（95%置信区间）	特异度（95%置信区间）
运动负荷	55	82.7（80.2～85.2）	84.0（80.4～87.6）
腺苷	11	79.2（72.1～86.3）	91.5（87.3～95.7）
双嘧达莫	58	71.9（68.6～75.2）	94.6（92.9～96.3）
多巴酚丁胺	102	81.0（79.1～82.9）	84.1（82.0～86.1）

引自 Suzuki K, Hirano Y, Yamada H, et al. Practical guidance for the implementation of stress echocardiography. J Echocardiogr, 2018, 16 (3): 105-129.

进行，平板运动相较踏车运动可以达到更高的心肌耗氧量和最大心率，踏车负荷超声心动图（直立位或仰卧位）在技术上更适用于冠状动脉血流储备和舒张功能的评估。

在进行平板或踏车运动时，心率通常可增加 2～3 倍，心肌收缩力可增加 3～4 倍，收缩压升高可 ≥50%，而全身血管阻力降低。左心室舒张末期容积初始增加（静脉回流增加），以维持通过 Frank-Starling 机制增加的心排血量，然后在高心率时回落。运动负荷下，肺动脉压呈可变性增加，其增加的程度取决于试验强度。冠状动脉正常时，运动介导的冠状动脉血流量增加可达 3～5 倍，这主要是通过调节冠状动脉血管阻力达到，冠状动脉阻力血管张力受大量扩血管与缩血管因素影响，包括神经内分泌因素、内皮与心肌因素，在它们的综合影响下心率增加、心脏收缩力增强及心脏做功增加，最终导致冠状动脉血流量增加；当存在冠状动脉狭窄时，冠状动脉储备功能降低，静息或负荷早期冠状动脉储备尚能够满足心肌氧需量的增加，随着负荷增加，交感神经兴奋致心率增快、血管收缩，冠状动脉狭窄进一步加重，心肌耗氧量增加，出现冠状动脉狭窄区血氧的需求与供给不匹配，从而引发心肌缺血。经典心肌缺血级联反应如下：灌注异常→代谢异常→舒张功能异常→局部室壁运动异常→心电图改变→胸痛。因此负荷超声心动图检测的局部室壁运动异常应早于心电图改变及胸痛症状的出现，但部分冠状动脉微血管病变患者可出现变异缺血级联反应：胸痛、ST 段压低和灌注异常，而没有节段性或整体室壁运动改变。在 1/3 非缺血性扩张型心肌病或肥厚型心肌病的患者中，冠状动脉血流增加更少（不足 2 倍）。如果冠状动脉血流储备减少，局部心肌氧供失衡会导致心内膜下心肌缺血和节段运动异常，这种情况可见于 10%～20% 的冠状动脉造影正常的患者及扩张型心肌病或肥厚型心肌病患者。

四、药物负荷超声心动图

药物负荷试验无法复制运动负荷激发的复杂血流动力学和神经激素变化，这包括心理动机及中枢神经系统和周围神经系统、肺脏和肺循环、右心室和左心室、心肌、瓣膜、冠状动脉循环、外周循环和骨骼肌对运动的反应。当患者无法运动时，药物负荷试验（多巴酚丁胺或血管扩张剂）是用于心肌缺血评估的最佳方式，其中多巴酚丁胺是在评价心脏收缩和血流储备时的首选可替代运动负荷的药物，同样可以应用血管扩张剂（双嘧达莫或腺苷）进行负荷试验，可同时评价室壁运动和冠状动脉血流储备，可用于评估缺血、心肌灌注和心肌存活。

1. 多巴酚丁胺　多巴酚丁胺主要直接作用于心肌上的 β_1 肾上腺素能受体，增加心率和心肌收缩力。影响心肌耗氧量增加的相关因素很多：心率增加 2～3 倍，舒张末期容积增加 1.2 倍，收缩压增加 1.5～2 倍。正常受试者的心肌收缩力（以弹性测量）增加超过 4 倍，而扩张型心肌病患者则增加很少（少于 2 倍）。较高剂量的多巴酚丁胺可激活 β_2 肾上腺素能受体，舒张血管使血压轻度降低。在多巴酚丁胺输注期间，左心室收缩末期容积减少程度明显高于左心室舒张末期容积减少程度，同时，心率增快和每搏量增加导致心排血量增加。与运动负荷相比，多巴酚丁胺负荷下静脉血回流较少，因而左心室容积和室壁应力的增加也相对较少。添加阿托品可增强心率反应，提高多巴酚丁胺负荷超声心动图检查敏感度，并有助于降低不良低血压和迷走神经反应的可能性。

2. 血管扩张剂 负荷超声心动图使用的血管扩张剂有双嘧达莫、腺苷或类伽腺苷（商品名瑞加诺生），这些药物的代谢途径一致，可增加内源性腺苷水平（双嘧达莫），增加外源性腺苷水平（腺苷），或直接作用于血管A2A腺苷受体（有较高的类伽腺苷受体特异性和较少的潜在并发症）。这些血管扩张剂可引起血压轻度降低、适度的心动过速及心肌功能轻微增加。若存在严重的心外膜冠状动脉血管狭窄或冠状动脉微血管功能失常，给予血管扩张剂可导致狭窄冠状动脉和正常冠状动脉之间的供血区域的血流异质性、心肌血氧供求失衡及通过盗血现象导致冠状动脉狭窄区域的心内膜下血流减少。

腺苷和双嘧达莫是心肌灌注成像中最常用的血管扩张剂。两种药物都非选择性地直接或间接激活所有4种腺苷受体亚型（A1、A2A、A2B和A3），这可能导致胸痛、轻度呼吸困难、低血压、支气管痉挛，以及罕见的可逆性房室结传导阻滞。瑞加诺生是一种有效的选择性A2A激动剂，以400μg静脉注射的形式给药，起效快（30s内），作用持续时间充足，可获得足够的图像采集时间（最多4min），副作用较少，可能会发展为心肌灌注成像的首选血管扩张剂之一。

双嘧达莫很少用于评价收缩储备，但对接受β受体阻滞剂治疗的患者可能有用，并与较少的心律失常有关。对于主动脉瓣反流患者，负荷超声心动图试验的作用是评价症状、运动耐力和左心室对负荷的反应，而非评价瓣膜病变的严重性，收缩储备不足与术后左心室功能不全有关。对于射血分数（EF）降低的典型低流量、低压差的主动脉瓣狭窄患者，建议采用低剂量多巴酚丁胺负荷试验评价左心室血流

储备，有助于外科手术风险评估；区分真性、假性重度主动脉瓣狭窄，这是指导外科瓣膜置换手术决策的关键。对于EF正常的反常低流量、低压差主动脉瓣狭窄患者，运动或多巴酚丁胺试验也可用于区分真性、假性重度主动脉瓣狭窄。

五、起搏负荷试验

对于置入永久性起搏器的患者，可通过增加起搏频率达到目标心率实现负荷测试，可使用或不使用多巴酚丁胺，诊断冠心病和预测预后准确性较高。对于不能运动的冠心病患者，可采用经食管心房起搏负荷试验。经心房调搏，使心率加快，心动过速时，由于舒张期与收缩期均缩短，而舒张期缩短更明显，冠状动脉血流储备降低，同时由于心房收缩提前，静脉回流而心脏受影响，调搏停止后，静脉回流及肺动脉楔压突然明显回升，使心肌收缩力增强、室壁张力增大、心肌耗氧量增加，诱发心肌缺血。

六、冷加压负荷试验

将双手浸于冰水内（浸至腕部）3～4min，寒冷低温使外周血管收缩，增大外周血流阻力，即增加后负荷，使心肌收缩力增强，心肌耗氧量增加，诱发心肌缺血，同时寒冷低温也可诱发冠状动脉痉挛。

在负荷超声心动图实验室，可评估多种参数：心室功能，跨瓣压差和反流血流，左心或右心血流动力学包括肺动脉收缩压（由于三尖瓣反流压力梯度在运动过程中随年龄增长而增加，即使在健康个体中，在解释评估结果时也需要谨慎，尤其是在老年人中）和心室容积等。由于在负荷试验过程中不可能取得所有的参数，应

该针对每名患者的具体情况，根据每个参数的重要性，优先考虑对诊断具有潜在意义的参数。生理学特点决定了选择何种负荷方式及选择感兴趣的关键超声心动图参数。多数人可选择运动负荷方法，踏车运动负荷试验是获得运动中多普勒数据的最佳方法，但是患者对此方法的耐受度不如平板运动，除非患者曾接受过踏车肌肉训练。多巴酚丁胺是评价心脏收缩储备的优先替代方法（如评估扩张型心肌病和主动脉瓣狭窄伴左心功能低下时）。血管扩张剂应作为评价冠状动脉血流储备的首选方法，它可以对心肌病提供与预后相关的信息。

七、负荷超声心动图假阴性与假阳性因素

负荷超声心动图结果假阴性因素：亚极量负荷试验；局限性（单支）冠状动脉病变；轻度（50%～70%狭窄）冠状动脉病变；左回旋支动脉病变；患者使用抗心肌缺血药物；成像质量欠佳/图像分析欠佳。

负荷超声心动图结果假阳性因素（包括真性心肌缺血）：无明显固定狭窄的冠状动脉发生痉挛；冠状动脉造影对明显狭窄显影不充分；轻度或无明显狭窄的患者冠状动脉血流储备明显降低；隐匿性或尚未确认的心肌病；血流动力学改变［收缩压和（或）心率增加过高］。

负荷超声心动图结果假阳性因素（不含真性心肌缺血）：人为因素；收缩的不对称性；假性室壁运动不协调；电传导异常（如间歇性左束支传导阻滞）。

研究表明，负荷试验假阳性患者的预后与真阳性患者没有明显差异，负荷试验假阳性的患者应该接受严格的危险因素管理和细致的临床随访。

负荷超声心动图在心血管疾病中的临床应用在不断进展。随着超声新技术的发展，负荷超声心动图结合颈动脉斑块评估、经食管超声心动图、超声增强剂、斑点追踪显像、血流向量成像、三维超声、肺超声等，不仅弥补了传统超声技术的不足，也能提高负荷超声心动图在心血管疾病诊疗中的敏感度与特异度。

（邓　燕　郭智宇）

参 考 文 献

邓燕，饶莉，2018. 平板运动负荷超声心动图在冠心病中的应用. 西南医科大学学报,41（4）：291-295.

欧亨尼奥·毕加诺（Eugenio Picano），2020. 负荷超声心动图. 6版. 王浩，译. 北京：科学技术文献出版社.

张运，尹立雪，邓又斌，等，2017. 负荷超声心动图规范化操作指南. 中国医学影像技术，33（4）：632-638.

Doherty JU, Kort S, Mehran R, et al, 2018. ACC/AATS/AHA/ASE/ASNC/HRS/SCAI/SCCT/SCMR/STS 2017 Appropriate use criteria for multimodality imaging in valvular heart disease: a report of the american college of cardiology appropriate use criteria task force, american association for thoracic surgery, american heart association, american society of echocardiography, american society of nuclear cardiology, heart rhythm society, society for cardiovascular angiography and interventions, society of cardiovascular computed tomography, society for cardiovascular magnetic resonance, and society of thoracic surgeons. J Am Soc Echocardiogr, 31（4）：381-404.

Lancellotti P, Pellikka PA, Budts W, et al, 2017 The clinical use of stress echocardiography in non-ischaemic heart disease: recommendations from the european association of cardiovascular imaging and the american society of echocardiography. J Am Soc Echocardiogr, 30（2）：101-138.

Pellikka PA，Arruda-Olson A，Chaudhry FA，et al，2020. Guidelines for performance，interpretation，and application of stress echocardiography in ischemic heart disease：from the American Society of Echocardiography. J Am Soc Echocardiogr，33（1）：1-41.

Picano E，Ciampi Q，Cortigiani L，et al，2021. Stress Echo 2030：The Novel ABCDE-（FGL-PR）Protocol to Define the Future of Imaging. J Clin Med. 10（16）：3641.

Porter TR，Mulvagh SL，Abdelmoneim SS，et al，2018. Clinical applications of ultrasonic enhancing agents in echocardiography：2018 american society of echocardiography guidelines update. J Am Soc Echocardiogr，31（3）：241-274.

Suzuki K，Hirano Y，Yamada H，et al，2018.

Practical guidance for the implementation of stress echocardiography. J Echocardiogr，16（3）：105-129.

Writing Group Members，Doherty JU，Kort S，et al，2019. ACC/AATS/AHA/ASE/ASNC/HRS/SCAI/SCCT/SCMR/STS 2019 Appropriate use criteria for multimodality imaging in the assessment of cardiac structure and function in non-valvular heart disease：a report of the american college of cardiology appropriate use criteria task force，american association for thoracic surgery，american heart association，american society of echocardiography，american society of nuclear cardiology，heart rhythm society，society for cardiovascular angiography and interventions，society of cardiovascular computed tomography，society for cardiovascular magnetic resonance，and the society of thoracic surgeons. J Am Soc Echocardiogr，32（5）：553-579.

第二节　负荷超声心动图方法学

一、负荷超声心动图参与人员配置

负荷超声心动图检查室必须对检查医师、操作护士进行严格的培训，同时具备符合负荷超声心动图的检查设备，以及应对突发情况的急救设备。以上是为了确保接受负荷超声心动图检查的受试者的安全。

负荷超声心动图检查室标准人员配备：应至少包含一名心内科医师及具备临床经验的心脏超声医师、抢救经验丰富及专业技能熟练的护士等。方案由经验丰富的心脏超声医师或者心内科医师来实施，心脏超声医师需具丰富的负荷超声心动图操作经验，因此要求每个中心每年至少实施100例负荷超声心动图检查。医师和

护士都需要熟练掌握操作过程中可发生的紧急情况应对抢救流程。局部心脏心室壁运动和射血分数评估时常面临不能清晰显示心脏心室心内膜面的问题，常需要使用超声增强剂（ultrasound enhancing agent，UEA）显示心内膜和心脏界面，因此，需配备可以行静脉注射的护士和急救相关人员，且其须熟知过敏反应的急救处置措施。团队需要进行关于如何使用UEA及如何分析对比超声图像的培训。图1-2-1为具体工作职责划分。

超声医师及护士分工合作，各司其职，将极大地优化检查流程，缩短检查时间，提高工作效率。

负荷超声心动图设备要求：需要具备心脏探头且图像分辨率高的超声设备，同时可进行组织谐波成像和具有超声造影

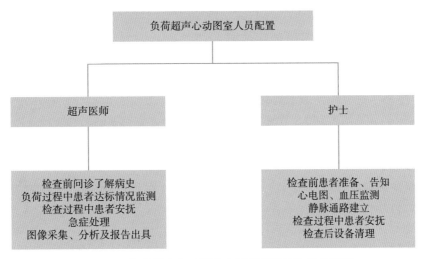

图1-2-1 负荷超声心动图室人员配置及具体工作职责

模式；另外，建议配备专用心脏超声检查床；根据开展项目需要配备运动平板或仰卧位踏车，以及静脉输液泵/微量输注泵；其他设备配置还包括心电及血压监护仪、抢救车（含抢救药品、过敏套装、气管插管套装、简易呼气气囊等），在诊区范围内可快速获得的电除颤仪。负荷超声检查分析软件需要能将静息及负荷后的心脏超声图像进行同屏显示，且可以针对不同负荷方案（如运动或药物）进行编程并按方案进行操作。专用负荷软件程序可以优化操作流程，以提高不同时间点图像对比判读的准确性。在静息基线状态存在室壁运动异常的情况时尤其需要更为准确的判读。负荷试验编程后的方案至少应将每一负荷状态心脏切面图像以4幅图像形式在四个象限同时显示，一般左上角为静息图像，其他3个象限分别为各负荷阶段图像，如需要同时进行超声造影成像，每次应存图10～15个心动周期。

二、负荷超声心动图检查流程

负荷超声心动图检查方法主要包括：①运动负荷试验，主要包括平板运动试验、踏车运动试验、二级梯运动试验、等长握力试验，如果患者可以运动，一般推荐运动负荷试验。②药物负荷试验，对于不能耐受运动的患者，建议可使用正性肌力药物使心率达到目标心率，或者使用血管扩张剂观察冠状动脉储备及心肌血供情况。药物主要包括多巴酚丁胺、腺苷、双嘧达莫、类伽腺苷和异丙肾上腺素等。③起搏负荷试验，不依赖体力运动，也不需要药物，通过增加心脏起搏频率加快心率和增加心肌耗氧量。④冷加压负荷试验，寒冷刺激引起交感神经张力激活，伴有疼痛感进而引起心肌耗氧量增加，可诱发心肌缺血。本章主要介绍常用的运动负荷超声心动图检查和药物负荷超声心动图检查。

1.运动负荷超声心动图检查

（1）操作流程：运动负荷超声心动图检查主要包括平板运动负荷超声心动图检查和踏车运动负荷超声心动图检查。如果患者可以运动，一般推荐运动负荷试验，因为它不仅保留了心脏的电传导功能，同时还能观察心脏功能。平板运动可获得更高的工作负荷、最大的心率，可以提供运动耐量、血压变化和心律失常等对临床诊断或预后评估有价值的信息。

平板运动超声心动图最常使用的是Bruce方案，Bruce方案以2.7km/h的速度和10%的斜率（5MET）开始，而对于运动能力欠佳者，可选用改良Bruce方案，它有2.7km/h的速度和0斜率、2.7km/h的速度和5%的斜率2个3min的热身阶段。运动过程中每3分钟为一个梯度，每个梯度的难度逐步增加，直到达到与性别及年龄相匹配的目标心率，或者患者出现运动不耐受、血压或心率及ST段改变，即可终止运动试验。通常在静息状态、运动后即刻及恢复期即刻采集图像，由于室壁运动异常很快会恢复，因此需要在运动后1～2min完成图像采集。图像采集切面尽量标准以便全方位观察室壁运动情况，主要包括心尖四腔心切面、心尖两腔心切面、心尖三腔心切面及左心室短轴切面。由于平板运动超声心动图图像采集受受试者呼吸频率的影响，在图像采集过程中可嘱患者屏气以获得优质超声图像。具体操作流程见图1-2-2。

踏车运动主要包括左倾斜位和仰卧位。踏车运动最大的优点是在不同负荷水平的运动过程中获取图像，缺点就是对于受试者而言，仰卧位时运动持久性和最大心率都比平板运动低，主要原因是运动过程中会出现腿部疲劳。

踏车运动初始负荷功率为25W，每3分钟增加一个梯度，直到达到峰值状态。操作者需要在患者静息状态、运动过程中、峰值期和恢复期留取图像，尽量保证获取图像质量一致以便有效观察分析图像。具体操作流程见图1-2-2。

（2）试验终止标准和阳性判断标准

1）试验终止标准

A.患者达到自己运动耐量极限或达到目标心率（至少为年龄预测最大心率的85%）。

B.ST段抬高＞1mm（没有Qs波的导联中）。

C.收缩压下降＞40mmHg，同时合并其他任何心肌缺血证据。

D.≥2个左心室壁节段运动异常（适用于踏车运动负荷）。

E.严重的心绞痛、中枢神经系统症状、灌注不良症状。

F.室性心动过速＞4个心动周期。

G.收缩压＞220mmHg或舒张压＞120mmHg。

H.患者要求，设备异常。

与平板运动负荷不同，踏车运动负荷在运动期间可持续性观察心脏超声图像，因此增加了相关终止指标（≥2个左心室壁节段运动异常）。

2）阳性判断标准

A.运动诱发典型心绞痛。

B.心电图阳性。

C.超声心动图出现≥2个相邻室壁节段性运动异常或既往室壁运动异常程度加重。

D.射血分数较基线状态降低。

2.药物负荷超声心动图检查　对于不能运动的患者，主要采用药物负荷试验，应用药物主要包括多巴酚丁胺或血管扩张剂。

（1）多巴酚丁胺负荷超声心动图（dobutamine stress echocardiography，DSE）：多巴酚丁胺被广泛应用于药物负荷超声心动图检查，它主要是通过刺激心肌β_1受体，导致心率增快、心肌收缩力增强，从而导致心肌耗氧量增加，诱发心肌缺血。

1）DSE操作要点：患者至少于检查前3天停用影响心肌收缩力的药物。于患者左手建立静脉通路，三通连接静脉泵及生理盐水，检查时同步连接心电图及血压监护仪，患者取左侧卧位，超声仪器选择

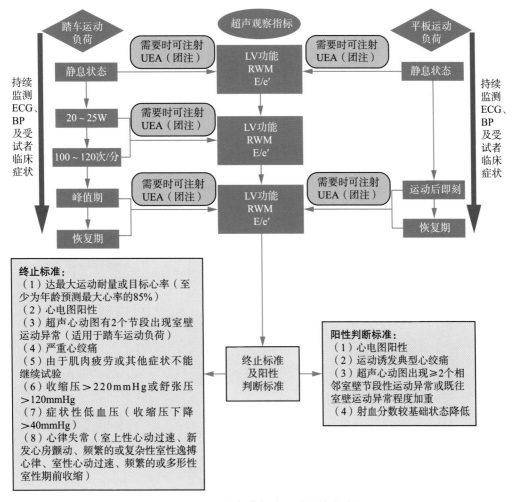

图1-2-2 运动负荷超声心动图检查流程

ECG.心电图；BP.血压；LV.左心室；RWM.局部室壁运动；UEA.超声增强剂；E/e'.舒张期早期二尖瓣口血流频谱峰值/二尖瓣环舒张早期峰值运动速度

药物负荷模式。首先在基础状态下采集胸骨旁左心室长轴、胸骨旁左心室短轴、心尖四腔心、心尖两腔心及心尖三腔心切面的标准图像。

DSE分级给药的初始剂量通常以5μg/（kg·min）开始，然后每隔3min增加至10μg/（kg·min）、20μg/（kg·min）、30μg/（kg·min）和40μg/（kg·min）。低剂量多巴酚丁胺负荷试验，可以用来识别异常节段心肌活性和缺血，起始剂量为2.5μg/（kg·min），每3分钟增加剂量，依次达到

5μg/（kg·min）、7.5μg/（kg·min）、10μg/（kg·min）。也可用于低流量、低压差的主动脉瓣狭窄和心力衰竭患者［最大剂量20μg/（kg·min）］。未能达到目标心率将会显著降低DSE的敏感性，因此在DSE检查过程中，如果患者未能达到目标心率，我们可以使用阿托品增加药物负荷的敏感性，特别是使用了β受体阻滞剂或单支血管病变的患者。阿托品的使用剂量为0.25～0.50mg，间隔1min，根据需要达到目标心率，总剂量为1.0～2.0mg。

DSE流程见图1-2-3。

2）DSE终止指标和阳性判断指标

终止指标：①达到目标心率（年龄预测最大心率的85%）；②新的或更严重的室壁运动异常；③明显心律失常；④严重低血压（收缩压≤80mmHg）、严重的高血压（收缩压≥220mmHg）；⑤患者难以忍受的症状。

一旦出现任何一种症状，检查立即终止。密切观察患者生命体征，检查血压、心电图，停药后5min内症状不能缓解，立即联系临床医师进行处理。多巴酚

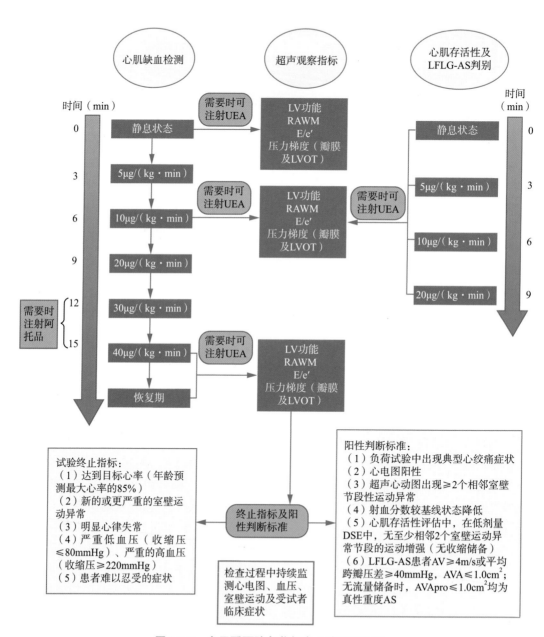

图1-2-3　多巴酚丁胺负荷超声心动图流程图

LV.左心室；LVOT.左心室流出道；LFLG-AS.低流量低跨瓣压差主动脉狭窄；AS.主动脉狭窄；RAWM.节段性室壁运动异常；AV.主动脉瓣前后血流速度；AVA.有效瓣口面积；AVApro.主动脉瓣投影面积

丁胺试验后恢复的措施如下：静脉注射美托洛尔5mg，等待3min；如果收缩压持续比基线状态高30mmHg，重复静脉注射美托洛尔5mg；继续观察重要体征和患者的状态。

阳性判断指标：①负荷试验中出现典型心绞痛症状；②心电图阳性；③超声心动图出现≥2个相邻室壁节段性运动异常；④射血分数较基线状态降低；⑤在低剂量多巴酚丁胺负荷试验中，无至少相邻2个室壁运动异常节段的运动增强提示心肌存活。⑥LFLG-AS患者AV≥4m/s或平均跨瓣压差≥40mmHg，AVA≤1.0cm²；无流量储备时，AVApro≤1.0cm²均为真性重度AS。

DSE是比较安全的，但是试验过程中患者也可能会出现轻微的心律失常，如房性或室性期前收缩，或更严重的心律失常，如心房颤动或非持续性室性心动过速。这些心律失常通常在药物停止输注后消失，但它们可能持续存在并需要药物治疗，如果发生持续室性心动过速，很可能是心肌缺血造成的。

（2）血管扩张剂负荷超声心动图：血管扩张剂目前有多种，主要包括腺苷、双嘧达莫及类伽腺苷。这些药物具有共同的药物作用机制，都是通过选择性或者非选择性激活血管的腺苷A2A受体使冠状动脉扩张、增加心肌血流量。A2A受体在介导冠状动脉扩张及充血的过程中起着至关重要的作用，如果存在严重的冠状动脉狭窄，给予一定剂量的血管扩张剂可导致狭窄动脉和正常冠状动脉之间的血流变化差异，从而通过水平或垂直方向的盗血现象，引起冠状动脉狭窄区域心内膜下血流量减少、室壁运动异常。因此血管扩张剂主要用于评估心肌灌注和冠状动脉储备功能、不适合运动和多巴酚丁胺负荷试验的患者。同时可结合超声造影剂进一步评估

心肌灌注，并可增强冠状动脉多普勒血流频谱显像。

1）操作要点：在试验前应禁饮含咖啡因的饮品（茶、咖啡）至少12h，停用含茶碱的药物（氨茶碱）至少24h。

首先留取静息超声心动图图像，观察患者症状、心电图、血压、心率。

双嘧达莫滴注有两种方案，一种是10min内静脉滴注0.84mg/kg双嘧达莫，分2次滴注：4min内0.56mg/kg，随后4min不给药，如果仍为阴性，2min内额外增加0.28mg/kg。另一种为6min之内给予总剂量0.84mg/kg。

腺苷剂量通常以100μg/（kg·min）开始，逐渐增加到140～200μg/（kg·min）的目标剂量，一般腺苷的输注时间不超过90s，最明显的充血效应发生于给药后30～60s。

类伽腺苷以5ml溶液中加入0.4mg的药物静脉推注，注射时间大于10s，然后应用5ml盐水冲洗，以确保静脉内给药的浓度。灌注成像图像采集的最佳时间为药物注射后2～10min。

血管扩张剂负荷超声心动图流程见图1-2-4。

2）试验终止指标和阳性判断指标

试验终止指标：①2个以上或新发现的节段室壁运动异常，室壁增厚率异常；②心电图阳性；③心率增快超过基础心率40%以上，心室率显著减慢（心率≤50次/分）；④血压显著降低（收缩压≤80mmHg或下降超过20mmHg）；⑤心电图显示严重心律失常或传导阻滞；⑥患者诉难以忍受的症状；⑦达到负荷剂量。

阳性判断指标：①心电图阳性；②超声心动图出现≥2个相邻室壁节段性运动异常；③射血分数较基线状态降低；④冠状动脉血流储备降低<2.5；⑤左心室收缩储备（LVCR）<1.1；⑥新出现心肌

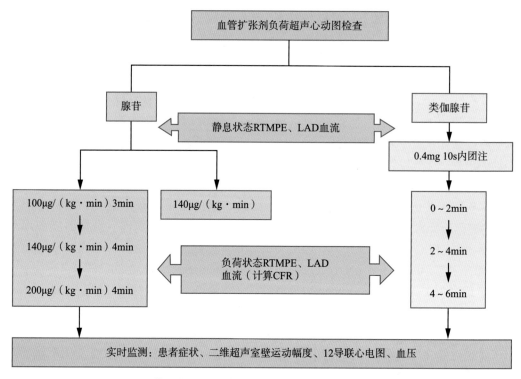

图1-2-4　血管扩张剂（腺苷和类伽腺苷）负荷超声心动图检查流程

RTMPE.实时心肌灌注超声心动图；LAD.冠状动脉左前降支；CFR.冠状动脉血流储备

灌注异常或原有心肌灌注异常较基线状态加重。

注意，LVCR使用收缩压/左心室收缩末期容积（SBP/LVESV）负荷前后比值作为标准。

（叶露薇　王　胰）

参考文献

张运，陈韵岱，傅向华，等，2017. 冠状动脉微血管疾病诊断和治疗的中国专家共识. 中国循环杂志，32（5）：421-430.

中华医学会超声医学分会超声心动图学组，2017. 负荷超声心动图规范化操作指南. 中国医学影像技术，33（4）：632-638.

Lancellotti P, Pellikka PA, Budts W, et al, 2016. The clinical use of stress echocardiography in non-ischaemic heart disease: recommendations from the European Association of Cardiovascular Imaging and the American Society of Echocardiography. Eur Heart J Cardiovasc Imaging, 17（11）：1191-1229.

Pellikka PA, Arruda-Olson A, Chaudhry FA, et al, 2020. Guidelines for performance, interpretation, and application of stress echocardiography in ischemic heart disease: from the american society of echocardiography. J Am Soc Echocardiogr, 33（1）：1-41.

第三节 负荷超声心动图中心电图及生命体征监测

负荷试验（stress test，ST）是通过分级运动或药物增加心脏负荷，观察负荷过程中心率、心电、血压、运动时间及伴随症状、体征等综合特征的诊断方法。

一、检查相关设备及确认适应证和禁忌证

1.安全条件、场所、设备和进行此项检查所需的人员

（1）场地要足够大，患者、医务人员、器械能轻松移动。

（2）配备除颤器、抢救车、插管和通气设备、电话、氧气源。

（3）心电图（ECG）必须是运动全程12导联同步记录，并定期测量血压，任何心电图事件必须是可记录的，所有数据记录能永久性回放。

（4）制订急救和转运方案，并经常演练，定期更新知识和掌握急救方案。

2.适应证

（1）冠状动脉心脏病、缺血性心肌病、稳定的慢性心脏病。

（2）充血性心力衰竭。

（3）肺动脉高压。

（4）先天性心脏病、瓣膜病。

（5）肥厚型心肌病。

（6）各种心律失常、传导障碍或阻滞、起搏器微调。

（7）运动耐量及特殊症状检查。

（8）高血压、康复治疗的患者。

（9）成年人运动指导。

3.绝对禁忌证

（1）急性心肌梗死（小于2d）。

（2）持续不稳定型心绞痛。

（3）未控制的伴有临床症状或血流动力学障碍的心律失常。

（4）活动性心内膜炎。

（5）有症状的严重主动脉瓣狭窄。

（6）失代偿性心力衰竭。

（7）急性肺栓塞、肺梗死或深静脉血栓形成。

（8）急性心肌炎或心包炎。

（9）急性主动脉夹层。

（10）无法进行安全和充分测试的身体残疾。

4.相对禁忌证

（1）已知左侧冠状动脉主干狭窄。

（2）不确定与症状相关的中重度主动脉瓣狭窄。

（3）不能控制的心动过速或心动过缓。

（4）完全性房室传导阻滞。

（5）伴有严重静息时的梗阻性肥厚型心肌病。

（6）近期脑卒中或短暂性脑缺血发作。

（7）精神障碍，合作能力有限。

（8）重度高血压（收缩压＞200mmHg或舒张压＞110mmHg）。

（9）未经治疗纠正的状态，如严重的贫血、电解质紊乱和甲状腺功能亢进。

二、心率

1.确定目标心率 适合广泛患者目标心率的公式：目标心率＝220-年龄（岁），如患者50岁，目标心率＝220-

50＝170。

修正公式可更精确地确定年龄预测的运动最大心率：健康成年人目标心率＝（208-0.7×年龄），如患者50岁，目标心率＝208-0.7×50＝173；成年女性目标心率＝（206-0.88×年龄），如患者50岁，目标心率＝206-0.88×50＝162。已经确诊心血管疾病（cardiovascular disease，CAD）的患者使用公式（164-0.72×年龄），如患者50岁，目标心率＝164-0.72×50＝128。需注意，目标心率计算不适合扩血管药物负荷。

2.测量静息心率　静息心率是患者运动试验自身对照的基础，过缓或过速都需要注意：检查前患者是否服用β受体阻滞剂、非二氢吡啶类钙通道阻滞剂、其他影响心率的药物及咖啡因制品；是否患有房室传导阻滞、甲状腺功能亢进症、贫血、系统性红斑狼疮等相关疾病及存在精神紧张焦虑等因素。

3.运动或药物负荷中心率的递增　运动后心率的变化主要受年龄、性别、生活模式、肌肉情况、全身情况、肺部疾病、自主神经的调节功能、肌肉机械感受器等多因素影响，其中自主神经反应起着主要作用。Falcone等研究表明，运动试验开始后第1分钟增加的心率（ΔHR_{1min}，即运动开始后1min的心率-运动前静息心率）大于12次/分，是心脏不良事件的独立预测因子，且ΔHR_{1min}＞12次/分不受β受体阻滞剂、非二氢吡啶类钙通道阻滞剂、高血压、高胆固醇血症、糖尿病、肥胖、吸烟、冠心病家族史、复杂心律失常等因素影响，ΔHR_{1min}每增加5次/分，心脏不良事件发生风险增加40%，当12次/分＜ΔHR_{1min}＜18次/分时，心脏不良事件发生风险增加3倍，ΔHR_{1min}＞18次/分时，心脏不良事件发生风险增加6倍。ΔHR_{1min}与ST段压低值、严重室性心律失常的发生率、冠状动脉病变严重度均呈正相关，与最大代谢当量（MET）呈负相关，ΔHR_{1min}能反映心肌缺血及冠状动脉病变程度。

而多巴酚丁胺药物负荷试验时由于患者常联合应用多种药物，心率递增情况因人而异，应根据实际情况进行药物滴定。

4.峰值心率（peak-HR）　运动峰值心率需达到目标心率的85%，为亚极量运动试验。运动峰值心率需达到目标心率的100%，为极量运动试验。

5.恢复期心率　男性、超重、糖尿病、冠心病、焦虑症、静息心率增加、运动峰值心率降低是影响平板运动试验心率恢复的主要因素。参照Cole等研究成果，以运动终止后1 min的心率恢复（下降）大于12次/分，往往提示心率恢复尚可。心率恢复异常与心脏变时性不良、Duke评分等一样，均为心血管疾病、心血管事件、总体死亡率的独立预测因子，是迷走神经激活的标志。在停止运动后的第1分钟迷走神经活性恢复是决定心率恢复的首位因素，迷走神经活性异常是运动负荷后早期心率恢复异常、随访期死亡的可能潜在病理生理机制，运动后心率恢复异常与死亡危险性呈正相关关系，因此有效预防和减少心率恢复异常对心血管疾病事件的防控具有重要的临床意义。

三、血压

1.静息血压　再次检查禁忌证之一：重度高血压（收缩压＞200mmHg或舒张压＞110mmHg）。

2.运动及药物负荷中血压　运动中血压升高依赖于运动时心排血量（CO）的增加，心排血量的增加是由于心率和每搏量的增加。根据简化的泊肃叶定律，压力与流量和阻力成正比。在健康的心血管系统中，心排血量增加伴随着平均血压和脉压的适度增加，血压快速升高而心排血量增加不足表明血管舒张和血管顺应性受损，运动时血压升高不足表明心排血量不足，无法"充盈"扩张的运动循环。运动中适度的收缩压递增强度是每升高1MET，收缩压升高约10mmHg±2mmHg。舒张压通常会随运动增加而降低，但不会随着强度增加而改变，从静息到运动峰值期，脉压会逐步增加，在运动高峰期达到平稳状态。

多巴酚丁胺药物负荷过程中，由于该类患者常有合并用药，血压上升情况因人而异。

3.运动中正常血压波动 以Bruce方案为例，通常在运动第一阶段收缩压（SBP1）的正常变化：男性SBP1递增约30mmHg，女性SBP1递增约28mmHg。从静息到峰值状态收缩压变化：男性递增50～60mmHg，女性递增40～50mmHg。从静息到峰值状态男性舒张压下降幅度大于女性，下降幅度随着年龄增长而减小。静息血压、吸烟、体重指数、血脂异常、心肺功能降低均与运动血压呈正相关。

4.运动中最高血压 按照Framingham标准，运动中最高收缩压男性≥210mmHg，女性≥190mmHg或运动中舒张压大于静息水平10mmHg或者绝对值大于90mmHg，称为运动高血压，也是终止试验的指标之一。1级和2级高血压患者在运动中的血压升高反应明显大于正常血压者，且高血压患者运动试验中血压升高程度可提示靶器官损伤程度。血压正常高限者且运动中血压升高明显者在未来发展为高血压的风险增加。

5.运动或药物负荷中血压下降 无论是运动负荷试验还是药物负荷试验，负荷期间异常低血压是终止负荷试验的绝对指征，由美国心脏协会（AHA）定义的运动中收缩压较静息收缩压下降＞10mmHg，或运动中收缩压较运动峰值收缩压下降＞20mmHg，或收缩压不能随着运动程度递增而增加。考虑可能的原因有严重的左心室功能障碍、左心室流出道梗阻或严重的心肌缺血、交感神经功能异常、肺血管疾病或中心静脉阻塞限制血流，但也可能为β受体阻滞剂抑制了血压（和心率）正常升高所致。在试验的早期阶段（5min内）发生的低血压通常与严重的冠状动脉疾病有关，而其他原因更多引起迟发性低血压。既往研究证实了低血压与心血管事件和全因死亡率之间存在独立关联。运动负荷中收缩压较静息水平下降＞10mmHg可以预测CAD，是不良事件风险增加的标志，也可考虑运动试验阳性。

6.恢复期血压 收缩压比值定义为恢复期第3分钟收缩压与运动峰值收缩压之比，比值≥0.9是发生冠状动脉疾病的独立预测因素，延迟的血压恢复和运动对血压的过度反应是未来发生高血压的独立预测因素。过度升高的运动血压可能与肌肉运动时交感神经兴奋引起血管收缩增加、一氧化氮和前列腺素生物利用度减少相关，还与血脂异常、吸烟、体重指数升高、主动脉和全身大动脉僵硬及肱动脉内皮功能障碍、醛固酮活性异常和葡萄糖代谢受损相关。

四、ST-T改变

1.ST段下移 峰值负荷时，上斜型ST段压低可见于10%～20%的正常人。在静息J点抬高的受试者中，因早期复极出现ST段呈凹面向上型抬高，通常不考虑ST段异常。水平型和下斜型ST段压低才有意义，且需满足ST段压低≥0.1mV，持续时间≥2min。ST段压低但负荷超声心动图阴性的患者与ST段和负荷超声心动图均阴性患者相比，预后更差，ST段压低≥1.5mV被确定为具有预后意义。当伴有束支传导阻滞时，运动试验出现ST段压低不提示心肌缺血，当出现运动中右束支传导阻滞伴运动中左胸导联（V_5、V_6导联）或下壁导联（Ⅱ和aVF导联）出现ST段压低时，右束支传导阻滞的存在并不降低运动试验对心肌缺血的敏感度、特异度及预测价值。

2. ST段压低经心率校正参数（最大ST/HR斜率） 最大ST/HR斜率，以微伏/每搏（$\mu V/bpm$）为单位，通过线性回归分析，最大ST/HR斜率≥2.4$\mu V/bpm$视为异常，≥6$\mu V/bpm$提示三支血管或左主干病变。

3. ST段抬高 ST段抬高＞1mm（除外aVR或V_1导联）常提示透壁性缺血，表明可能发生显著的CAD疾病，亟须进行冠状动脉造影。既往无心肌梗死的受试者的ST段抬高（运动诱发）：弓背向上抬高＞0.1mV，持续时间＞1min，考虑冠状动脉阻塞或痉挛。具有Q波的心肌梗死患者的ST段抬高（运动诱发）可能发生在先前存在Q波的梗死区域，代表梗死周围区域的缺血或节段性运动障碍。弓背向上抬高＞0.1mV，被认为是异常反应。运动诱发V_5导联ST段压低伴aVR导联ST段抬高可预测左前降支明显狭窄。

4. ST段假性正常化 在某些患有缺血性心脏病的受试者运动时出现，静止时T波倒置和ST段压低，在心绞痛的发作期间却恢复正常，运动期间ST段的正常化可能是与相反方向力的抵消效应有关，来自多个缺血区域（缺血平衡），这可以解释某些情况下实则为多支CAD病变患者的假阴性测试结果。

五、Duke评分

Duke运动平板评分（Duke treadmill score，DTS）系统是1987年由美国学者Mark等根据Duke资料库中的2842名胸痛患者的Bruce方案平板试验及冠状动脉造影检查结果制定的。2006年欧洲心脏病学会公布的关于稳定型心绞痛的指南中指出，DTS结合了运动时间、ST段偏移和运动中出现的心绞痛症状等因素，可预测有无冠心病及其严重程度，并且可以评估冠心病患者的预后，指导临床对患者的治疗与随访做出完整计划。已有研究证实平板运动试验Duke评分与冠状动脉造影结果具有显著的负性相关，即平板运动试验Duke评分越低，冠状动脉狭窄越严重，病变越复杂。目前DTS已被多个国家所采纳，是目前无创性检查当中用来判断冠心病患者预后的重要指标之一。但针对75岁以上老年人，Duke评分可能受到影响。

公式：Duke评分＝运动时间（min）-5×ST段压低值（mm）-4×心绞痛指数，其中ST段压低是指任一导联ST段压低的最大值（mm）。心绞痛指数计分原则：无胸痛发生记"0"分，有胸痛发生记"1"分，如果由胸痛造成运动停止，则记"2"分。

根据Duke评分可以对患者进行危险分层：低危组，Duke评分≥＋5分，1年死亡率0.25%；中危组，Duke评分＋4～-10分，1年死亡率1.25%；高危组，Duke评分≤-11分，1年死亡率5.25%。Duke评分与冠状动脉狭窄程度相关，有助于预测心血管的不良事件。Duke评分每增加1分，心脏性死亡率降低13%，全因死亡率降低9%；Duke评分为低危时，对患者短期心血管事件有阴性预测价值。

Duke评分可以反映冠状动脉血流储

备：低危组中60%的患者没有≥75%的冠状动脉狭窄，高危组中74%的患者存在三支冠状动脉狭窄≥75%或左主干的病变。同时，对于左主干病变、三支病变和包括前降支在内的双支病变，Duke评分有很高的特异性和阳性预测价值，而且不受性别、年龄及是否应用β受体阻滞剂、钙通道阻滞剂或利尿剂影响。

六、心律失常

1.室性心动过速（VT）　异位心室搏动是运动过程中最常见的心律失常，其发生与年龄和心脏异常直接相关。一般来说，有猝死家族史、个人心脏病史（心肌病、心脏瓣膜病或严重心肌缺血）者更容易发生。VT可以是非持续的或持续的，与运动相关的类型包括儿茶酚胺触发的多形性VT和与致心律失常性右室心肌病相关的右心室流出道VT。运动期间和运动后心室异位搏动模式的诊断和预后价值：运动期间频发或多源多形的心室异位搏动，特别是运动后恢复期的心室异位搏动，可以作为死亡的独立预测标志物。

2.室上性心律失常　可发生于健康人及风湿性心脏病、甲状腺功能亢进症等患者。运动诱发单独的室上性心律失常通常与CAD无关，但通常与年龄较大、肺部疾病、近期过量摄入酒或咖啡因有关。

3.室内传导阻滞

（1）左束支传导阻滞（LBBB）：运动中的LBBB最常在胸痛患者中发现，LBBB可见于CAD、冠状动脉微血管疾病、冠状动脉痉挛、冠状动脉慢血流。其中CAD是引发LBBB最常见的原因，但有时也可能发生于没有任何心脏疾病的患者，如频率依赖性束支传导阻滞。运动中出现频率依赖性LBBB伴非典型胸痛的患者，最终诊断CAD的可能性显著低于运动中出现频率依赖性LBBB伴典型胸痛的患者，但不论胸痛是否典型，当频率＞125次/分时发生LBBB，更多的还是考虑正常冠状动脉。运动中出现LBBB的患者与结果正常的人相比，全因死亡率更高，年龄明显更大，患有更多相关的心血管疾病。

（2）右束支传导阻滞（RBBB）：运动中出现RBBB患者的年龄更大，超重、冠状动脉疾病、心力衰竭和高血压的患病率更高。

七、代谢当量

不同性别在不同年龄有对应的代谢当量（MET）正常参考范围（表1-3-1），既往研究显示女性＜5MET和男性＜7MET为冠心病（coronary heart disease，CHD）临界值，当不考虑性别时，运用＜6MET为临界值评估运动耐量受损对全因死亡率的预测价值最高，且不论运动负荷试验使用什么方案，较高的代谢当量都与较低的死亡率相关。

八、运动试验阳性诊断标准

诊断冠心病的阳性标准：

（1）症状限制，运动过程中出现典型心绞痛。

（2）原有ST段压低者运动过程中或运动后在既往基础上ST段再呈J点水平或下斜型下移≥0.1mV，持续时间≥2min。

（3）ST段抬高，运动中或运动后ST段（J点后80ms）呈水平型或上斜型抬高，肢体导联≥0.1 mV或胸前导联$V_1 \sim V_3$导联≥0.3 mV或V_4、V_5导联≥0.1mV。

（4）T波高尖的心电图特点：①T波幅度突然增高1倍以上；②T波双肢

表1-3-1 根据年龄和性别分组平均代谢当量（MET）

年龄	MET水平				
	较差水平	一般水平	平均水平	优良水平	卓越水平
女性					
≤29岁	<7.5	8～10	10～13	13～16	>16
30～39岁	<7	7～9	9～11	11～15	>15
40～49岁	<6	6～8	8～10	10～14	>14
50～59岁	<5	5～7	7～9	9～13	>13
≥60岁	<4.5	4.5～6	6～8	8～11.5	>11.5
男性					
≤29岁	<8	8～11	11～14	14～17	>17
30～39岁	<7.5	7.5～10	10～12.5	12.5～16	>16
40～49岁	<7	7～8.5	8.5～11.5	11.5～15	>15
50～59岁	<6	6～8	8～11	11～14	>14
≥60岁	<5.5	5.5～7	7～9.5	9.5～13	>13

注：1MET定义为每千克体重，每分钟消耗3.5L氧气，约相当于一个人在安静状态下坐着，未进行任何活动时，每分钟的氧气消耗量。

对称，基底部变窄，波峰变尖；③前壁V_2～V_4导联常见；④持续时间短暂，仅2～6min；⑤一部分患者发生心绞痛。

可疑阳性标准：原有ST段压低者在既往基础上再呈J点水平或下斜型下移0.05～0.1mV，持续时间≥2min。

心室预激患者的心电图多存在ST-T改变，平板运动试验前后QRS波群时限无变化时，与运动前对照，出现ST段J点压低程度更重，同时符合诊断标准：即ST段在运动前基础上再呈J点水平或下斜型压低≥0.1mV持续2min为阳性，ST段在运动前基础上再呈J点水平或下斜型压低0.05～0.1mV持续2min为可疑阳性。

九、假阳性和假阴性的原因

假阳性：①心脏X综合征（CSX），冠状动脉储备能力降低，运动时循环血流量减少，心电图出现ST段改变。②高血压，由于心肌耗氧量增加，静息尚能代偿，运动时血管扩张能力受限，冠状动脉储备能力下降，心内膜下心肌灌注减少，导致心电图ST段下移。③心脏神经官能症，自主神经功能紊乱、雌激素水平变化引起静息心电图ST-T改变，运动时冠状动脉收缩，心电图出现ST段改变。④冠状动脉肌桥，冠状动脉走行异常，心肌桥在心脏收缩期挤压冠状动脉，引起血流减少，导致心肌缺血，而舒张期血流恢复正常，运动后心脏收缩增强，心电图出现ST段改变。⑤糖尿病，有微血管病变、心肌损害及血流动力学改变，导致ST段压低。⑥电极安放不当，女性肥胖或皮肤松弛者运动中造成心电图基线不稳。

假阴性：①可能是单支冠状动脉病变、狭窄程度轻者已建立良好的侧支循环；②冠状动脉狭窄部位相互对应导致向量互相抵消中和。

（苏 叶 李宜蓁）

参考文献

徐金义, 孙汝平, 吕雪, 2014. 心室预激患者平板运动试验阳性标准研究. 中国实用医刊, 41 (18): 97-99.

Cole CR, Blackstone EH, Pashkow FJ, et al, 1999. Heart rate recovery immediately after exercise as a predictor of mortality. N Engl J Med, 341 (18): 1351-1357.

Daida H, Allison TG, Squires RW, et al, 1996. Peak exercise blood pressure stratified by age and gender in apparently healthy subjects. Mayo Clin Proc, 71 (5): 445-452.

Falcone C, Buzzi MP, Klersy C, et al, 2005. Rapid heart rate increase at onset of exercise predicts adverse cardiac events in patients with coronary artery disease. Circulation, 112 (13): 1959-1964.

Fletcher GF, Ades PA, Kligfield P, et al, 2013. Exercise standards for testing and training: a scientific statement from the American Heart As-sociation. Circulation, 128 (8): 873-934.

Harb SC, Bhat P, Cremer PC, et al, 2020. Prognostic value of functional capacity in different exercise protocols. J Am Heart Assoc, 9 (13): e015986.

Linda SP, 2014. American College of Sports Medicine. ACSM's guidelines for exercise testing and prescription. 9th ed. Philadelphia: Wolters Kluwer.

Marcadet DM, 2019. Nouvelles recommandations concernant la pratique des tests d'effort en cardiologie [Exercise testing: New guidelines]. Presse Med, 48 (12): 1387-1392.

Michaelides AP, Liakos CI, Vyssoulis GP, et al, 2013. The interplay of exercise heart rate and blood pressure as a predictor of coronary artery disease and arterial hypertension. J Clin Hypertens (Greenwich), 15 (3): 162-170.

Miyai N, Arita M, Morioka I, et al, 2000. Exercise BP response in subjects with high—normal BP: exaggerated blood pressure response to exercise and risk of future hypertension in subjects with high — normal blood pres-sure. J Am Coll Cardiol, 36 (5): 1626-1631.

第四节 负荷超声心动图定量评估方法

一、组织多普勒

组织多普勒成像（TDI）通过分析心肌速度提供对局部心肌功能的定量分析方法。TDI方式包括心肌速度成像、位移成像、应变率成像和应变成像。TDI通过反射超声波的多普勒频移测量速度。与负荷超声心动图检查诱发缺血室壁运动分析的视觉评估相比，TDI的诊断准确性要比之有所提高。应用TDI时，心肌节段内的速度是该节段收缩引起的运动、与其他节段牵拉引起的运动及心脏整体运动的最终结果。当探头位于心尖探查时，这种牵拉效应是产生纵向速度从心尖向心底部逐渐增加的原因。因此，心尖部缺血不仅会降低心尖部的心肌速度，还会降低非缺血性基底段的心肌速度。但实际上，基底节段TDI速度的降低并不等同于相同节段的功能降低。相反，非缺血节段的牵拉效应可能会导致相邻缺血节段的速度增加。这些限制可以通过使用应变和应变率解决。应变率反映了在相隔一定距离两个位置测量的局部心肌缩短或延长的速度。因此，

TDI和衍生参数提高了在负荷超声心动图期间对局部及整体心肌缺血状态定量评估的准确性，并且其诊断效能优于依靠医师视觉得出的室壁运动评分。

组织多普勒负荷超声心动图评估流程：采集图像帧频为80～100帧/秒（在峰值负荷时因为患者高心率，帧频可调至120帧/秒左右），取样容积为4 mm。静息和负荷时进行完整的经胸超声心动图检查，尽量减少呼吸引起的变异性，采集3个心尖视图（四腔心切面、两腔心切面和三腔心切面）和至少5个连续心动周期。在负荷超声心动图检查期间，每个水平的取样容积深度保持不变，以确保左心室心肌在评估心肌功能时的准确性和一致性（图1-4-1～图1-4-3）。

二、二维斑点追踪

二维斑点追踪技术是一种使用斑点跟踪的非多普勒声学定量方法，允许使用高亮心肌区域的逐帧追踪来量化心肌形变。这些自然声学标记可以在二维超声心动图图像上进行识别，并逐帧进行追踪，以提供速度和位移等多个参数，包括心肌速度、应变和应变率。这些参数反映了收缩期和舒张期的心肌运动和形变，能够检测不同心肌节段的心脏形变在空间和时间分布上的细微差别，因此对评估局部心功能很有价值，与基于多普勒的超声心动图技术不同，二维斑点追踪与角度无关。二维斑点追踪成像与负荷超声心动图相结合，

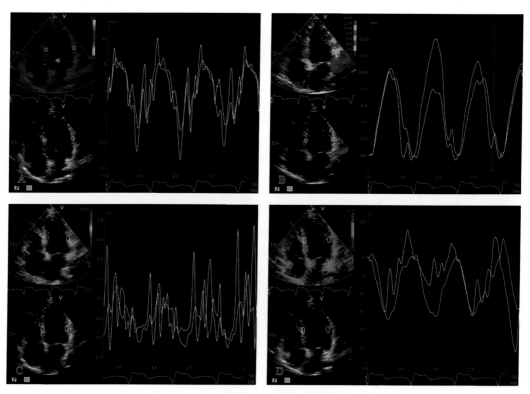

图1-4-1 基线组织多普勒图像

A.基线心肌速度成像；B.基线位移成像；C.基线应变率成像；D.基线应变成像

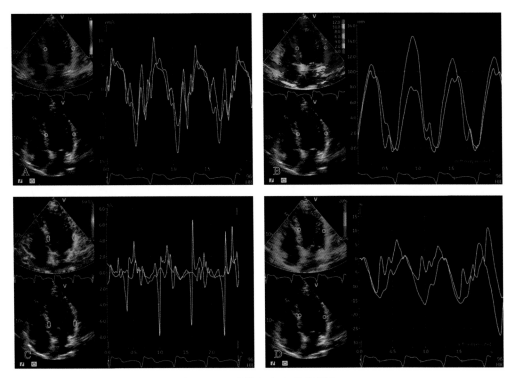

图1-4-2　峰值组织多普勒图像
A.峰值心肌速度成像；B.峰值位移成像；C.峰值应变率成像；D.峰值应变成像

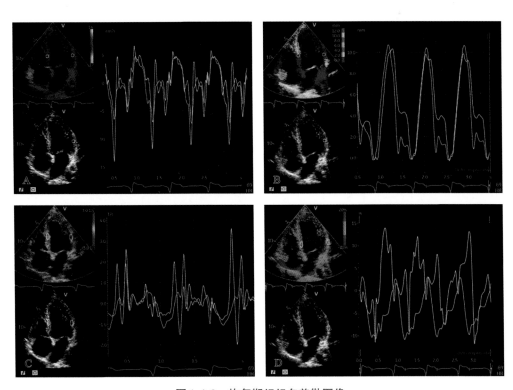

图1-4-3　恢复期组织多普勒图像
A.恢复期心肌速度成像；B.恢复期位移成像；C.恢复期应变率成像；D.恢复期应变成像

可以进一步增强定量局部和整体左心室功能的计算并提高心肌功能诊断准确性。在正常负荷超声心动图研究中，整体和局部应变在运动期间均增加，而心尖部应变最高，基底部应变最低。整体和局部应变峰值在静息和运动后出现于主动脉瓣关闭之前或之后不久。在负荷过程中，应变达到峰值的时间通常会显著缩短。因此，斑点追踪负荷超声心动图是一种新的评估心肌形变和功能的无创技术，在临床上逐渐被引入对多种心脏疾病的评估中。多项不同研究显示，斑点追踪对缺血性心脏病、微血管性心绞痛的早期检测和心肌存活性评估具有增量价值，表明其在多种临床情况下的适用性。

二维斑点追踪负荷超声心动图评估流程：采集图像的帧频为60～80帧/秒（在峰值负荷时因为患者高心率，帧频可调

至100帧/秒左右）。静息和负荷时进行完整的经胸超声心动图检查，尽量减少呼吸引起的变异性，采集3个心尖视图（四腔心切面、两腔心切面和三腔心切面，如有研究必要可以增加短轴图像采集，如二尖瓣水平切面、乳头肌水平切面和心尖水平切面）和至少5个连续心动周期。在静息和负荷后分析心尖四腔心切面、心尖两腔心切面和心尖三腔心切面视图。在分析心尖长轴视图期间，记录主动脉瓣的关闭时刻。在收缩末期，在每个心尖视图上定义基底部和心尖部分，定量分析软件自动沿左心室的心内膜边界描记曲线。如果自动跟踪不好，则进行手动校正。斑点追踪成像分析根据美国超声心动图学会（ASE）指南推荐得到左心室16/17/18节段和整体应变"牛眼"图（图1-4-4～图1-4-6）。

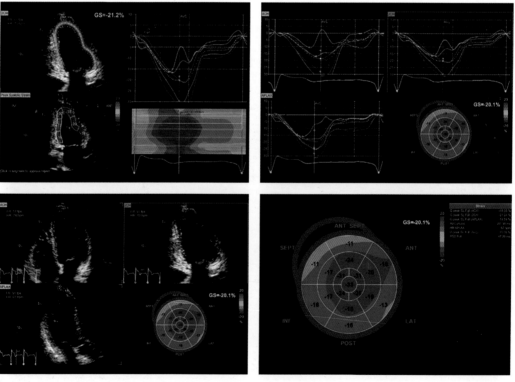

图1-4-4　基线二维应变图像

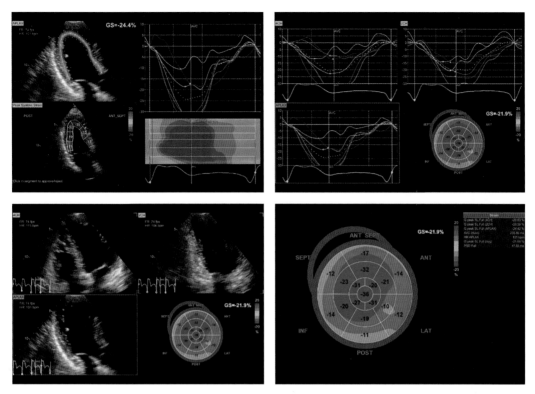

图1-4-5 峰值二维应变图像

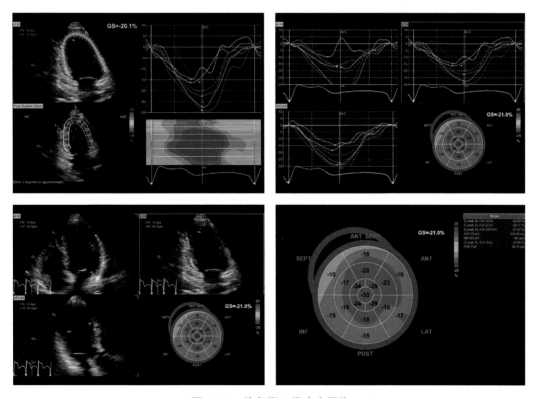

图1-4-6 恢复期二维应变图像

三、三维定量

在过去几十年中,实时三维成像已可用于心功能的定量和客观评估;因为二维超声技术在负荷期间的应用中具有一些重要限制,包括从不同切面获取多个视图所需的时间及图像获取的操作者依赖性。此外,传统的二维四幅显示仅包含左心室长轴部分,从而存在负荷诱发室壁运动异常检测缺失的潜在风险。并且,难以在基线和峰值负荷采集之间准确匹配心肌节段可能导致高估或低估室壁运动异常,尤其是在已有异常的患者中。实时三维成像克服了传统二维负荷超声心动图的限制,它允许在单心动周期的容积数据集中重现完整的左心室节段,并且使负荷超声心动图检查从中受益。此外,获取诊断质量的实时三维图像不需要高水平医师的操作技能。同时,完成实时三维负荷超声心动图所需的总学习时间比二维负荷超声心动图要短。

实时三维成像,在采集后可以进行不同二维切面的选择,因此可以重现不同的解剖切面视图。此外,它可以量化真实的三维室壁运动,提供更好的定量分析可能性。然而,以前由于图像质量欠佳、空间和时间分辨率较低及数据量巨大,手工定量分析既烦琐又主观。最近,基于自动化或人工智能的分析方法可以客观和更快地评估临床参数,如左心室容积、射血分数、左心室质量指数、左心室球形指数及左心室三维室壁运动(包括应变、应变率、旋转、扭转、拧转等参数)。这些技术的三维数据分析方法主要包括3个步骤:①在三维数据中识别正确的解剖视图,检测运动心脏的心内膜边界;②容积和室壁运动的量化;③心脏运动的自动分类,可用于区分正常和病理运动模式。

虽然,实时三维负荷超声心动图是一种可行的技术,但必须承认其本身固有的一些局限性。基于目前三维容积帧速率还不十分理想,图像的三维空间分辨率还需进一步提高。美国超声心动图学会建议在大多数检查中容积帧频至少需要20帧/秒,以便在正常心率下进行数据采集和回放,当心率>140次/秒时,容积帧频应增加到30帧/秒。实时三维容积帧频应为18～40帧/秒,并由探查深度调整。患者的平均峰值心率为(115±15)次/分(范围为95～137次/分),实时三维超声心动图数据采集容积帧频应为(41±5)帧/秒。

实时三维负荷超声心动图评估流程:应用超声仪器矩阵探头在基线、峰值及恢复期进行实时三维超声心动图图像采集。实时三维超声心动图采集在心尖视图中进行,注意优化图像质量,并使用双平面模式将整个左心室心腔包括在容积图像中。对于每位检查者,在标准心尖视图中进行3种不同时相(静息期、峰值期、恢复期)的实时三维超声心动图采集。实时三维超声心动图数据集是在屏气期间使用广角采集(90°×90°)模式进行,两种采集模式选择:①单心动周期采集;②多个心动周期R波触发拼接采集。存储图像后可应用定量分析软件将三维数据集进行在机分析或传输至计算机进行离线分析。自动化软件可以从心动周期的所有帧中自动追踪心内膜边界(也可以进行手动校正),然后,生成整体和节段左心室功能定量曲线以获得左心室容积、射血分数、左心室质量指数、左心室球形指数、左心室三维室壁运动(包括应变、应变率、旋转、扭转、拧转等)等参数评估指标(图1-4-7～图1-4-9)。

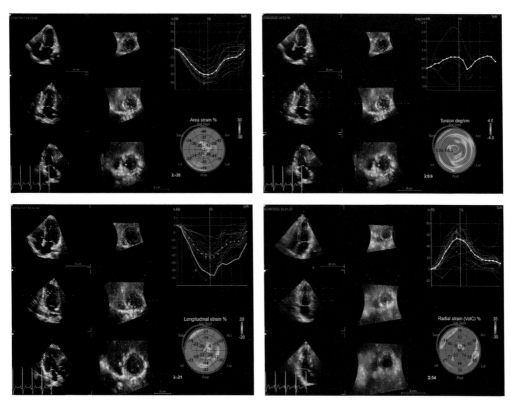

图1-4-7 基线三维定量图像

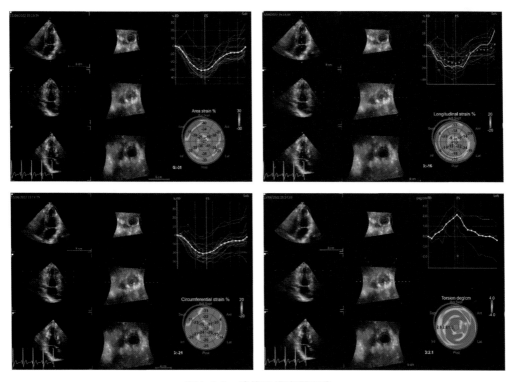

图1-4-8 峰值三维定量图像

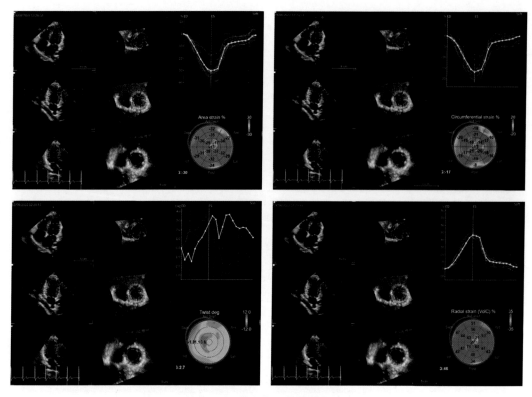

图 1-4-9 恢复期三维定量图像

四、心肌声学造影

当代心脏病学的主要挑战是如何检测缺血性心脏病及非缺血性心脏病，二维负荷超声心动图是评价这些疾病的方法之一，它普遍的可用性、在几乎所有情况下的可行性、无创性和相对较低的成本等特性使这种诊断方法被广泛接受。药物和运动负荷超声心动图是基于对左心室壁增厚率及静息和负荷状态下室壁运动的评估。左心室心内膜的清晰显示对室壁运动异常的可靠评估是不可或缺的。多种因素可能导致图像质量欠佳和心内膜边界清晰度下降，如肺部疾病、肥胖或胸部畸形等都可能会导致静息状态下约15%的患者图像质量下降，在负荷超声心动图检查期间，图像质量影响更是多达30%。这些都会导致检查者对疾病诊断准确性的信心严重不

足。因此为了解决这些成像问题，临床目前应用超声造影剂进行负荷超声心动图心肌灌注成像，该技术在提高信噪比并增强心内膜边缘清晰显示来评估心功能的同时，也可以对心肌再灌注进行量化分析。这不仅可以改善对静息和负荷期间室壁运动的评估，还可以提高负荷超声心动图对缺血性心脏病及非缺血性心脏病检测的诊断价值。

心肌声学造影负荷超声心动图是评估心脏疾病的一种有价值且可行的诊断工具。目前市售超声造影剂，如声诺维、力达星、示卓安等进行增强显影可提高诊断信心和准确性，缩短学习曲线，并可能提高超声心动图负荷检查的成本效益。造影剂和成像技术的不断发展有助于不断提高超声心动图的诊断能力，从而促进各种心脏疾病领域的应用，如心肌病、肺动脉高压、先天性心脏病、二尖瓣及主动脉瓣狭

窄及关闭不全、肥厚型心肌病、射血分数保留型心力衰竭、肿瘤心脏病等。这将有可能进一步扩大无创诊断心脏成像的可能性，也可能增加对各种心脏疾病复杂病理生理学新的理解。

心肌声学造影负荷超声心动图评估流程：心肌声学造影负荷超声心动图与实时低机械指数成像（realtime low MI imaging，MI＜0.2）按照指南〔Clinical Applications of Ultrasonic Enhancing Agents in Echocardiography：2018 American Society of Echocardiography Guidelines Update；Clinical practice of contrast echocardiography. recommendation by the European Association of Cardiovascular Imaging（EACVI）2017；中国心血管超声造影增强检查专家共识〕进行。在调整不同超声仪器MI设置后（主要机型包括飞利浦、西门子和GE），超声造影剂（Sonovue®，初始剂量推荐1 ml/min；Luminity/Definity®或Optison®，推荐3 ～ 5ml/min；力达星，推荐0.3 ～ 0.5ml；示卓安，推荐0.2 ml）按照不同造影剂厂家推荐剂量推注。优化好超声仪器设置后在整个负荷过程中保持不变，超声成像焦点应设置在二尖瓣水平，但在看到心尖灌注缺损时移向心尖，以消除近场气泡破坏形成的伪像。通常当造影剂在循环中达到稳定时，开始采集图像。心肌缺血被定义为在任何左心室节段峰值负荷爆破后2个心动周期造影剂延迟灌注，以及缺血左心室节段的数量。在高MI（＞0.7）下使用3 ～ 5帧的爆破可用于完全清除心肌微泡，并在非常低的MI成像下观察心肌再灌注。如果有残留心肌信号，表明微泡没有很好地清除，则首先将爆破帧数增加至10帧或20帧，如果仍然效果不理想，则将爆破MI增加至0.9或＞1.0（根据不同厂家仪器

有所调整）。爆破后，在每个切面视图中以实时或收缩末期心电图触发模式采集10 ～ 15个心动周期。在峰值负荷时，采集及成像设置等步骤相同。定性评估：分别在静息和峰值负荷时对心尖两腔心切面、心尖三腔心切面、心尖四腔心切面视图心肌灌注进行评分，使用左心室17或18节段划分模式对每个节段的心肌灌注进行视觉评分：1分，运动正常，运动幅度＞5mm，收缩期室壁增厚率＞25%；2分，运动减低，心内膜运动2 ～ 5mm，室壁增厚率＜25%；3分，运动消失（无运动），心内膜运动＜2mm，室壁增厚率消失；4分，反常运动（矛盾运动）；5分，室壁瘤形成，室壁变薄，向外膨出，矛盾运动。定量评估：应用商业定量分析软件（飞利浦、西门子、GE等）对爆破后的心肌微泡再灌注进行时间-强度曲线拟合量化。曲线拟合分析可用于估测局部心肌造影剂浓度比率。将感兴趣区域（ROI）放置于心肌中，并且在整个心肌不同水平下放置相应的节段，不包括心内膜和心外膜边界。然后检查每个连续选择的收缩末期帧以验证ROI的位置是否适当，并在必要时进行轻微调整以校正由呼吸引起的心脏位移（图1-4-10 ～ 图1-4-12）。这种定量分析基于以下两种算法。

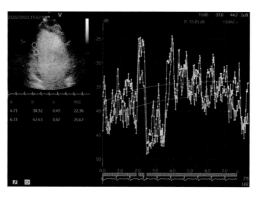

图1-4-10　基线心肌声学造影定量图像

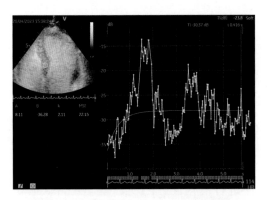

图1-4-11 峰值心肌声学造影定量图像

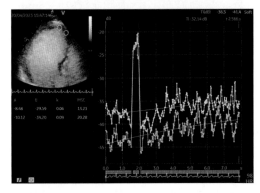

图1-4-12 恢复期心肌声学造影定量图像

1.灌注曲线拟合（wash-in curve fitting）查找并估测局部心肌造影剂浓度比率。

灌注的函数公式如下：$y(t)=A[1-e^{-kt}]+B$，其中：

· A（dB或AU）表示造影剂强度。

· B（dB或AU）表示时间 $t=0$ 时的强度。如果在选定的起点没有出现造影，此值对应于组织（基线）信号强度。$A+B$＝造影＋组织。

· k（1/s）是时间常数。

2.廓清曲线拟合（wash-out curve fitting）查找和评估造影剂的局部廓清率，廓清的函数公式如下：$y(t)=Ae^{-kt}+B$，其中：

· A（dB或AU）表示造影剂强度。

· B（dB或AU）表示组织等于基线信号时的强度。$A+B$ 即为初始的强度级别。

· k（1/s）是时间常数。

在心肌造影定量参数中，MBF和β/k储备（即负荷β/k/静息β/k）分别准确反映了MBF和MBF储备。因此β/k参数可作为MBF的替代指标进行评估。MBF储备＜2被认为是异常的（A表示造影剂强度，代表心肌血容量，MBV；β/k为强度增加的速率，反映心肌局部血流速度；A×β/k代表心肌血流量，MBF）。

（郭智宇 李宜蓁）

参考文献

张运，尹立雪，邓又斌，等，2016.中国心血管超声造影检查专家共识.中华超声影像学杂志，25（4）：277-293.

Badano LP, Muraru D, Rigo F, et al, 2010. High volume-rate three-dimensional stress echocardiography to assess inducible myocardial ischemia: a feasibility study. J Am Soc Echocardiogr, 23（6）：628-635.

Biagini E, Valgimigli M, Smits PC, et al, 2006. Stress and tissue Doppler echocardiographic evidence of effectiveness of myoblast transplantation in patients with ischaemic heart failure. Eur J Heart Fail, 8（6）：641-648.

Cosyns B, Helfen A, Leong-Poi H, et al, 2022. How to perform an ultrasound contrast myocardial perfusion examination? Eur Heart J Cardiovasc Imaging, 23（6）：727-729.

Eskerud I, Gerdts E, Larsen TH, et al, 2021. Total coronary atherosclerotic plaque burden is associated with myocardial ischemia in non-obstructive coronary artery disease. Int J Cardiol Heart Vasc, 35：100831.

Gaibazzi N, Rigo F, Lorenzoni V, et al, 2013. Comparative prediction of cardiac events by wall motion, wall motion plus coronary flow reserve, or myocardial perfusion analysis: a multicenter study of contrast stress echocardiography. JACC Cardiovasc Imaging, 6（1）：1-12.

Johri AM，Chitty DW，Hua L，et al，2015. Assessment of image quality in real time three-dimensional dobutamine stress echocardiography：an integrated 2D/3D approach. Echocardiography，32（3）：496-507.

Kim J，Alakbarli J，Yum B，et al，2019. Tissue-based markers of right ventricular dysfunction in ischemic mitral regurgitation assessed via stress cardiac magnetic resonance and three-dimensional echocardiography. Int J Cardiovasc Imaging，35（4）：683-693.

Leitman M，Tyomkin V，Peleg E，et al，2017. Speckle Tracking Imaging in Normal Stress Echocardiography. J Ultrasound Med，36（4）：717-724.

Leung KY，van Stralen M，Danilouchkine MG，et al，2011. Automated analysis of three-dimensional stress echocardiography. Neth Heart J，19（6）：307-310.

Lønnebakken MT，Rieck AE，Gerdts E，2011. Contrast stress echocardiography in hypertensive heart disease. Cardiovasc Ultrasound，（9）：33.

Mandoli GE，Pastore MC，Vasilijevaite K，et al，2020. Speckle tracking stress echocardiography：A valuable diagnostic technique or a burden for everyday practice? Echocardiography，37（12）：2123-2129.

Moir S，Haluska BA，Jenkins C，et al，2005. Myocardial blood volume and perfusion reserve responses to combined dipyridamole and exercise stress：a quantitative approach to contrast stress echocardiography. J Am Soc Echocardiogr，18（11）：1187-1193.

Pellikka PA，Arruda-Olson A，Chaudhry FA，et al，2020. Guidelines for performance，interpretation，and application of stress echocardiography in ischemic heart disease：from the American Society of Echocardiography. J Am Soc Echocardiogr，33（1）：1-41.

Pratali L，Molinaro S，Corciu AI，et al，2010. Feasibility of real-time three-dimensional stress echocardiography：pharmacological and semi-supine exercise. Cardiovasc Ultrasound，（8）：10.

Senior R，Monaghan M，Becher H，et al，2005. Nihoyannopoulos P；British Society of Echocardiography. Stress echocardiography for the diagnosis and risk stratification of patients with suspected or known coronary artery disease：a critical appraisal. Supported by the British Society of Echocardiography. Heart，91（4）：427-436.

Sicari R，2005. Relevance of tissue Doppler in the quantification of stress echocardiography for the detection of myocardial ischemia in clinical practice. Cardiovasc Ultrasound，（3）：2.

第二章 负荷超声心动图适应证与禁忌证

第一节 负荷超声心动图适应证

经典的负荷超声心动图主要用于而不局限于缺血性心脏疾病的检出，随着技术手段的不断进步和对疾病的深入理解，其适应范围越来越广。不同负荷方式，有其相对独特的适应证和禁忌证，将在后文详细叙述。按照疾病大类分组负荷超声心动图的主要适应证及禁忌证如下。

1. 适应证

（1）缺血性心脏病：①冠状动脉疾病的诊断；②已确诊患者的预后评估及危险分层（如心肌梗死后）；③非心脏手术术前风险评估；④劳力性呼吸困难的病因学评估；⑤再血管化治疗后的评估；⑥缺血部位的评估；⑦心肌存活性评估；⑧冠状动脉血流储备功能评估。

（2）瓣膜性疾病严重程度、与症状匹配程度的评估。

（3）心肌病严重程度、与症状相关性的评估。

（4）运动诱发的肺动脉高压诊断、预后和疗效评估及症状匹配程度评判。

2. 禁忌证

（1）绝对禁忌证：①急性心肌梗死（小于2d）；②高风险的不稳定型心绞痛；③不能控制的有症状且伴随血流动力学不稳定的心律失常；④有症状的主动脉瓣重度狭窄；⑤左心室流出道梗阻（左心室流出道压差＞50mmHg）；⑥未控制的有症

状性心力衰竭；⑦急性肺栓塞、肺梗死、深静脉血栓；⑧急性心肌炎或心包炎；⑨急性主动脉夹层；⑩身体残疾而不能安全或充分参与测试；⑪妊娠。

（2）相对禁忌证：①左冠状动脉主干狭窄；②中度主动脉瓣狭窄；③血电解质异常；④严重的动脉高血压（收缩压＞200mmHg或舒张压＞110mmHg）；⑤不能控制的心动过速或心动过缓；⑥高度房室传导阻滞。

注：如果患者在负荷试验中的获益大于风险，相对禁忌证可以被取代。在一些案例中，特别是如果患者在静息状态下无症状，患者可以谨慎运动和（或）使用低级别的运动终点。

一、运动负荷超声心动图适应证

运动负荷超声心动图是观察运动前后心脏结构及功能变化的超声评估方法，主要包括平板运动与踏车运动两种模式，均通过运动增加心肌耗氧量（增加心率、心肌收缩力及血压）而诱发缺血进行评估。由于运动属于自然状态下的主动应激，可反映受试者心血管系统的正常生理变化，提供更多预后信息，因此如果患者有运动能力，运动负荷仍是心肌缺血诊断评估的首选负荷方式（Ⅰ级推荐；A级证据）。踏车运动负荷试验相对于平板运动负荷试验适用范围更广，根据不同检查目的，观察指标有所不同，更适合需要进行连续观测评估的病变。运动负荷超声心动图具体适应证如下：①冠状动脉疾病的诊断；②缺血部位的评估；③存活心肌的评估；④隐匿梗阻性肥厚型心肌病评估；⑤左心室舒张功能评估；⑥瓣膜性疾病严重程度及无症状重度瓣膜病评估；⑦肺动脉高压评估。

注意：④～⑦虽然平板运动负荷超声心动图也可以评估，但观测方案略有不同，踏车运动负荷是更适合的评估方案。

二、药物负荷超声心动图适应证

多巴酚丁胺负荷超声心动图（dobutamine stress echocardiography，DSE）是最常用的药物负荷方法，其原理是利用多巴酚丁胺与β_1受体结合产生的心肌正性肌力特性，使心肌耗氧量明显增加，心率明显加快，从而有效增强心肌收缩力。超声心动图检查可检测药物负荷时室壁运动发生节段性或整体的异常，进而评价缺血心肌状态。另一种药物负荷方式是使用血管扩张剂，药物主要包括双嘧达莫、腺苷和类伽腺苷。第一代双嘧达莫国内已经停止生产，第二代腺苷目前为常用的血管扩张剂，第三代类伽腺苷已经被国家食品药品监督管理总局批准应用于临床。其共同机制是通过选择性或非选择性激活腺苷受体A引起冠状动脉舒张。超声心动图检查过程中应用血管扩张剂通过增加冠状动脉血流量的作用，检测血管的舒张功能和储备能力；当心外膜血管狭窄造成血流梗阻时，血管扩张同时狭窄部位可发生"盗血反应"，引起局部室壁运动异常。此外，

结合声学增强剂进一步评估心肌灌注，可增强冠状动脉多普勒血流频谱的显像，还可检测心肌的存活性。

1. 多巴酚丁胺负荷超声心动图适应证

（1）不能进行运动负荷试验或运动负荷试验不理想的患者。

（2）动态心电图显示有心肌缺血可能，或者CT显示有冠状动脉钙化，不能行运动负荷者，推荐进行DSE检查（Ⅱb级推荐；C级证据）。

（3）无症状的冠心病患者，行运动负荷心动图试验时未达到运动负荷次级量，不能满足试验目的，推荐行DSE检查（Ⅱb级推荐；C级证据）。

（4）低流量低压差的主动脉瓣重度狭窄。

2. 血管扩张剂负荷超声心动图适应证

（1）不能运动或运动禁忌，静息超声图像质量处于临界状态，需要进行负荷试验的慢性冠脉综合征患者。

（2）反复胸痛发作，具有典型劳力型心绞痛或静息心绞痛发作，心电图静息或运动负荷时发现ST段出现缺血性下移（J点后水平型或下斜型下移＞0.1mV，持续0.08s），但冠状动脉CTA或造影检查冠状动脉正常或轻度狭窄（20%以下）患者，怀疑微血管功能异常，需要观察冠状动脉血流储备功能。

（3）慢性冠脉综合征患者冠状动脉血管临界病变（直径狭窄30%～70%）或直径狭窄90%以下，需要观察冠状动脉血流储备功能或心肌灌注。

（4）不稳定型心绞痛、非ST段抬高型心肌梗死及急性ST段抬高型心肌梗死发病6d后的患者需要观察冠状动脉血流储备功能或血管扩张时心肌灌注。

（5）评价药物及非药物治疗效果。

第二节 负荷超声心动图禁忌证

一、运动负荷超声心动图禁忌证

（1）不稳定的血流动力学状态。
（2）未控制的高血压。
（3）不能进行运动。
（4）静息超声心动图图像质量差。

二、药物负荷超声心动图禁忌证

1. 多巴酚丁胺负荷超声心动图禁忌证
（1）对多巴酚丁胺或阿托品过敏。
（2）病情不稳定或存在并发症的急性冠脉综合征患者。
（3）严重心律失常患者（复发的持续性室上心律失常，新发显著的室性心律失常，高度房室传导阻滞）。
（4）严重的系统性高血压患者（静息状态收缩压＞180mmHg，舒张压＞110mmHg）。
（5）活动性心肌炎或心内膜炎。
（6）急性心力衰竭。
2. 血管扩张剂负荷超声心动图禁忌证
（1）明显的活动性支气管痉挛性疾病（腺苷及双嘧达莫可引起支气管痉挛，类伽腺苷较少引起）。
（2）基础血压低于90/60mmHg或高血压（收缩压＞180mmHg或舒张压＞110mmHg）。
（3）严重心律失常包括血流动力学障碍的心律失常、严重缓慢性心律失常（二度、三度房室传导阻滞及病态窦房结综合征，置入人工起搏器者除外）。
（4）不稳定或有并发症的急性冠脉综

合征。
（5）有症状的中重度瓣膜病（严重主动脉瓣狭窄，腺苷或类伽腺苷相对安全）。
（6）急性心肌炎或心包炎、急性主动脉夹层、肥厚型心肌病或其他形式的流出道梗阻、临床未控制的或有症状的心力衰竭。
（7）严重肝衰竭、肾衰竭；电解质紊乱、药物中毒、药物过敏。
（8）妊娠、哺乳、中重度贫血、甲状腺功能亢进症、精神异常。
（9）已知对所用药物过敏。
（10）相对禁忌证：应用甲基黄嘌呤；既往过敏性呼吸道病史；摄入腺苷受体拮抗剂，＜12h咖啡因、茶、巧克力摄入影响腺苷的作用。
注意：其他作用于心脏的药物（如β受体阻滞剂、强心苷、钙通道阻滞剂），腺苷作用增强剂（如双嘧达莫、替格瑞洛）检查前至少停用24h。

（王 胰 丁戈琦）

参考文献

张运，尹立雪，邓又斌，等，2017. 负荷超声心动图规范化操作指南. 中国医学影像技术，33（4）：632-638.
中华医学会心血管病学分会心血管病影像学组，2017. 稳定性冠心病无创影像检查路径的专家共识. 中国介入心脏病学杂志，（10）：541-549.
Bhat A，Gan GC，Tan TC，et al，2016. Myocardial viability：from proof of concept to clinical practice. Cardiol Res Pract, 2016：1020818.
Fihn SD，Blankenship JC，Alexander KP，et

al，2014. ACC/AHA/AATS/PCNA/SCAI/STS focused update of the guideline for the diagnosis and management of patients with stable ischemic heart disease：a report of the American College of Cardiology/American Heart Association Task Force on Practice Guidelines，and the American Association for Thoracic Surgery，Preventive Cardiovascular Nurses Association，Society for Cardiovascular Angiography and Interventions，and Society of Thoracic Surgeons. J Am Coll Cardiol，64（18）：1929-1949.

Knuuti J，Wijns W，Saraste A，et al，2020. 2019 ESC Guidelines for the diagnosis and man-agement of chronic coronary syndromes. Eur Heart J，41（3）：407-477.

Lancellotti P，Pellikka PA，Budts W，et al，2016. The clinical use of stress echocardiogra-phy in non-ischaemic heart disease：recommen-dations from the European Association of Car-diovascular Imaging and the American Society of Echocardiography. Eur Heart J Cardiovasc Imaging，17（11）：1191-1229.

Pellikka PA，Arruda-Olson A，Chaudhry FA，et al，2020. Guidelines for Performance，Inter-pretation，and Application of Stress Echocardi-ography in Ischemic Heart Disease：From the American Society of Echocardiography. J Am Soc Echocardiogr，33（1）：1-41.

第三章　负荷超声心动图在缺血性心脏病中的应用

第一节　冠状动脉解剖及病理生理

一、冠状动脉解剖

冠状动脉是供给心脏血液的动脉，起于主动脉根部主动脉窦内，分左冠状动脉及右冠状动脉两大支，主干分布于心外膜表面，走行于房室沟及冠状沟内，沿途发出分支，然后深入肌层，呈放射状分布。心脏的形状如一倒置的、前后略扁的圆锥体，如将其视为头部，冠状动脉则位于头顶部，并几乎环绕心脏一周，恰似一顶王冠，这也是冠状动脉名称的由来。

左、右冠状动脉的分支及其终末支在心脏胸肋面变异较小，而在膈面变异较大。采用Schlesinger等的分类原则，将冠状动脉的分布分为3型：①右优势型，右冠状动脉在膈面除发出后降支外，还有分支分布于左心室膈面的部分或全部；②均衡型，两侧心室的膈面分别由本侧的冠状动脉供血，它们的分布区域不越过房室交点和后室间沟，后降支为左冠状动脉或右冠状动脉末梢，或同时来自两侧冠状动脉；③左优势型，左冠状动脉除发出后降支外，还发出分支供应右心室膈面的一部分。据我国调查，右优势型约占65%，均衡型约占29%，左优势型约占6%。

上述分型方法主要依据冠状动脉的解剖学分布，但左心室的厚度在绝大多数心脏显著超过右心室，因此，从血液供应量来说，左冠状动脉永远是优势动脉。

左右冠状动脉是升主动脉的第一对分支。左冠状动脉主干为一短干，发自左主动脉窦，经肺动脉起始部和左心耳之间，沿冠状沟向左前方走行3～5mm后，分为前降支（即前室间支）和回旋支。前降支沿前室间沟下行，绕过心尖切迹至心的膈面与右冠状动脉的后降支（即后室间支）相吻合。其中前降支发出分布于心外膜的主要分支动脉如下：①动脉圆锥支，分布至右心室动脉圆锥部；②对角支，包括第一对角支、第二对角支及第三对角支，分布于左心室前壁大部分；③右心室前支，分布于前室间沟附近的右心室前壁；④室间隔支（穿隔支），分布于室间隔前2/3。

回旋支沿冠状沟左行，绕过心左缘时发出粗大的左缘支（钝缘支）分布于左心室外侧缘，至心脏后面时发出较小的分支分布至左心房与左心室。

右冠状动脉起自右主动脉窦，经肺动脉根部及右心耳之间，沿右冠状沟走行，绕过心右缘，继续在膈面的冠状沟内走行，在房室交点附近发出后降支。右冠状动脉发出分布于心外膜下主要分支动脉：①动脉圆锥支，分布于动脉圆锥，与左冠状动脉的同名支吻合；②右缘支（锐缘支），此支较粗大，位于心脏右缘；③窦房结支，在起始点附近由主干分出（占60.9%，其余39.1%起自左冠状动脉）；④房室结支，起自右冠状动脉，行向深面至房室结；⑤后室间支，由后降支发出，分布至室间隔后1/3，与前降支的前室间支相吻合。此外，右冠状动脉沿途还发出右心室前支分布至左、右心室后壁。

左、右冠状动脉及其分支之间存在着许多侧支或吻合支，其是一种潜在的管道，平时在冠状动脉供血良好的生理情况下，这些侧支或吻合支并不参与冠状动脉的循环，只有冠状动脉主干发生狭窄或阻塞，使侧支血管两端出现压力差时，或某些足够强的刺激出现时（如严重缺氧），它们才开放或发展。

从心外膜动脉进入心壁的血管包括两类，一类呈丛状分散支配心室壁的外、中层心肌；另一类垂直进入室壁直达心内膜下（即穿支），直径几乎不减，并在心内膜下与其他穿支构成弓状网络，然后再分出微小动脉和毛细血管。丛支和穿支在心肌纤维间形成丰富的毛细血管网，供给心肌血液。冠状动脉微循环由微小动脉、毛细血管和微小静脉组成，具有重要的调控冠状动脉阻力和调节代谢的作用。

二、冠状动脉病理生理

人体各组织器官要维持其正常的生命活动，需要心脏不停地搏动以保证血供。而心脏作为一个泵血的肌性动力器官，本身也需要足够的营养和能量，供给心脏营养的血管系统，包括冠状动脉和静脉，即冠状动脉循环。冠状动脉虽小，但血流量很大，占心排血量的5%，保证心脏有足够的营养，维持其有力、昼夜不停地搏动。冠状动脉病理生理评估是以明确心脏是否存在缺血为目标，其生理功能是为心脏供血、供氧，通过冠状动脉的走行及分

布实现。

右心房、右心室：由右冠状动脉供血。左心室：其血液供应的50%来自左前降支，其主要供应左心室前壁和室间隔，30%来自回旋支，其主要供应左心室侧壁和后壁，20%来自右冠状动脉（右优势型），其供应范围包括左心室下壁、后壁和后室间隔，左优势型时这些部位由回旋支供血，均衡型则左、右冠状动脉同时供血。室间隔：前上2/3由前降支供血，后下1/3由后降支供血。传导系统：窦房结的血液60%由右冠状动脉供给，40%由左旋支供给；房室结的血液90%由右冠状动脉供给，10%由左旋支供给；右束支及左前分支由前降支供血，左后分支由左旋支和右冠状动脉双重供血，所以，临床上左后分支发生传导阻滞较少见。左束支主干由前降支和右冠状动脉多源供血。

当某支冠状动脉明显病变，如严重冠状动脉粥样斑块破裂血栓性闭塞或血管严重持久痉挛导致其供血部位心肌组织缺血缺氧，此时如果无侧支绕过阻塞部位将血液输送至病变冠状动脉远侧的区域，则引起相应心肌组织功能的急性或慢性损害，可能出现心肌节段性运动异常、电传导异常、心律失常、心绞痛、心肌梗死等多种临床表现；若冠状动脉阻塞缓慢形成，有逐渐形成或扩张的侧支发挥代偿作用，并建立了新的侧支循环，则心肌缺血的表现可能不明显；但冠状动脉吻合支或侧支循环的存在并不能代表拥有完好的侧支循环的功能，这是因为侧支循环的发展成熟需要较长的时间，如果血流量较小，则对心肌的保护作用也有限，且与负荷强度有一定关系。

正常情况下，心外膜冠状动脉对血液的阻力很小，占冠状动脉总阻力的5%～10%，其余阻力由冠状动脉微循环系统产生及调控。由于微小冠状动脉在心

肌内走行，显然会受心肌收缩挤压的影响，心室收缩时，血液不易通过，只有当其舒张时，心脏才能得到足够的血流供应，此为冠状动脉的供血特点。冠状动脉微循环由微小动脉、毛细血管和微小静脉组成。人体心肌的毛细血管密度很高，约为每平方毫米2500根，相当于每个心肌细胞伴随一根毛细血管，有利于心肌细胞对氧的摄取和物质交换。冠状动脉微循环有多种调控机制：去甲肾上腺素、肾上腺素及乙酰胆碱等神经体液因子；一氧化氮、内皮素、血栓素及前列环素等内皮分泌因子；腺苷等代谢因子。上述共同参与调节心肌细胞代谢和冠状动脉血流阻力，维持冠状动脉血流量与心肌需氧量的平衡；当各种病因导致这些因子发生异常，出现冠状动脉微循环结构重塑和（或）功能异常，临床上可表现为心肌缺血及微血管心绞痛症状。

冠状动脉病理生理功能评估越来越受到临床重视，冠状动脉造影可良好显示直径＞300～500μm的心外膜冠状动脉和侧支血管，被认为是评估冠状动脉解剖结构的"金标准"，其主要作用是可以评价冠状动脉血管的走行、数量和畸形；评价冠状动脉病变的有无、严重程度和病变范围；评价冠状动脉功能性的改变，包括冠状动脉的痉挛和侧支循环的有无；但对碘或造影剂过敏，严重的心肺功能不全，未控制的严重心律失常（如室性心律失常），电解质紊乱，严重的肝、肾功能不全的患者都不能进行该项检测；并且冠状动脉造影提供的影像学指标并不能真实反映心脏是否处于缺血状态，无法反映冠状动脉微循环的功能；目前临床上常用运动负荷心电图试验、负荷超声心动图、心肌核素显像、心肌核磁显像等检查评价冠状动脉生理功能，提供有无心肌缺血证据。

（林 嬿 苏 叶）

参 考 文 献

Bache RJ, Schwartz JS, 1982. Effect of perfusion pressure distal to a coronary stenosis on transmural myocardial blood flow. Circulation, 65（5）：928-935.

Kvitting JP, Wigstrom L, Strotmann JM, et al, 1999. How accurate is visual assessment of synchronicity in myocardial motion? An in vitro study with computer-simulated regional delay in myocardial motion：clinical implications for rest and stress echocardiography studies. J Am Soc Echocardiogr, 12（9）：698-705.

Pislaru C, Belohlavek M, Bae RY, et al, 2001. Regional asynchrony during acute myocardial ischemia quantified by ul-trasound strain rate imaging. J Am Coll Cardiol, 37（4）：1141-1148.

Sutherland GR, Kukulski T, Kvitting JE, et al, 2000. Quantitation of left-ventricular asynergy by cardiac ultrasound. Am J Cardiol, 86（4A）：4G-9G.

Weintraub WS, Hattori S, Agarwal JB, et al, 1981. The relationship between myocardial blood flow and contraction by myocardial layer in the canine left ventricle during ischemia. Circ Res, 48（3）：430-438.

第二节　心肌缺血的超声心动图表现

一、心肌缺血的主要表现

目前超声心动图因无辐射、价廉、实操性强等优势成为评价心肌缺血的首选影像技术，特别是负荷超声心动图，其在冠心病心肌缺血的诊断和评价中发挥着非常重要的作用，随着新技术，如斑点追踪成像技术及超声心肌声学造影在临床上逐渐应用，诊断心肌缺血的敏感性和准确性进一步提高。冠心病心肌缺血时，首先出现相应心肌组织微循环灌注减少，随后心肌细胞出现缺血性级联变化，由于腺苷三磷酸合成减少，影响肌质网对钙再摄取，因此通常最先表现为心室舒张功能障碍，然后出现收缩功能障碍、心电图改变，最后出现心绞痛症状。超声心动图检查可早期发现心肌缺血所致的心室局部或整体舒张及收缩功能障碍。

心肌缺血是各种形态和功能改变的最终状态。正常心脏可以简化为3个基本解剖结构，每部分都是可导致缺血病理状态的潜在部分：冠状动脉、心肌和小冠状血管。

心外膜下冠状动脉的改变可以是固定的，也可以是动态的。①固定性狭窄：人体具有功能储备，使其能够应对病理状态的生理紧急情况和危险。通过利用其功能储备，每种器官可以在一定时间内在更为苛刻的环境中发挥作用，或者当病理过程进展时，它可以在静息状态下维持正常功能，冠状动脉循环也不例外。冠状动脉储备是冠状动脉血管床响应增加的心脏代谢需求而扩张的能力。当血管扩张程度达

到最大时，冠状动脉储备会耗竭，此时相当于正常受试者静息状态冠状动脉血流量的4倍。固定的动脉粥样硬化狭窄以可预测的方式降低了冠状动脉储备。冠状动脉狭窄程度在0～40%时不会影响任何可检测范围的冠状动脉血流储备；狭窄程度在40%～70%时可减少血流储备，但未达到一般负荷量引起缺血的临界阈值；狭窄程度超过70%时这一临界水平可在给予负荷时引起心肌缺血，但在静息状态下则不会；重度狭窄（＞90%）可完全耗竭血流储备，即使在静息状态下，也可严重减少冠状动脉血流量。②从理论上看，动态狭窄可能是3种不同情况的结果：冠状动脉偏心斑块处局部张力增加，冠状动脉平滑肌细胞局部高反应性引起的完全性血管痉挛，以及血管内血栓形成。第一种机制可调节慢性稳定型心绞痛患者的心绞痛阈值，而血管痉挛是变异型心绞痛的原因。这3种机制共存于不稳定型心绞痛中。冠状动脉血管收缩的生化机制仍有待阐明；但我们知道冠状动脉收缩可以叠加在任何程度的解剖学狭窄上，并且功能性和器质性（固定和动态）狭窄可以随着时间推移而变化，可瞬时降低患者的运动耐量。器质性狭窄决定了血流储备的固定上限，无法在不引起缺血的情况下超过这一阈值，而动态性狭窄可以瞬时、可逆和难以预测的方式调节患者的运动能力。

即使心外膜动脉是正常的，心肌肥大也可以通过几种机制降低冠状动脉储备：与心肌生长相比，血管生长不足，血管增生导致血管阻力横截面积减小，血管外阻力增加压迫壁内冠状血管。此外，心肌肥

大引起静息状态下耗氧量增加；静息状态血流曲线向上移动，进而冠状动脉储备减少。由于心肌肥大及伴发的小血管疾病，扩张型心肌病和肥厚型心肌病中的冠状动脉储备也可能减少。心外膜冠状动脉和心肌质量正常时，冠状动脉储备仍然可以因小动脉前水平的阻力增加而减少，这些血管腔径较小，无法通过冠状动脉造影显示出来。小血管疾病可以是原发性的（如X综合征），也可以是继发性的（如动脉性高血压）。血流储备减少可能与冠状动脉微循环的功能和（或）器质性因素有关。第一种情况，由于心肌代谢信息的解码或传输错误，可以假设微循环血管不能适当舒张。后一种情况，管壁向内增生可导致微血管横截面积减少，使管壁与管腔比值增加。纯粹因为几何学方面的原因，管径轻微减小即可导致阻力显著增加，这种解剖改变可能对功能刺激具有高反应性，进而对正常的血管收缩刺激反应过度。

缺血的许多功能和解剖途径具有共同的病理生理机制：冠状动脉储备减少。这使得心肌在负荷时容易发生缺血。无论所采用的负荷形式和形态学基础如何，缺血都倾向从心室腔离心扩散：它先累及心内膜下层，如果局部缺血持续存在，才会在后期影响心外膜下层。事实上，心内膜下的血管外压力是高于心外膜下层的，这会引起代谢需求增高（室壁张力是心肌耗氧量的主要决定因素）和血流阻力增加。选择性负荷诱导的低灌注对负荷超声心动图应用尤为重要，因为收缩期室壁局部增厚与心内膜下灌注呈线性相关，而与心外膜下灌注关系并不密切。

短暂的局部氧气供应和需求不平衡常导致心肌缺血，可引起多种标志物发生典型的相关性反应。

1.胸痛　通常是患者前来就诊的原因。与其他临床科室相同，正确并全面了解临床病史是获得准确诊断和制订最佳诊疗方案的最重要步骤。然而，许多胸部疼痛的症状并不是由心肌缺血引起的，而是由心脏以外的因素（如焦虑或反流性食管炎）所致。CAD导致的死亡病例中，约25%的患者从未有过胸痛的主诉。典型或确切的心绞痛被定义为同时满足胸骨后胸痛或不适、由劳累或情绪紧张所诱发及休息和（或）应用硝酸甘油可缓解3个条件。只具备其中的2个条件的胸痛或不适定义为非典型或可疑心绞痛。当心肌灌注不足的证据与症状无关时，我们称其为无症状缺血，而当心脏动力和（或）代谢改变与胸痛或心电图改变无关时，我们称其为超无症状缺血。在动态心电图检测中观察到的缺血发作超过60%是无症状缺血，而超声心动图检测到的短暂性运动异常约20%，是超无症状缺血。因此，胸痛虽然是重要的临床症状，但也只是一个简单的可供选择的诊断特征。

2.心电图改变　由缺血引起的心脏电活动变化可以通过12导联心电图检测到。心内膜下缺血的心电图表现为ST段移位或T波改变，而透壁缺血通常与短暂的ST段抬高相关。ST段抬高的位置与缺血部位相关，但在更常见的ST段压低中，这种一致性却并不适用。ST段移位和T波改变经常不是可靠的缺血标志，这是因为其正常与异常的分界并不明确，而且一系列因素（包括电活动、代谢、药物、神经体液及血流动力学因素）均可以引起缺血样ST-T改变。因此，单独的或与胸痛相关的心电图改变并不总是能够检测出心肌缺血，而且通常无法预测缺血部位和程度。此外，在临床实践中，除了急性冠脉综合征外，其他患者在临床评估期间主诉胸痛是不常见的。因此，在稳定的CAD中，基础心电图很少能提供关于是否存在心肌缺血及其位置的确切证据。运动负荷心电图已被证明在患者的诊断和危险分层方面是有效的。这项检查是根据运动期间诱发的典型症状和心电图变化进行诊断的。在没有任何禁忌证（如无法运动或基础心电图异常）的情况下，运动负荷心电图检查在许多门诊和胸痛中心应用于诊断不确定起源的稳定或急性胸痛。成功完成正常最大运动量提示近期预后良好。但是超过50%的患者在运动试验中无法得出明确结论或无法进行运动试验。加之运动试验的诊断准确性相对较低（约70%），因此有必要对相当一部分的患者使用其他的检查方法（主要是负荷超声心动图）。

3. 左心室功能改变　舒张功能障碍是缺血引起的左心室功能异常的第一步。进行多巴酚丁胺负荷超声心动图检查时，我们可以发现，由药物诱发的左心室充血期舒张异常比收缩功能异常出现得更早。诱导的收缩功能障碍代表缺血相关反应中的晚期阶段，其在心脏负荷成像（特别是使用血管扩张剂时）期间出现与更高的心脏事件发生率有关。最大负荷时收缩功能异常的程度（包括基线和负荷诱导的收缩异常）可作为预测患者预后的有力指标。

4. 代谢异常　代谢改变出现于灌注不均衡之后，代表着由冠状动脉血流受限引发的一连串过程的早期阶段。为了优化利用已缺少的氧气，细胞代谢从主要的摄取游离脂肪酸供能转变为葡萄糖代谢供能，后者可利用较少的氧气产生腺苷三磷酸。

5. 灌注异常　心外膜冠状动脉狭窄时，其静息状态下的血流量可等同于由正常冠状动脉供给区域中的血流量，但是狭窄相关区域可达到的最大血流量是下降的，在充血时（运动状态或使用双嘧达莫或腺苷后）会发生灌注不一致，由狭窄动脉供应的区域中血流量增加较少。阳性标准是在左心室的不同区域之间存在局部血流异常或灌注不足。诱导的灌注异常发生

于缺血级联的早期，因此它是高度敏感的，容易被各种应激因素诱发。目前，负荷（主要是血管扩张剂或运动）超声诱导的灌注不足，已成为心肌缺血诊断的基石。

心肌缺血的典型超声心动图表现为静息状态或负荷后出现节段性室壁运动异常，这是诊断心肌缺血最重要的传统指标，二维超声主要表现为运动降低（运动幅度及收缩期增厚率降低）、无运动（无明显运动幅度，收缩期增厚率无明显变化）和矛盾运动（收缩期室壁局部矛盾性膨出，相应室壁收缩期变薄）。节段性室壁运动异常主要根据室壁的收缩期增厚率和心内膜位移变化判断，具体标准参见表3-2-1。此外，M型超声不仅可显示节段性室壁运动异常，还可显示缺血心肌收缩或舒张不同步、不协调，达峰时间不一致。

表3-2-1　节段室壁运动异常判断参考标准

室壁运动异常判断指标		
	收缩期增厚率	心内膜运动
运动增强	增加（>80%）	增加（>10mm）
运动正常	30%～80%	5～10mm
运动减少	降低（<30%）	减少（<5mm）
无运动	无	无（<2mm）
矛盾运动	收缩期变薄	局部室壁收缩期膨出

许多冠心病患者静息时的超声心动图检查并无异常，通过运动或药物负荷试验可诱发出心肌缺血表现。负荷超声心动图是诊断和评价冠心病最常用的一线影像技术，通过对比负荷及静息状态节段室壁运动是否增强或参照冠状动脉供血区域的负荷前后的室壁运动反应来识别阻塞冠状动脉供血的心肌是否缺血。在静息状态下，

左心室心内膜下心肌对总收缩期增厚的贡献高于心外膜下心肌，并接受更多的血流量。即使在没有冠状动脉阻塞的情况下，负荷导致的心动过速也会导致心内膜下血流量相对心外膜下减少。在冠状动脉阻塞和心动过速同时存在时，心内膜下血流量将进一步减少，因此其是心肌缺血出现最早及最严重的部位。当存在严重的冠状动脉阻塞时，患者可能会出现伴有生化检查异常的缺血和更持久的室壁运动异常（心肌顿抑），此时负荷后（恢复期）的成像将有助于疾病检出率的提高。

　　心肌声学造影是超声心动图基础上新兴的技术之一，近年来在临床上逐渐获得广泛认可和应用，不仅通过清晰显示心内膜边界以更准确判断室壁节段性运动异常，而且心肌增强显像还可敏感地显示心肌的微血管灌注。冠心病导致的心肌缺血首先出现的是灌注减少，因此通过识别有无心肌灌注异常能较节段性室壁运动异常更早发现心肌缺血；心肌缺血时表现为静息或负荷状态下节段性心内膜下或透壁心肌灌注延迟、稀疏甚至缺损（图3-2-1）。

二、局部心肌功能分级

　　评估室壁运动需要在多个切面对每个节段进行单独的、仔细的分析。根据五分法对静息和负荷时左心室17节段进行功能分级，室壁运动评分（WMS）标准如下：正常或运动亢进＝1分（收缩期室壁增厚＞50%），运动减退＝2分（＜40%），严重运动减退或运动迟缓＝3分（＜10%），运动障碍（反常收缩运动远离左心室中心）＝4分，室壁瘤（舒张期变形）＝5分。虽然最新的指南没有建议根据室壁瘤的存在进行单独的分类，但由于对预后和治疗策略的影响，当明显存在时，应该进行关注。室壁运动评分指数（WMSI）是通过将单个节段的得分总和除以节段的个数得出。WMS或WMSI越高，表明心肌缺血对心肌功能损伤越严重。跨壁心肌梗死和瘢痕形成表现为舒张期室壁厚度明显变薄，厚度＜6mm或＜正常节段室壁厚度的70%。

三、负荷超声心动图心肌缺血表现

　　在多巴酚丁胺、踏车运动或平板运动、血管扩张剂等负荷试验时出现心肌缺血表现的时间有助于判断冠状动脉疾病严重程度、心血管事件风险和预后。负荷早期阶段即出现多节段室壁（＞4～5个节段）运动异常表明存在严重的冠状动脉阻

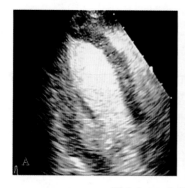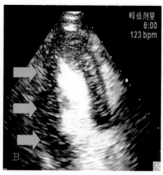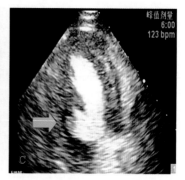

图3-2-1　心肌增强显像显示负荷超声心动图诱发的心肌缺血
　　A.负荷前左心室肌灌注正常；B.负荷时左心室下壁透壁灌注延迟稀疏（箭头）；C.负荷时左心室心内膜下心肌灌注延迟更明显（箭头）

塞，心肌灌注储备明显减少或缺失，不良心血管事件风险明显增加。

多巴酚丁胺或运动负荷试验时，比较低负荷和峰值负荷下获得的图像对检测中度以上冠状动脉阻塞具有诊断价值。在中重度冠状动脉阻塞并保留一定灌注储备的情况下，静息状态室壁运动正常的节段在低水平运动或小剂量多巴酚丁胺时出现与血流量增加相对应的心肌增厚和室壁运动增强；在高水平的负荷状态下，心动过速和冠状动脉阻塞同时出现会导致心内膜下心肌血流明显减少，相应的局部心肌功能也降低，出现节段性室壁运动异常。存活心肌的典型表现是静息状态室壁运动消失的节段出现负荷时双相室壁运动反应，即在低水平负荷下心肌功能改善，但在高水平负荷下心肌功能又降低。

在运动或多巴酚丁胺负荷中持续监测室壁运动，可以确定心肌缺血的阈值，包括最早发生室壁运动异常的心率。这些信息可以用来估计疾病的严重程度，并对已知或疑似冠心病的患者进行危险分层。低心率（小于靶心率的60%～70%）或低心率－压力乘积时出现的室壁运动异常通常提示存在严重狭窄或多支病变。在恢复期，室壁运动异常的持续存在可能是由心肌顿抑引起的，也可能是存在严重缺血的指标。对于多巴酚丁胺负荷超声心动图中，缺血性室壁运动异常可能仅出现在恢复期，而负荷峰值时表现正常。不同负荷超声模式下左心室整体反应及缺血心肌表现有所差异，详见表3-2-2。

四、心肌缺血的间接超声表现

负荷超声心动图时出现一过性左心室扩大或形态异常，通常提示心肌明显缺血，泵血功能严重受损。当左心室肌严重

表3-2-2　不同负荷超声模式下正常和缺血的心肌表现

	局部正常反应	局部缺血性反应	整体正常反应	整体缺血性反应
平板运动试验	较静息时运动功能亢进	较静息时运动功能亢进	左心室舒张末期容积（EDV）增加 左心室收缩末期容积（ESV）减少 左心室射血分数（EF）增加	左主干及多支病变时 左心室舒张末期容积（EDV）增加 左心室收缩末期容积（ESV）增加 左心室射血分数（EF）减少
仰卧位踏车运动试验	运动功能亢进，但弱于平板运动试验和多巴酚丁胺试验	较静息时运动功能亢进	左心室舒张末期容积（EDV）小幅增加 左心室收缩末期容积（ESV）减少 左心室射血分数（EF）增加	左主干及多支病变时 左心室舒张末期容积（EDV）增加 左心室收缩末期容积（ESV）增加 左心室射血分数（EF）减少
多巴酚丁胺试验	运动功能显著亢进，较静息状态和低剂量，收缩速度加快	运动功能亢进，较低剂量和大多数静息状态，收缩速度减慢	左心室舒张末期容积（EDV）减少 左心室收缩末期容积（ESV）显著减少 左心室射血分数（EF）显著增加	左主干及多支病变时 左心室射血分数（EF）减少和心腔扩张并不常见

缺血出现收缩或（和）舒张功能不全时，肺动脉毛细血管楔压升高（提示肺间质水肿），表现为二尖瓣血流频率舒张早期E峰与组织多普勒二尖瓣环运动频谱舒张早期e峰比值明显增高＞14，或同时伴有三尖瓣反流，估测的肺动脉收缩压增高。负荷超声心动图时心肌缺血的其他表现包括每搏量下降、出现严重的急性二尖瓣反流及肺部B线增加等，详见表3-2-3。

表3-2-3　严重心肌缺血间接超声表现

参数	负荷时的表现	意义
左心室收缩末期容积	容积增加＞20%静息容积	左心室整体功能降低
二尖瓣反流	反流级别＞静息时一级	二尖瓣功能不全
B线	＞静息时20%（＞15条）	肺水肿
肺动脉收缩压	＞静息时20%（60mmHg）	肺动脉高压

（林 巍 苏 叶）

参 考 文 献

Hoffmann R, Marwick TH, Poldermans D, et al, 2002. Refinements in stress echocardiographic techniques improveinter-institutional agreement in interpretation of dobutamine stress echocardiograms. Eur Heart J, 23（10）: 821-829.

Holman BL, Wynne J, Idoine J, et al, 1980. Disruption in the temporal sequence of regional ventricular contraction. I. Characteristics and inci-dence incoronary artery disease. Circulation, 61（6）: 1075-1083.

Johnson LL, Ellis K, Schmidt D, et al, 1975. Volume ejected in early systole. A sensitive index of left ventricular performance in coro-nary artery disease. Circulation, 52（3）: 378-389.

Kvitting JP, Wigstrom L, Strotmann JM, et al, 1999. How accurate is visual assessment of synchronicity in myocardial motion? An in vitro study with computer-simulated regional delay in myocardial motion: clinical implications for rest and stress echocardiography studies. J Am Soc Echocardiogr, 12（9）: 698-705.

Lang RM, Bierig M, Devereux RB, et al, 2005. Recommendations for chamber quantification: a report from the American Society of Echocardiography's guidelines and Standards Committee and the Chamber quantification Writing group, developed inconjunction with the European Association of echocardiography, a branch of the European Society of Cardiology. J Am Soc Echocardiogr, 18（2）: 1440-1463.

Meizlish JL, Berger HJ, Plankey M, et al, 1984. Functional left ventricular aneurysm formation after acute anterior transmural myocardial infarction. N Engl J Med, 311（16）: 1001-1006.

Park TH, Tayan N, Takeda K, et al, 2007. Su-pine bicycle echocardiography improved diagnostic accuracy and physiologic assessment of coronary artery disease with the incorporation ofintermediate stages of exercise. J Am Coll Cardiol, 50（19）: 1857-1863.

Rasmussen S, Corya BC, Feigenbaum H, et al, 1978. Detection of myocardial scar tissue by M-mode echocardiography. Circulation, 57（2）: 230-237.

Robertson WS, Feigenbaum H, Armstrong WF, et al, 1983. Exercise echocardiography: a clinically practical addition in theevaluation of coronary artery disease. J Am Coll Cardiol, 2（6）: 1085-1091.

Rudski LG, Lai WW, Afilalo J, Hua L, et al, 2010. Guidelines for the echocardiographic assess-ment of the right heart in adults: a report from the American Society of echocardiography endorsed by the European Association of echocar-diography, a registered branch of the European Society of Cardiology, and the Canadian

Society of echocardiography. J Am Soc Echo-cardiogr, 23（7）: 685-713.

Sawada SG, Safadi A, Gaitonde RS, et al, 2007. Stress-induced wall motion abnormalities with low-dose dobutamine infusion indicate the presence of severe disease and vulnerable myocar-dium. Echo-cardiography, 24（7）: 739-744.

Senior R, Lahiri A, 1995. Enhanced detection of myocardial ischemia by stress dobutamine echo-cardiography utilizing the "biphasic" response of wall thickening during low and high dose dobutamine infusion. J Am Coll Cardiol, 26（1）: 26-32.

Sutherland GR, Kukulski T, Kvitting JE, et al, 2000. Quantitation of left-ventricular asynergy by cardiac ultrasound. Am J Cardiol, 86（4A）: 4G-9G.

Tsoukas A, Ikonomidis I, Cokkinos P, et al, 1997. Significance of persistent left ventricular dysfunction during recovery after dobutamine stress echocardiography. J Am Coll Cardiol, 30（3）: 621-626.

第三节　不同负荷模式在缺血性心脏病中的应用

负荷超声心动图（stress echocardiography, SE）可以实现超声心动图与物理、药物、电生理相结合，对静息状态、负荷状态、恢复状态进行综合评估，极大程度提高了缺血性心脏病的检测敏感度和特异度，是目前评估冠状动脉病变和严重程度的一种成熟技术。负荷期间局部功能的一过性恶化是隐匿性缺血的标志，随着计算机技术和成像质量的提高，超声新技术的不断涌现，超声心动图可以有效捕获局部心功能恶化的直接或间接征象及血流动力学和心功能变化，提供与放射性核素负荷灌注或磁共振成像（MRI）相似的诊断和预后准确性，但SE成本更低，且不会对环境造成影响，对患者和医师都没有生物危害，同时，可以实现对室壁功能的定量评估，这将进一步提升SE对缺血性心脏病评估的可行性。现结合目前美国超声心动图学会（ASE）负荷超声心动图最新指南就不同负荷模式在缺血性心脏病中的应用原理、适应证选择、评价标准进行阐述。

一、不同负荷模式概述

1.运动负荷超声心动图（exercise stress echocardiography, ESE）　缺血性心脏病都有一共同病理生理机制——储备功能降低，这使得心肌在应激状态时容易出现缺血。对怀疑或确诊冠心病（CAD）的患者进行负荷状态下诊断或评估心肌缺血状况，有助于进一步明确诊断和评估预后。SE是一种十分有效、经济和可靠的技术，这种技术的诊断价值和预测价值已经被大量研究所证明，包括CAD的早期诊断，糖尿病患者、女性、老年人及心肌梗死后或冠状动脉再灌注患者的预后评估；同时可用于检测心肌活性或可逆的功能障碍心肌，尤其在CAD和左心室收缩功能障碍有关的患者中。针对心肌缺血、慢性心力衰竭等循环系统疾病而言，运动负荷试验可以评价患者现有的运动限制因素，设立心脏康复处方，对患者术后康复运动进行指导，根据患者运动时的心功能情况、血流动力学变化和心电图特征判断预后、评估疗效、进行危险分层等。

SE可以在运动（踏车或跑步机）或药物（多巴酚丁胺、双嘧达莫、腺苷）作用下进行。ESE比药物负荷试验更符合生理学意义，它包含了对患者运动能力及预后的重要发现。因此，如果患者可以运动，首选ESE（推荐Ⅰ类；证据A级）。通过对比分析静息、峰值、恢复期左心室室壁运动、左心室容量、心肌应变、心肌灌注及前降支中远段血流情况，同时根据需要进一步分析二尖瓣前向血流、瓣环组织速度、三尖瓣反流情况来评估心脏舒张功能，通过肺超声观察肺部变化，同时结合血压、心电图改变可以获得较为全面的心功能变化信息和指导预后的关键信息。对于跑步机试验方案，在SE实验室中最常使用Bruce方案，患者以3min为一个阶段，仪器自动调整平板的速度及坡度以调节运动负荷量，直到患者心率达到次极量[（220-年龄）×85%]或极量（220-年龄）负荷水平，或出现运动限制症状，或出现血压、心律或ST段的显著异常，即可终止运动。对于跑步机模式，尽快（1～2min）获得质量令人满意的图像是诊断准确性的先决条件，因为图像获取时间延迟，可能会错过运动峰值状态中出现的室壁运动异常，但踏车运动试验则可连续观察，相对不受此限制，故踏车运动负荷超声心动图（直立位或仰卧位）在技术上更适用于冠状动脉血流储备和舒张功能的评估。尽管一些中心在达到年龄预测的最大心率的85%时会终止运动，但持续运动至出现症状会增加测试的敏感度，并且可能会发现仅在高"运动量"时才会出现的异常，如果未达到目标心率的80%，则可能会降低预测缺血的敏感度。对于患者在运动后心率恢复迅速，而导致错过采集最佳图像的时机而出现假阴性，大量研究也表明快速的心率恢复在预后方面是一个好的预兆。

ESE除了可以评估冠状动脉血流储备外，还可以评估心脏对运动的血流动力学反应，以区分缺血和舒张功能障碍引起的类似症状。在收缩期室壁运动异常之前可能发生异常的舒张功能改变。舒张参数可以在运动峰值附近记录，当缺血检测是主要测试目标时，可在评估了室壁运动后再评估舒张功能，避免峰值期心率过快二尖瓣E"峰"和A"峰"融合，有助于提高测量精度。舒张功能参数应为静息和负荷状态下，二尖瓣前向血流速度E"峰"和A"峰"、舒张早期二尖瓣环组织运动峰值速度e'及三尖瓣"反流"（TR）的峰值速度。运动时E/e'平均值＞14或间隔E/e'＞15表明左室充盈压增加；须考虑肺血流量增加对TR速度的影响。肺静脉流速、二尖瓣减速时间和左心房（LA）容积指数也可能有用，特别是在尚未进行经胸超声心动图检查的情况下。在静息和运动峰值期对二尖瓣反流（MR）进行彩色多普勒超声评估可以检测缺血性二尖瓣反流。但无论哪种负荷试验，室壁运动异常多在峰值即刻和恢复早期更为明显，因此，推荐在该时段时间内尽快采集所有图像切面。

ESE绝对禁忌证包括近2天内发生心肌梗死、持续性不稳定型心绞痛、未控制的心律失常伴血流动力学紊乱和症状严重的主动脉瓣狭窄等。要严格判断患者的检查指征，做好相应抢救措施，规范操作流程。总体而言，ESE是非常安全的，导致严重伤害的风险非常低，部分受检者可能会出现心律失常或血压异常，但通常会在试验终止后迅速恢复。

2.正性肌力药物多巴酚丁胺负荷超声心动图（dobutamine stress echocardiography, DSE）为更多患者提供了进行负荷试验的机会，并有可能为个别患者量身定制最合适的负荷方式（运动受限患者检测存活心肌或缺血心肌，低流量低压差患者评估主动脉瓣功能等）。多巴酚丁胺属于α、β肾上腺素受体激动剂，药理特点是增加心肌收缩力，同时左心室充盈压下降，具有剂量依赖性，小剂量多巴酚丁胺输注后，心肌收缩力增加，心肌耗氧量增加，不论管腔狭窄与否，冠状动脉血流均会增加，因此心肌供氧增多，影响心率却不明显，但剂量加大时，一方面增加心肌收缩力和收缩压，同时增加心率，心率与血压乘积增高，心肌耗氧量增加，进而诱发心肌缺血。另一方面，在已有冠状动脉狭窄的基础上，多巴酚丁胺会诱导"冠脉盗血"，但普遍认为心率是最主要的决定因素。多巴酚丁胺的药代动力学研究证实，静脉滴注后1～2min开始生效，8～10min达高峰，停药后5～10min作用消失。DSE时，通常以5mg/（kg·min）的初始剂量给药，每隔3min增加，依次增加到10mg/（kg·min）、20mg/（kg·min）、30mg/（kg·min）、40mg/（kg·min）。在低剂量多巴酚丁胺试验时，起始剂量可低至2.5mg/（kg·min），有助于识别异常节段的心肌活性。当单独应用多巴酚丁胺不能达到目标心率时，可以加用阿托品以提高心率，增加DSE的敏感度，特别是在服用β受体阻滞剂的患者和患有单血管疾病的患者中。如达不到目标心率会降低DSE对缺血检测的敏感度。DSE期间，通常阿托品以0.25～0.50mg/（kg·min）的剂量每隔1min给药1次，总剂量为1.0～2.0mg/（kg·min）。建议老年患者、体型较小的患者和接近目标心率的患者增加较小的剂量［0.25mg/（kg·min）］。应使用最小剂量以避免副作用，包括中枢神经系统毒性。对于先前有神经精神症状或体重指数低于24kg/m²的患者，建议应用较低的总剂量［1.0mg/（kg·min）］。在多巴酚丁胺剂量为20mg/（kg·min）或

30 mg/（kg·min）期间应用阿托品，比40mg/（kg·min）剂量时应用阿托品更有助于达到目标心率，副作用更少，检测时间更短，特别是如果心率没有按预期增加时。

随着多巴酚丁胺剂量的逐渐增加，观察心脏结构、功能的变化和暴露出心肌缺血的变化，可准确反映出心脏的储备功能、评估冠状动脉病变严重程度。诱发缺血的多巴酚丁胺剂量使用越小，表示冠状动脉病变程度越严重。在使用多巴酚丁胺，比较小剂量和大剂量条件下获得的图像对检测中度冠状动脉狭窄具有诊断价值。在中度冠状动脉狭窄并保留一定灌注储备的情况下，低水平运动或小剂量多巴酚丁胺可以见到与血流量增加相对应的心肌增厚和室壁运动增强；高水平运动或应用大剂量多巴酚丁胺时患者可以出现心动过速和冠状动脉阻塞加重，导致心内膜下血流明显减少，相应的局部心肌功能也会降低。识别这种双相室壁运动反应——在低水平负荷下心肌功能改善和在高水平负荷下心肌功能减弱，被证明可以提高SE的检测敏感度。在DSE或踏车运动负荷试验中的双相反应是检测存活心肌和心肌缺血情况的最佳方法，DSE是公认的检测存活心肌的方法之一，同时可结合超声增强剂，对比观察SE静息状态和负荷状态的室壁反应类型，可以推测相应的临床状况：①没有冠心病或可能性很小；②心肌缺血；③心肌梗死，没有存活心肌；④冬眠心肌、顿抑心肌等（表3-3-1）。

DSE具有避免运动不利因素（换气过度、胸壁过激运动）而导致图像质量显著降低的优势，从而可以提高诊断准确性。此外，当患者无法运动时，可以选择多巴酚丁胺或血管扩张剂评估心肌缺血（Ⅰ级推荐；证据水平B级）（表3-3-2），但大多数人更喜欢多巴酚丁胺而不是血管扩张

表 3-3-1 局部心肌功能障碍对多巴酚丁胺的反应

心肌情况	低剂量	高剂量	再血管化后心肌功能
顿抑心肌*	心肌功能改善	合并重度血管狭窄时，低剂量负荷后恶化，高剂量负荷后改善；合并轻中度血管狭窄时，低剂量负荷后无变化或恶化	提高
冬眠心肌**	从静息期开始改善；从静息期开始无变化，或恶化	低剂量负荷后恶化（如果预期严重的重度血管狭窄得到了初步改善）	提高，但可能延迟或部分心肌节段
心肌重塑***	从静息期开始改善；无变化	低剂量负荷后改善；无或合并轻度血管狭窄时，低剂量负荷后无变化	如果左心室容积及室壁应力下降，可能会改善
局限性非透壁性心肌梗死****	从静息期开始改善	合并重度血管狭窄时，低剂量负荷后无变化或恶化；低剂量负荷后改善；合并轻中度血管狭窄时，低剂量负荷后无变化或恶化	无变化
局限性非透壁性心肌梗死伴顿抑心肌及存活心肌	从静息期开始改善	合并重度血管狭窄时，低剂量负荷后或从静息期开始恶化；存在顿抑心肌将改善，合并轻中度血管狭窄时，低剂量负荷后无变化或恶化	提高
广泛性非透壁性心肌梗死及透壁性心肌梗死	无变化	合并重度血管狭窄无变化 合并轻中度血管狭窄无变化	无变化

注：*一部分未被严重狭窄覆盖的心肌节段在高剂量多巴酚丁胺的作用下可能会表现为运动持续改善。

**假设冠状动脉严重狭窄时同时伴随冬眠心肌，由于灌注受限和（或）收缩蛋白降解，多巴酚丁胺不能改善部分冬眠心肌节段的运动。

***多巴酚丁胺对重塑节段的改善取决于重塑的严重程度、室壁应力下降和心室腔容积的降低程度。假设重塑节段的心肌不是由阻塞的血管供应的。

****根据非透壁损伤的程度，部分损伤的节段可能在高剂量多巴酚丁胺输注前不会表现出收缩储备功能。

表 3-3-2 有症状或疑似稳定性冠状动脉疾病患者的负荷超声心动图检查建议

对IHD患者进行无创性检查的推荐	推荐分类	证据等级
对于可疑稳定性CAD患者，如检前概率中等且保留射血分数，建议首选负荷超声心动图等负荷影像学检查	I	B
对于无典型心绞痛症状的患者，如检前概率高或LVEF降低，为明确诊断稳定型冠心病，建议首选负荷超声心动图等负荷影像学检查	I	B
对于静息心电图异常、可能影响正常解读负荷心电图波形改变的可疑CAD患者，建议行负荷影像学检查	I	B
对于伴有LBBB且症状与IHD一致的患者，负荷超声心动图（ESE或DSE）优于SPECT显像，因为它具有更高的特异度，同时还可以检出与LBBB相关的其他心脏基础疾病	I	B
对于因已知或可疑CAD而具有行无创影像学检查指征的女性，负荷超声心动图为首选检查，原因为其安全性（无乳腺辐射）和特异度更高（无乳腺衰减伪像）	I	B

续表

对IHD患者进行无创性检查的推荐	推荐分类	证据等级
对于伴有可疑IHD的儿童，ESE为首选负荷影像学检查方法，原因在于其对发育组织无辐射，无须静脉导管置入，并可对运动能力提供重要的预后评估	I	B
对于无法运动且具有上述负荷成像检查指征的患者，推荐行DSE等药物负荷影像学检查	I	B
负荷超声心动图是病因不明的劳力性呼吸困难患者的首选检查方法。在这些患者中，除了评估局部室壁运动外，还应在静息和负荷状态下对三尖瓣反流速度和舒张功能进行评估	I	B
在既往行冠状动脉血运重建（PCI或CABG）并出现新发心脏症状的患者中，应考虑进行SE等负荷影像学检查	IIa	B
当冠状动脉造影显示中度损伤时，应考虑应用SE等负荷影像学方法评估功能方面受损的严重程度	IIa	B

使用缺血试验进行危险分层的推荐	推荐分类	证据等级
对于运动心电图不确定的患者，推荐使用SE等负荷影像学检查进行危险分层	I	B
如果缺血的部位和程度会影响临床决策，对于已知稳定的冠心病患者和症状恶化的患者推荐使用SE等负荷影像学检查进行危险分层	I	B
对于患有糖尿病、外周血管疾病或有冠心病家族史的无症状成年人，或者当先前的风险评估测试显示冠心病高风险（如冠状动脉钙化积分≥400分）时，可行负荷影像学检查（如SE）对此类患者进行高级心血管风险评估	IIa	B

稳定性CAD患者再评估推荐	推荐分类	证据等级
一旦排除不稳定因素，建议在出现复发或新症状时进行运动心电图或负荷影像学检查，如SE	I	C
对于有症状且血管重建稳定的CAD患者，应进行负荷影像学检查，如负SE，而不是负荷心电图	I	C
使用负荷影像学检查（如SE）重新评估预后，可考虑在先前测试有效期届满后对无症状患者再次进行评估	IIa	B

IHD无创负荷检查推荐	推荐分类	证据等级
对于有2个以上临床危险因素和功能储备不佳（＜4MET）的患者，推荐在高危手术前行药物负荷影像学检查，如DSE	I	B
对于有症状且血管重建稳定的CAD患者，应进行负荷影像学检查，如SE，而不是负荷心电图	I	B

注：IHD.缺血性心脏病；CAD.心血管疾病；LVEF.左心室射血分数；LBBB.左束支传导阻滞；ESE.运动负荷超声心动图；DSE.多巴酚丁胺负荷超声心动图；SPECT.单光子发射计算机断层成像；SE.负荷超声心动图。

剂来进行试验，因为DSE检测CAD的敏感度更高，同时也可以评估灌注。DSE试验的终点包括达到目标心率、低血压、新的或恶化的室壁运动异常、明显的心律失常、严重的高血压和无法忍受的症状出现。不使用β受体阻滞剂将有助于实现目标心率，但对于伴有高血压或心律失常的患者，是否停用β受体阻滞剂，取决于患者的具体情况和检查目的。DSE已被证明是非常安全的，并且可以由医师或经过专门培训的注册护士监督，患者可能会出现轻微的心律失常，如房性或室性期前收缩，或更严重的心律失常，如心房颤动和（或）非持续性室性心动过速。这些心律失常通常在停止输注后消失，极少情况下会持续存在，此时需要药物治疗。

3.血管扩张剂双嘧达莫或腺苷　对于存在持续性室性心动过速，怀疑由缺血所致时，可以应用血管扩张剂（双嘧达莫或腺苷）进行负荷试验，以评估缺血、心肌灌注和心肌活性。但血管扩张剂禁用于反应性气道阻塞或严重低血压的患者。双嘧达莫在6～10min安全给药至0.84mg/kg，在峰值输注时给予阿托品或进行握力锻炼可提高测试敏感度。联合超声增强剂可用于评估心肌灌注。腺苷输注速率为140mg/（kg·min），历时4～6min，最大剂量为60mg，半衰期较短，因此作用时间比双嘧达莫短。

临床前期研究显示，与多巴酚丁胺相比，腺苷的安全性和耐受性优于多巴酚丁胺，使用腺苷更容易利用定性和定量分析的方法鉴别出心肌灌注的异常。腺苷结合心肌声学造影（MCE）能更好地鉴别中度冠状动脉狭窄。可能是由于腺苷产生的扩血管效应是多巴酚丁胺的2～4倍，从这一点来看，将血管扩张剂作为MCE负荷试验的药物更可取。另外，利用腺苷显像能在一个固定的、更短的时间内完成，可提高实验室操作的效率。同时测量腺苷注射过程中心外膜冠状动脉内的血流速度，可无创评价冠状动脉血流储备（coronary flow reserve，CFR），即多普勒测得的最大充血状态下舒张期峰值流速与静息状态下舒张期峰值流速的比值。经胸超声心动图测量CFR多选择冠状动脉左前降支（LAD）进行，成功率可达90%，测量结果与冠状动脉内测得的冠状动脉血流速度具有很好的一致性。CFR可以预测CAD患者预后。CFR显著降低患者，其不良心血管事件发生率明显增高，对于已知或可疑CAD的患者，CFR≤2是病死率的独立预测指标，具有临床高风险特征的患者，CFR≥2的患者预后更好。对于治疗方案的选择，严重冠状动脉狭窄伴CFR＜2的患者，可能从冠状动脉旁路移植术（CABG）血运重建中更容易获益，对于冠状动脉轻度狭窄伴CFR＜2的患者，推荐强化指南推荐的药物治疗方案。

在经胸多普勒超声测定CFR方面，腺苷优于双嘧达莫。与传统SE评价局部室壁运动异常相比，血管扩张剂负荷试验通过对心肌灌注的探查，提高了超声检查的性能。腺苷负荷试验检测心肌灌注水平较局部室壁运动异常更敏感，并有可持续显像、心律失常发生减少、用药简便，以及药物作用起效快和消失快等优点。随着新一代选择性腺苷A2A受体拮抗剂的出现，目前应用腺苷面临的一些问题（过度呼吸和运动伪像等）可望得到解决，并且能采用弹丸式给药使应用更为简便。

超声测量CFR的局限性为准确性与操作者水平相关：除LAD外，其他血管所得数据可信性较差；难以区分心外膜血管狭窄与微循环障碍对心肌血流量的影响，需要在排除大血管病变情况下用于评估冠状动脉微循环功能。

4.起搏负荷试验　对于置入永久性起

搏器的患者，可以通过体外遥控增加起搏频率达到目标心率来实现负荷试验。此技术的完成可以使用或不使用多巴酚丁胺。近来的研究显示，这种技术在冠心病诊断和预测预后方面有较好的准确性。

对于运动受限患者冠心病的诊断，经食管心房起搏负荷试验是一种有效的检查方法。经心房调搏，使心率加快，达到心动过速时，由于舒张期与收缩期均缩短，而舒张期缩短更明显，冠状动脉血流储备可因此降低，同时由于心房收缩提前，静脉回流心脏受影响，调搏停止后，静脉回流及肺动脉楔压突然明显回升，使心肌收缩力增强、室壁张力增大、心肌耗氧量增加，诱发心肌缺血。

局部麻醉后导管可以通过口腔和鼻腔置入。患者取左侧卧位，吞咽心脏起搏和记录导管（装在10F的鞘管中）。在能提供心房夺获的最低电流（大概10mA），起搏以高于基础心率10次/分开始。起搏方案包括从85%的水平增加到100%，各自2min起搏心率阶段，获得峰值前和峰值

负荷的信息。在基础状态、第1阶段、峰值前和峰值心率时获取图像。可能会发生文氏传导阻滞，此时需要注射阿托品。达到年龄预测的最大心率、新的或更严重的局部室壁运动异常，大于2mm水平型或下斜型ST段压低，或出现不能耐受的症状，包括心绞痛时，要终止试验。起搏的优势是可以快速恢复到基础状态和心房刺激停止后心率恢复，这样可以避免延长缺血的状态。常见副作用除了房性心律失常外均较罕见，但操作相对烦琐，属于相对侵入性检查，患者接受度较低。

5.其他　冰水负荷试验，将双手浸没于冰水内（浸至腕部）3～4min，因寒冷低温使外周血管收缩，增大外周血流阻力，即增加后负荷，使心肌收缩力增强，心肌耗氧量增大，诱发心肌缺血。寒冷低温也可导致冠状动脉痉挛。

目前对缺血性疾病的诊断和预后评估应用最多的是运动负荷及药物负荷试验（表3-3-3），起搏负荷试验、冰水负荷试验等应用较少。

表3-3-3　几种常用负荷方式汇总

	运动	正性肌力药物	血管扩张剂
	平板/踏车运动试验	多巴酚丁胺负荷试验	双嘧达莫/腺苷负荷试验
生理学	保留电机械反应的完整性	刺激β₁肾上腺能受体，伴心率和收缩力增加的作用	通过腺苷A2A受体增加冠状动脉血流
适用范围	具备足够运动能力，同时已知或怀疑CAD的患者；平板更适合用于进行极限运动患者的心肺功能评估；踏车运动试验更适用于评估舒张功能	已知或怀疑CAD，但不能运动的患者；更适用于评估心肌存活	心肌灌注和微循环功能的评估
特点	增加心肌需氧量	增加心肌需氧量	增加冠状动脉血流
心率	↑↑	↑↑	↑
每搏量	↑↑通过Frank-Starling机制	↓或无变化	无明显变化
收缩压	↑↑	↑	↓

续表

	运动	正性肌力药物	血管扩张剂
	平板/踏车运动试验	多巴酚丁胺负荷试验	双嘧达莫/腺苷负荷试验
心肌收缩力	↑↑	↑	轻微增加或变化不明显
心肌血流	↑↑	↑↑	↑静息血流的3～5倍
禁忌证	不稳定或有并发症的急性冠脉综合征；严重心律失常（室性心动过速、完全性房室传导阻滞）；静息收缩压＞180mmHg	左心室流出道梗阻，静息压差＞35mmHg；不稳定或有并发症的急性冠脉综合征；严重心律失常（室性心动过速、完全性房室传导阻滞）；静息收缩压＞180mmHg	明显低血压；不稳定或有并发症的急性冠脉综合征；严重心律失常（室性心动过速、完全性房室传导阻滞）

小结

在目前的无创检查中，计算机体层血管成像（CTA）和负荷核素心肌灌注显像具有放射损伤，且成本相对较高；负荷心电图是最便宜、便捷的评估手段，但敏感度、特异度较其他影像技术略低；超声心动图价格相对低廉，并能方便地在床旁适时开展，敏感度和特异度均超过80%。根据欧洲心脏病学会（ESC）2013年发布的稳定性冠心病（SCAD）指南，运动超声负荷试验是唯一敏感度和特异度均超过80%的项目（分别为80%～85%、80%～88%），且该统计是在未行左心室超声造影前的数据，如同时应用超声增强剂，将使室壁运动分析更准确。随着左心室声学造影普及和心肌声学造影进一步成熟，负荷超声心动图特别是与负荷心电图联用将在缺血性心脏病的诊断中扮演重要角色。

二、心外膜下冠状动脉疾病（包括冠状动脉痉挛与心肌桥）

心肌缺血是各种形态和功能改变的一种最终呈现状态。其潜在病因如下：供应血管病变（心外膜冠状动脉和微循环）、心肌细胞自身问题（各类心肌病变）。供应血管即冠状动脉病变可以是固定的，也可以是动态的。固定狭窄常见病因有冠状动脉粥样硬化斑块、心肌桥等，而动态狭窄从理论角度来看，可能是以下3种不同情况的结果：①偏心冠状动脉斑块水平的张力增加；②由冠状动脉平滑肌细胞局部高反应性引起的完全血管痉挛；③血管内血栓形成。第一种机制可显著调节慢性稳定型心绞痛患者的心绞痛阈值，而血管痉挛是变异型心绞痛的主要机制。这3种机制在不稳定型心绞痛中同时存在。冠状动脉血管收缩的生化机制仍然有些难以琢磨，然而冠状动脉血管收缩可以叠加在任何程度的解剖性狭窄上，而且随着时间推移，器质性和功能性狭窄（固定性和动态性）可在不同程度上相关，从而暂时降低个体患者的运动耐受性。器质性狭窄决定血流储备的固定上限，如果不超过这个上限就不会引起缺血，而动态狭窄以一种短暂的、可逆的、不可预测的方式调节患者的运动能力。固定的心外膜动脉狭窄容易被负荷试验检出，但从病理学研究中发现冠状动脉狭窄的程度和数量并不能预测缺血性心脏病的发病、病程、并发症及梗死灶大小或死亡。

冠状动脉具有很强的血流储备功能，即冠状动脉血管具有因心脏代谢需求增加而扩张的能力。对于正常人，当冠状动脉达到最大血管舒张时，冠状动脉内的流量可以达到静息时的4倍左右（图3-3-1）。图中曲线显示出4个独立的冠状动脉狭窄节段：①血流动力学沉默区，其中狭窄范围为0～40%，不影响冠状动脉流量储备（CFR）到任何可检测的程度；②临床沉默区，狭窄范围为40%～70%，血流储备减少，但未达到引起通常应激缺血所需的临界阈值；③可能引起缺血的区域，当施加负荷时，超过70%的狭窄会引起心肌缺血，但在静息条件下不会发生；④静息时引起缺血的区域，冠状动脉严重狭窄（>90%），流量储备消失，即使在休息条件下也可能严重减少冠状动脉血流。对于冠状动脉发生可逆性心肌需氧和（或）供氧不匹配时，通过运动、情绪或其他负荷状态诱发，可重复出现缺血、缺氧表现，也可自发性发作。其临床表现包括劳力

性心绞痛、血管痉挛所致静息型心绞痛、微血管病变导致的心绞痛、隐匿性心绞痛、经皮冠状动脉介入治疗（percutaneous coronary intervention，PCI）/冠状动脉旁路移植术（coronary artery bypass grafting，CABG）后症状相对稳定状态及缺血性心肌病等。

早发现、早诊断稳定性冠心病是二级预防、控制疾病发展、预防心肌梗死、降低死亡率的关键。现代医学临床决策的制订对心血管影像技术的依赖日益增加。多项研究均表明以冠状动脉造影结果为金标准，SE对CAD的检测具有卓越的准确性。对CAD的检测，SE与核素灌注断层显像具有相似的敏感度。但是，SE有更高的特异度，并且在左主干或多支血管病变的CAD检测中，负荷超声心动图具有更高的敏感度，同时在检测缺血性心脏病方面，负荷试验对多支血管病变的检测敏感度较单支血管病变更高。

在进行SE前详细了解病史是进行临

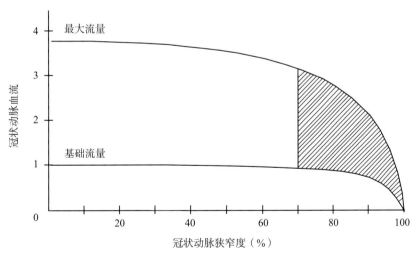

图3-3-1　在静息状态（下曲线）和缺血后血管扩张最大时（上曲线）试验获得的冠状动脉狭窄水平增加的冠状动脉血流曲线（纵坐标上）
　　冠状动脉储备即冠状动脉循环在心肌代谢需求增加后扩张的能力表示为充血流量和静息流量曲线之间的差异。两条曲线之间的虚线区域确定了冠状动脉狭窄的临界值（70%），超过这个临界值，血流减少会非常严重，以至于在耗氧量增加的情况下心肌容易出现缺血表现（引自Gould KL，Lipscomb K. Effects of coronary stenoses on coronary flow reserve and resistance. Am J Cardiol，1974，34：48-55.）

床初步诊断的基础，医师需详细了解胸痛特征：①胸骨后不适，其性质和持续时间具有特征性；②劳累或情绪应激可诱发；③休息和（或）硝酸酯类药物治疗后数分钟内可缓解。符合以上3项特征的为典型心绞痛，符合以上2项特征的为非典型心绞痛，仅符合1项或均不符合为非心绞痛性胸痛。根据患者胸痛特点、自身运动能力及身体状况和其他伴随症状，选择最佳的负荷方式（表3-3-4）。

目前通过分析室壁运动（室壁增厚和心内膜向内偏移）情况评估心肌缺血状态仍然是SE分析的主要方法。阻塞冠状动脉供血的心肌区域通过与静息状态下对比的室壁运动减少（运动减弱）来识别，或者与冠状动脉供血正常区域的负荷前后的室壁运动反应进行对比。在静息状态下，心肌内侧区域（心内膜下）对总收缩期增厚率的贡献高于心肌外侧区域（心外膜下），并接受更多的血流量。无冠状动脉阻塞时，负荷增加、心动过速会导致心内膜下血流量相对心外膜下减少；当冠状动脉狭窄时，静息血流与正常情况相似，但在应激时，心外膜下血流仍然升高，而狭窄动脉供血区域的心内膜下血流量急剧下降。随着狭窄的加重，心内膜下血流量进一步减少，导致相应的室壁增厚和心内膜偏移减少，进一步导致伴有生化检测异常的缺血和更持续的室壁运动异常（心肌顿抑），这在恢复期成像更易检出，提高了疾病的检出率。当存在严重狭窄时，负荷引起的心内膜下层和心外膜下层室壁功能均下降，以此确定透壁缺血的存在。对局部室壁功能的分析必须包括室壁增厚率和室壁运动程度评估。左心室下壁基底段和间隔基底段由于二尖瓣-主动脉纤维结构的牵扯而导致运动幅度减少，对其室壁增厚率的评估有助于鉴别是否存在心肌缺血，同时对室壁增厚率的评估也有助于发现较小的缺血区。通过SE的工作站和软件应提供各种手段，以及一些可重复、准确和易于使用的定量分析技术（如应变和应变率、收缩达峰时间等），改善对室壁增厚率和室壁运动程度的目测评估结果，更容易检测到异常表现，并通过数字化技术以可视化呈现，进一步提高检查敏感度和观察者之间的一致性。

（一）局部心肌功能分级

评价局部的心肌功能时，通常可采用16节段或17节段的左心室模型，在临床实践中，节段性室壁运动（RWM）和室壁增厚率的评估，通常采用16节段模型。如果评估心肌灌注，或者与其他成像方法进行比较，则推荐包括了心尖帽的17节

表3-3-4　不同负荷类型在缺血性心脏病中的应用价值比较

	平板运动试验	踏车运动试验	多巴酚丁胺负荷试验	腺苷/双嘧达莫负荷试验
评价冠心病	++	++	+	+
评估心肌微循环	+	+	+	++
心肌梗死后危险分层	++	++	++	+
心肌存活性	-	-	++	++
评价呼吸困难/疲劳	++	++	-	-
术前危险度的评估	+	+	++	+
瓣膜疾病的严重程度	-	++		
肺动脉高压	+	++	-	-

段模型。评估室壁运动应该在多个切面对每个节段进行单独的、理想的分析。根据五分法对每个节段的功能进行静息和负荷运动下的分级，具体评分如下。

· 正常或运动亢进＝1分（收缩期室壁增厚＞50%）。

· 运动减退＝2分（＜40%）。

· 严重运动减退或运动迟缓＝3分（＜10%）。

· 运动障碍（反常收缩运动远离左心室中心）＝4分。

· 室壁瘤（舒张期变形）＝5分。

虽然最新的指南没有建议根据室壁瘤的存在进行单独的分类，但由于预后和治疗策略的影响，当它明显存在时，应该对它的存在进行关注并描述。室壁运动评分指数（WMSI）＝各节段计分之和/参与计分的节段数。无论是基础状态，还是负荷状态，检查结果正常时室壁运动计分指数为1，大于1提示存在室壁运动异常，计分指数越大提示室壁运动异常的范围和（或）程度越严重。局部心肌功能的评估还应注意到在静息状态下舒张期室壁厚度明显降低的节段（＜正常节段心肌厚度的70%或绝对厚度＜6mm），这表明透壁的心肌梗死和瘢痕形成。

在踏车运动或药物负荷过程中持续监测室壁运动，可以确定心肌缺血的阈值，即早期发生室壁运动异常的心率。这些信息可以用来估计疾病的严重程度，并对已知或疑似冠心病的患者进行危险分层。低心率或低心率-压力乘积时出现的室壁异常运动通常提示存在严重狭窄或多支病变。在恢复期室壁异常运动的持续存在可能是由心肌顿抑引起的，也可能是存在严重缺血的指标。对于DSE，缺血性室壁运动异常可能最早出现于恢复期，而心肌功能在负荷峰值时看起来正常。对于在多巴酚丁胺负荷期间没有明显室壁运动异常的

患者，建议额外进行一轮负荷后恢复早期显像，对于有严重的、广泛的、负荷诱导室壁运动异常的患者，应该考虑行恢复晚期成像，以评估这些异常恢复的情况。负荷超声心动图的优点是可以在恢复期间检测到这些缺血的迹象，这是核磁灌注成像不能做到的。

（二）局部和整体左心室反应在不同负荷模式时的差异

除评价节段性左心室功能外，还应评估左心室整体在负荷时的反应。负荷诱导的左心室形态、腔室大小和整体收缩力的改变可以提示有无缺血。在评估缺血时，需要考虑局部和整体左心室在不同负荷形式时的特定形态差异。表3-3-5列出了正常受试者和阻塞性CAD患者分别对不同负荷形式及其局部和整体功能的反应。正常SE的定义是静息和负荷状态下整体和静息室壁运动均正常。对DSE的正常反应是心肌局部和整体收缩力显著增加（运动增强），以及由前负荷、后负荷减小引起的左心室腔显著缩小。在DSE期间，即使出现明显的缺血性室壁运动异常，也可以观察到左心室腔缩小。在正常受试者中，平板运动试验通常会导致收缩末期心腔缩小，但与多巴酚丁胺负荷试验相比，收缩性增加的幅度较小。与多巴酚丁胺负荷试验相比，踏车运动试验的正常反应是收缩力轻微增加，由于相对于其他两种形式的负荷试验，前负荷和后负荷都较高，所以腔室缩小不那么显著。踏车运动、多巴酚丁胺和血管扩张剂负荷试验下的心肌室壁运动增强缺乏，可以提示冠状动脉阻塞存在，但并不一定是特有的。心肌室壁运动增强的缺乏可能是由于微血管疾病，或者运动引起的高血压反应，又或者可能反映出潜在的心肌病。缺血性反应是指静息状态下正常室壁运动的节段在负荷下出现新的室壁运动异常，或静息状态下异常

表3-3-5　正常和缺血性心肌在不同负荷方式下的反应（与静息状态比较）

负荷方式	正常节段心肌反应	缺血节段心肌反应	正常心肌，心脏整体反应	有缺血心肌时，心脏整体反应
平板运动试验	运动幅度增强，室壁增厚率增加	运动幅度、室壁增厚率增加不明显或降低	EDV ↑、ESV ↓、EF增加＞5%	受累及心肌节段数目、严重程度影响，一般EDV增加、ESV增加、EF增加＜5%
仰卧位踏车运动试验	运动幅度增加，室壁增厚率增加，但增加幅度小于平板运动试验和多巴酚丁胺负荷试验	运动幅度、室壁增厚率增加不明显或降低	EDV增加、ESV减少、EF增加＞5%	EDV增加、ESV增加、EF增加＜5%
多巴酚丁胺负荷试验	运动幅度增加，室壁增厚率增加，较静息和低剂量状态，收缩速度加快	运动幅度、室壁增厚率增加不明显或降低	EDV增加、ESV减少、EF增加＞5%	EDV增加、ESV增加、EF增加＜5%

注：EDV.左心室舒张末期容积；ESV.左心室收缩末期容积；EF：射血分数。正常或运动亢进＝1分（收缩期室壁增厚＞50%），运动减退＝2分（＜40%），严重运动减退或运动迟缓＝3分（＜10%），运动障碍（反常收缩运动远离左心室中心）＝4分，室壁瘤（舒张期变形）＝5分。

室壁运动的节段在负荷状态下恶化。严重的静息状态下异常的室壁运动并不随负荷增加而改变（包括无双相反应）被认为是一种固定的室壁运动反应，表现为透壁性心肌梗死区或有限存活的心外膜边缘。在存在左冠状动脉主干或多支血管阻塞的情况下，运动负荷试验比多巴酚丁胺或血管扩张剂负荷试验更容易出现射血分数（EF）下降或收缩末期心腔扩大。

（三）心肌缺血病变报告书写

静息状态和负荷状态下心肌室壁运动异常的数目、位置和严重程度应用图表表示。当存在静息状态下心肌室壁运动异常时，在踏车运动或药物负荷试验中除了要进行峰值阶段成像，还应包括对中间过程和恢复期成像。图像解读应该分析总结异常的范围、严重程度和冠状动脉对应的解剖位置等信息。应注意负荷引起的在超过一支以上的冠状动脉分布区域的心肌室壁运动的异常，以及腔室扩张等高风险的表现。在一些情况下医师可选择不在心肌室壁运动计分图上对可疑的静息或负荷引起的运动异常进行分级，而是标注这些异常可能与非缺血原因有关。这些异常可包括在负荷诱导下的高血压反应、二尖瓣脱垂患者基底下侧壁的运动异常、通过起搏或左束支传导阻滞导致的间隔运动障碍、开胸手术后室间隔的收缩前运动、膈肌升高患者下侧壁的假性运动障碍等。报告还应包括所使用的负荷方案、运动时间和药物的峰值剂量、达到的最大心率、血压反应、最大心率-收缩压乘积、运动量及负荷量是否足够。此外，还应注意试验终止的原因、心脏症状、药物使用的副作用及负荷心电图的结果，包括注意有无心律失常的存在。如果患者没有做过静息经胸超声心动图检查，则应描述基线超声心动图的结果，包括左心室壁增厚、瓣膜异常或心包积液，以及近端主动脉的外观。如果患者以前有过SE检查，应该回顾该检查，并在报告中加入对比陈述（表3-3-6）。

表 3-3-6　对负荷超声心动图结果报告的
相关建议

◆基线局部室壁运动评估

局部（或整体）室壁运动异常的数目、位置和严
重程度

是否存在室壁增厚或变薄

射血分数的评估

◆负荷试验局部室壁运动评估

局部（或整体）室壁运动异常的数目、位置和严
重程度

评估射血分数对负荷的反应

评估收缩末期左心室腔容积大小对负荷的反应

负荷反应可能包括不同阶段的负荷，特别是存在
静息时室壁运动异常的情况

充分的影像学评估

超声增强剂的使用，包括种类管理和剂量控制

◆负荷试验的类型

药物负荷试验中药物使用剂量

负荷试验的充分性

　-运动负荷试验应依据患者年龄和性别采取合适
的负荷量和程度

　-多巴酚丁胺负荷试验是否达到目标心率

　-如果在负荷试验未充分进行时没有检测到心肌
缺血，应补充一下会影响检测缺血敏感度的相
关因素

每个阶段的心率和血压

三、冠状动脉微血管病变

冠状动脉循环系统是一个复杂的血
管网络，由冠状前小动脉（直径100～
500μm）及小动脉（直径<100μm）组成，
具有稳定血管压力、调节冠状动脉血流、
改善心肌灌注等功能，是对心肌细胞进
行供血、供氧的重要场所。在多种致病因
素的作用下这些冠状动脉微血管的结构和
（或）功能异常所致的劳力性心绞痛或心
肌缺血客观证据的临床综合征统称为冠状
动脉微血管疾病（coronary microvascular
disease，CMVD）。1973年，Kemp 首次
将此病命名为X综合征（syndrome X），

1985年，Cannon将此病命名为微血管性
心绞痛（microvascular angina），2007年，
Camici 将此病命名为微血管功能异常
（microvascular dysfunction），2013年欧洲
心脏病学会稳定型冠状动脉疾病治疗指南
中正式将此病命名为微血管功能异常。但
国内专家组认为微血管功能异常一词未能
涵盖本病的微血管结构异常，因此建议命
名为CMVD。

冠状动脉微血管的结构异常常见于肥
厚型心肌病和高血压，表现为室壁间小动
脉由平滑肌细胞肥厚和胶原沉积所致的中
膜肥厚，常伴有内膜增厚，从而导致小动
脉管腔面积轻度缩小。

冠状动脉微血管的功能异常：①内
皮细胞依赖性血管舒张异常，常见于糖尿
病、肥胖、吸烟及其他心血管疾病危险
因素携带者，主要机制是一氧化氮（NO）
的产生和释放异常。②内皮细胞非依赖性
血管舒张异常，主要机制是血管活性物质
通过刺激血管平滑肌细胞膜受体和细胞内
信号通路而产生的血管舒张异常。③微血
管缩窄，某些血管活性物质可导致微血管
弥漫性缩窄和心肌缺血而对心外膜冠状动
脉无影响。④微血管栓塞，冠状动脉微循
环的血管内栓塞可由斑块碎片、微栓子或
中性粒细胞、血小板聚集物所产生。⑤血
管外机制，可见于左心室舒张压明显升高
的疾病（如左心室肥厚、左心室纤维化
等），以及可直接降低冠状动脉舒张压的
疾病（如主动脉瓣狭窄、冠状动脉重度狭
窄、前小动脉缩窄、低血压等）。

小血管疾病可以是原发性（如X综合
征）或继发性（如动脉高血压），但因小
动脉前血管太小，无法通过冠状动脉造
影成像检测。1974年Gould首次提出CFR
的概念，CFR是指冠状动脉接近最大程度
扩张时，冠状动脉血流量（coronary blood
flow，CBF）或心肌血流量（myocardial

blood flow，MBF）与静息状态下相应指标的比值，是测量整个冠状动脉系统储备功能的整体指标。CFR的大小受到4个因素的影响：①静息状态的冠状动脉血流量（静息状态血流量增大可使CFR降低）；②单位体积心肌内阻力血管的横截面积（管壁增厚可使CFR降低）；③冠状动脉血管外的压力（室壁张力增加可使CFR降低）；④冠状动脉灌注压（血压下降可使CFR降低）。CMVD的主要特点是CFR降低（CFR≤2，2.0～2.5为边界值），但心肌病变也可以引起CFR降低，如心肌肥厚与心肌生长相关的血管生长不足、血管肥大导致的血管阻力横截面积减小及血管外阻力增加导致的壁内冠状动脉受压。此外，肥大决定了静息状态下耗氧量的增加，静息流量曲线向上移动，冠状动脉储备随之减少。

冠状动脉微血管功能常通过检测冠状动脉微血管对血管扩张剂的反应来评估，常用的测量指标是冠状动脉微血管呈最大程度扩张时冠状动脉血流量与基础状态下冠状动脉血流量的比值。血管扩张剂包括非内皮依赖性血管扩张剂（主要作用于血管平滑肌细胞）及内皮依赖性血管扩张剂（主要作用于血管内皮细胞）。腺苷是目前临床上最常用的检测冠状动脉微血管功能的非内皮依赖性舒张血管的药物。腺苷常见的不良反应有房室传导阻滞或窦房传导阻滞导致的心动过缓及支气管痉挛。腺苷的半衰期很短，仅为10s，不良反应可很快消失。双嘧达莫通过抑制腺苷降解而发挥作用，其药理作用类似于腺苷。应用腺苷或双嘧达莫后CFR＜2.5提示冠状动脉微血管舒张功能异常，临床上推荐CFR＜2.0作为判断微血管功能障碍的临界值。乙酰胆碱是最常用的检测内皮依赖性冠状动脉微血管功能的舒张血管药物，但需要冠状动脉内注射。乙酰胆碱具有双

重作用：①通过刺激内皮细胞释放NO扩张血管；②通过结合毒蕈碱样乙酰胆碱受体刺激平滑肌细胞收缩血管。在内皮功能正常的情况下，乙酰胆碱的血管扩张作用占主导地位，但如出现内皮功能异常，乙酰胆碱的血管收缩作用占有优势，从而可导致血管痉挛。如注射后未见心外膜下冠状动脉痉挛，但出现心绞痛症状和缺血型ST-T改变，可诊断为CMVD，同时应立即冠状动脉内注射硝酸甘油或尼可地尔以对抗冠状动脉微血管痉挛。

经胸多普勒超声心动图（transthoracic Doppler echocardiography，TTDE）：利用这一技术可测量心外膜冠状动脉血流速度，后者与CBF呈正相关。应用现代的彩色多普勒技术，可在90%以上的患者中清晰显示左前降支（LAD）远端的血流，如结合超声增强剂，LAD血流显像成功率接近100%。后降支血流显像的成功率为54%～86%，左旋支血流显像的成功率则更低。在记录到静息状态下LAD舒张期流速后，静脉注射腺苷或双嘧达莫，测量冠状动脉最大充血状态下的LAD舒张期流速，然后可计算得出CFR，即冠状动脉充血状态下舒张期峰值或平均流速与冠状动脉静息状态下相应测值的比值。研究发现，TTDE的CFR测值与冠状动脉内多普勒测量的CFR具有良好的一致性。在确诊和疑诊的冠心病患者中，TTDE测量的LAD的CFR＞2.17时提示预后良好。

TTDE评价冠状动脉微血管功能的优点为无创、省时、可床旁检查、花费较低和可重复测量等，但有其限制性：仅在评价LAD的微血管功能时具有较好的可靠性，并非所有患者都能获得满意的超声窗，同时受超声医师操作经验影响。在临床疑诊CMVD的患者，在排除心外膜下冠状动脉狭窄和痉挛病变后，应首先采用静脉注射腺苷或双嘧达莫的方法并选用

TTDE、心脏磁共振成像（CMR）或正电子发射断层显像（PET）等无创性影像学技术测量CFR，目前PET是测量CFR的无创性技术金标准。在上述患者中，如无创性技术测量的CFR≥2.0，可在冠状动脉注射腺苷前后，采用冠状动脉内多普勒血流导丝技术测量CFR和CMR，目前冠状动脉内多普勒血流导丝是测量CFR的创伤性技术金标准。如临床疑诊CMVD，但冠状动脉内多普勒血流测量的CFR≥2.0，应选择冠状动脉内注射乙酰胆碱的方法，如心外膜下冠状动脉无痉挛但出现心绞痛症状和缺血型ST-T改变，可诊断为CMVD，同时应立即冠状动脉内注射硝酸甘油或尼可地尔对抗冠状动脉微血管的痉挛。

原发性稳定型微血管心绞痛的建议诊断标准：①典型劳力性心绞痛症状，但硝酸甘油疗效不佳；②静息或负荷状态下心肌缺血的客观证据（ST段压低、心肌灌注缺损或心肌代谢产物增多），但无节段性室壁运动异常；③无创或创伤性影像技术测量的CFR＜2.0；④冠状动脉造影或冠状动脉计算机断层摄影检查无明显心外膜下冠状动脉狭窄（＜20%）；⑤排除非心源性胸痛和其他心脏疾病。以上5点为诊断原发性稳定型微血管心绞痛的必备条件。如其他条件均具备，但影像技术测量的CFR≥2.0，可行冠状动脉内注射乙酰胆碱的激发试验，如心外膜下冠状动脉无痉挛，但出现心绞痛症状和心电图缺血型ST-T改变，可确诊原发性稳定型微血管心绞痛。

原发性不稳定型微血管心绞痛的建议诊断标准：①患者有典型不稳定型心绞痛或非ST段抬高型急性心肌梗死症状，但硝酸甘油疗效不佳；②心电图缺血型ST-T改变并呈动态演变，血清肌钙蛋白水平可有轻度升高；③冠状动脉造影检查

无明显心外膜下冠状动脉狭窄；④冠状动脉内注射腺苷或静脉注射双嘧达莫测量CFR＜2.0；⑤排除冠状动脉痉挛、一过性血栓形成和急性心肌炎。以上5点为诊断原发性不稳定型微血管心绞痛的必备条件。如其他条件均具备，但影像技术测量的CFR≥2.0，可行冠状动脉内注射乙酰胆碱的激发试验，如心外膜下冠状动脉无痉挛，但出现心绞痛症状和心电图缺血型ST-T改变，可确诊原发性不稳定型微血管心绞痛。

对于阻塞性冠状动脉病变所导致稳定型心绞痛的患者，如心绞痛发作时间较长、发作程度较重、诱发心绞痛的体力活动阈值变异较大且舌下含服硝酸甘油无效，应考虑合并CMVD的可能性。在PCI治疗解除心外膜冠状动脉狭窄病变后，如注射腺苷或双嘧达莫后测量的CFR＜2.0或冠状动脉内注射乙酰胆碱后心外膜下冠状动脉无痉挛，但出现典型心绞痛和心电图缺血型ST-T改变，可诊断合并阻塞性冠状动脉病变的CMVD。在接受即刻或择期PCI的患者，如TIMI血流分级＜3级和（或）心肌血流灌注分级（TMPG）＜3级，应考虑CMVO的可能性。PCI后出院前SPECT显像显示心肌局部无灌注区或MRI显像显示心肌灌注缺损或钆延迟显像增强，可诊断为CMVD。

目前已提出包括微血管异常、内皮功能障碍、血管痉挛、小血管CAD等多种机制用来解释严重冠状动脉狭窄时室壁运动异常的发生、发展。冠状动脉血流储备异常和负荷试验结果异常与心肌内血管淀粉样变沉积有关。心尖部和左心室中段在SE时常出现强假阳性，与心尖球形综合征的心脏超声结果相似。对冠状动脉舒缩反应的有创性评估显示，在心尖球形综合征中冠状动脉微血管功能障碍非常普遍。因此，在诊断假阳性负荷超声心动图时，

需鉴别微血管疾病、内皮功能障碍、小血管CAD、血管痉挛、淀粉样变和心尖球形综合征。重要的是，一项研究表明负荷试验假阳性患者的预后与真阳性患者没有明显差异，故负荷试验假阳性的患者应该接受严格的危险因素管理和细致的临床随访。

（张红梅　王斯佳）

参考文献

张运，陈韵岱，傅向华，等，2017. 冠状动脉微血管疾病诊断和治疗的中国专家共识. 中国循环杂志，32（5）：421-430.

Diamond GA, 1983. A clinically relevant classification of chest discomfort. J Am Coll Cardiol, 1（2）：574-575.

Eugenio Picano, 2004. Stress Echocardiography. Expert Rev Cardiovasc Ther, 2（1）：77-88.

Gould KL, Lipscomb K, 1974. Effects of coronary stenoses on coronary flow reserve and resistance. Am J Cardiol, 34（1）：48-55.

Hendel RC, Berman DS, Di Carli MF, et al, 2009. CCF/ASNC/ACR/AHA/ASE/SCCT/SCMR/SNM 2009 appropriate use criteria forcardiac radionuclide imaging: a report of the American College of Cardiology Foundation Appropriate Use Criteria Task Force, the American Society of Nuclear Cardiology, the American College of Radiology, the American Heart Association, the American Society of Echocardiography, the Society of Cardiovascular Computed Tomography, the Society for Cardiovascular Magnetic Resonance, and the Society of Nuclear Medicine. Circulation, 119（22）：561-587.

Marzilli M, Merz CN, Boden WE, et al, 2012. Obstructive coronary atherosclerosis and ischemic heart disease: an elusive link! J Am Coll Cardiol 60（11）：951-956.

Pellikka PA, Arruda-Olson A, Chaudhry FA, et al, 2020. Guidelines for Performance, Interpretation, and Application of Stress Echocardiography in Ischemic Heart Disease: From the American Society of Echocardiography. J Am Soc Echocardiogr, 33（1）：1-41.

Pellikka PA, Arruda-Olson A, Chaudhry FA, et al, 2020. Guidelines for Performance, Interpretation, and Application of Stress Echocardiography in Ischemic Heart Disease: From the American Society of Echocardiography. J Am Soc Echocardiogr, 33（1）：1-41.

Rösner A, Avenarius D, Malm S, et al, 2012. Persistent dysfunction of viable myocardium after revascularization in chronic ischaemic heart disease: implications for dobutamine stress echocardiography with longitudinal systolic strain and strain rate measurements. Eur Heart J Cardiovasc Imaging, 13（9）：745-755.

Task Force Members, Montalescot G, Sechtem U, et al, 2013 ESC guidelines on the management of stable coronary artery disease: the Task Force on the management of stable coronary artery disease of the European Society of Cardiology. Eur Heart J, 34（38）：2949-3003.

第四节　负荷超声心动图对缺血性心脏病预后评估的价值

静息超声心动图的多种表现已用于预后的评价，其中室壁运动、左心室功能及质量均为心血管事件发生风险的明确预测因素。多项研究均表明，作为诱发心肌缺血指标的室壁运动异常是最高危状态的强力预测因子，同时运动持续时间、负荷量、血压反应及心电图改变也应考虑并综合应用于预后的判断。SE常规用于诊断有心绞痛症状或类似症状的血流受限型CAD（表3-4-1）。然而，无创性负荷

表3-4-1 已知或怀疑冠心病患者负荷超声心动图的危险预测

极低的心肌梗死危险[*] 心脏事件每年＜1%	较低的心肌梗死危险[*] 心脏事件死亡每年＜2%	增加危险的因素[※] →	高危险[◆]
正常的运动超声心动 图表现伴随良好 的运动耐量 男性7MET 女性5MET	正常药物负荷超声心动图 表现伴随充足的负荷 定义为多巴酚丁胺负荷时 达到年龄预测的最大心 率至少85%，以及低到 中等的冠心病预测可能 性	年龄的增长 男性 糖尿病 高预测可能性 呼吸困难或慢性心力衰竭 病史 心肌梗死病史 运动耐量有限 不能运动 缺血性负荷心电图 静息下室壁运动异常 左心室肥厚 缺血性负荷超声心动图 静息状态下射血分数减少 负荷下收缩末期容积无变 化或增加[§] 负荷下射血分数无变化或 降低[§] 负荷下室壁运动评分增加	静息状态下广泛的室壁运动异 常（4～5个节段） 静息状态射血分数＜40% 广泛的缺血（4～5个节段） 多支血管缺血 静息状态室壁运动异常和远端 缺血 低缺血阈值 0.56mg/kg的双嘧达莫或20μg/ （kg·min）的多巴酚丁胺或 基于心率的缺血 缺血性室壁运动异常，运动时 射血分数无改变或减少[§]

注：[*]冠心病的预测可能性高，运动耐量差或低心率-压力产生，高龄，负荷时心绞痛，左心室肥厚，梗死、慢性心力衰竭史，以及抗缺血治疗因素会增加负荷超声心动图结果正常患者的危险。

[※]各因素增加危险的程度是变化的。

[◆]静息、低剂量和高剂量的室壁运动评分的增高可以识别个体的高风险，特别是在左心室整体功能降低时，但是用来定义高风险患者的阈值范围较广（如峰值运动评分为1.4～＞1.7）。

[§]针对平板和多巴酚丁胺试验，在许多多巴酚丁胺负荷试验研究中基于心率的低缺血阈值定义缺血为心率＜最大年龄预测的60%，或心率＜120次/分。

试验的一个同等重要的目标是确定未来发生心脏事件风险并评估患者预后。我们希望可以干预被确定为具有不良事件高风险的患者，以改变其疾病过程的自然史，从而改善预后。使用SE进行风险分层已经在多项研究中得到证实。但是，有限的数据表明试验本身也同样会影响结局。大量研究表明，正常表现的SE（在静息和负荷状态下室壁节段正常运动）与良性预后相关。在随后的几年中，事件发生率为每年0.9%，接近年龄匹配的正常人群和冠状动脉造影正常的患者。此外，负荷超声

正常人群与心肌SPECT成像正常人群相比具有更好预后。运动耐量和心率反应可进一步对接受ESE的患者进行风险分层。与ESE正常人群相比，DSE正常的人群有略高的事件发生率。与接受ESE的患者相比，接受DSE的患者通常年龄更大，合并症也更多。在DSE正常的患者中，若DSE期间未能达到目标心率提示有更高的事件发生率。如果在下一次缺血发作之前没有从顿抑中恢复到功能正常的心肌缺血区域可能会出现慢性功能障碍。峰值室壁运动评分指数（peak wall motion scoreindex，WMSI）和射血分数（ejection fraction，EF）在多变量分析中被认为是预测心脏事件的最佳指标。在一项对1500名接受SE（其中34%接受ESE，66%接受DSE）的患者进行了（2.7±1）年的随访研究中发现，分别有31例和44例患者发生了非致命性心肌梗死和心源性死亡。正常的SE负荷试验过程中WMSI为1的患者预示有良好的预后（每年0.9%心脏事件发生率），中等WMSI（1.1～1.7）和高WMSI（≥1.7），同时EF≤45%进一步再对风险进行分层。峰值负荷WMSI有效地将分层患者分为低风险组（每年0.9%的心脏事件发生率），中风险组（每年3.1%）和高风险组（每年5.2%）。

在进行SE时，室壁运动异常的程度和严重度都应进行评估。缺血程度和最大严重度与心血管不良事件的增加呈指数相关。伴有新的室壁运动异常的左心室壁节段数是缺血程度的指标，而新的室壁运动异常的最大严重度和累及范围是缺血严重程度或狭窄程度的指标。缺血程度反映了处于危险状态的心肌面积（新发室壁运动

异常的节段数目），而严重度则反映了室壁运动异常的最大范围。缺血程度和大小均应通过负荷试验进行评估。预测事件发生率从每年0.9%（没有任何室壁运动异常）到每年6.7%（伴有广泛和严重的室壁运动异常），SE测定的室壁运动异常的程度和严重度是预后的独立和累积预测因素，同时也更优于SPECT。负荷诱导的低灌注事件发生率的程度和严重度之间存在指数关系（$r = 0.97$，$P = 0.001$）。通过SE联合室壁运动异常判定缺血严重程度，应用贝叶斯法综合年龄、性别有助于准确评估预后（表3-4-2）。

短暂性缺血性左心室扩张通过接受者心脏运动形态特征曲线（ROC曲线），静息-负荷左心室容积比＞1.7是确定短暂性缺血性扩张的最佳阈值。然而，这通常是通过肉眼评估比较静息与负荷图像，缺少了实际测量。与不伴缺血性扩张的患者（每年不良事件发生率2.9%）相比，负荷超声异常并伴有短暂性缺血性扩张的患者室壁运动异常的程度和严重度更高，WMSI峰值更高，多支血管病变的百

表3-4-2　稳定型胸痛症状的患者临床预测试可能性

（单位：%）

年龄（岁）	典型心绞痛		不典型心绞痛		无心绞痛	
	男性	女性	男性	女性	男性	女性
30～39	59	28	29	10	18	5
40～49	69	37	38	14	25	8
50～59	77	47	49	20	34	12
60～69	84	58	59	28	44	17
70～79	89	68	69	37	54	24
＞80	93	76	78	47	65	32

注：白色格子预测可能性＜15%，因此其管理不需要进一步测试。彩色格子预测可能性为15%～65%，这一类患者应将运动心电图作为最初的测试，但是如果条件许可，诊断缺血的无侵害成像测试将被作为首选考虑。在年轻患者中，放射暴露问题应被考虑。粉色格子预测可能性66%～85%，因此需要无侵害性成像功能测试诊断稳定型冠心病。红色格子预测可能性＞85%，可以认定稳定型冠心病是存在的，这一类患者只需要危险分层。

分比更高，不良事件发生率更高（每年19.7%）。值得注意的是，ESE相较于DSE更容易观察到负荷诱导收缩末期左心室容积的增加。

右心室功能对冠心病和心力衰竭患者有重要的预后意义。通过SE，评估右心室异常（缺血或梗死）可以进一步帮助危险分层，并增加左心室参数的预后价值，峰值右心室WMSI相对于静息和常规负荷超声心动图变量提供了增量预后价值（global卡方检验从141.4增加到161.8）。因此，在进行SE的患者中，应考虑使用额外的剑突下切面评估右心室，以便更准确和有效地进行危险分层。与左心室相比，右心室的体积更小，收缩压和舒张末期压力更低；此外，与左心室不同的是，右心室在收缩期和舒张期都接受血流，从而提供了更好的冠状动脉供血。然而，尽管如此，考虑到右心室和左心室共用一个室间隔，有着重叠的血供且被螺旋肌纤维包裹，并被心包捆绑在一起，心室之间存在相互依赖关系，一个心室的血流动力学和功能改变可能会影响到另一个。右心室的作用和重要性现在正日益得到承认，右心室WMSI峰值升高，提示预后恶化。伴有右心室和左心室异常的患者预后更差。当使用3段模型（3-segment model）测量右心室WMSI大于2时，心脏事件发生率可以高达11.4%。

SE在合并呼吸困难患者中的应用与仅表现为胸痛的患者相比，应用ESE评估心绞痛合并呼吸困难这部分患者发生心肌梗死、心源性死亡、非心源性死亡和冠状动脉血管重建等事件的比例要高出2倍以上。与胸痛患者相比，ESE引起的心肌缺血更常见于呼吸困难的患者。ESE为识别有心脏事件和死亡风险的患者提供了独立的预后信息。在不能运动和DSE转诊的呼吸困难患者中，射血分数、静息室壁运动异常、负荷后出现的异常左心室收缩末期容积反应和未能达到目标心率与全因死亡率独立相关。

（张红梅　王斯佳）

参考文献

张运，陈韵岱，傅向华，等，2017. 冠状动脉微血管疾病诊断和治疗的中国专家共识. 中国循环杂志，32（5）：421-430.

Arruda-Olson A，Juracan E，Mahoney D，et al，2002. Prognostic value of exercise echocardiography in 5，798 patients：isthere a gender difference? J Am Coll Cardiol，39（4）：625-631.

Colonna P，Montisci R，Galiuto L，et al，1999. Effects of acute myocardial ischemia on intramyocardial contraction heterogeneity：A study performed with ultrasound integrated backscatter during transesophageal atrial pacing. Circulation，100（17）：1770-1776.

Diamond GA，1983. A clinically relevant classification of chest discomfort. J Am Coll Cardiol，1（2）：574-575.

Eugenio Picano，2004. Stress Echocardiography. ExpertRev Cardiovasc Ther，2（1）：77-88

Gould KL，Lipscomb K，1974. Effects of coronary stenoses on coronary fl ow reserve and resistance. Am J Cardiol，34（1）：48-55.

Hendel RC，Berman DS，Di Carli MF，et al，2009. CCF/ASNC/ACR/AHA/ASE/SCCT/SCMR/SNM 2009 appropriate use criteria forcardiac radionuclide imaging：a report of the American College of Cardiology Foundation Appropriate Use Criteria Task Force，the American Society of Nuclear Cardiology，the American College of Radiology，the American Heart Association，the American Society of Echocardiography，the Society of Cardiovascular Computed Tomography，the Society for Cardiovascular Magnetic Resonance，and the Society of Nuclear Medicine. Circulation，119（22）：e561-587.

Kovacs R，et al，2001. Prediction of mortality

using dobutamine echocardiogra-phy. J Am Coll Cardiol, 37: 754-760.

Marzilli M, Merz CN, Boden WE, et al, 2012. Obstructive coronary atherosclerosis and ischemic heart disease: an elusive link! J Am Coll Cardiol, 60 (11): 951-956.

Mihir AK, Seligman H, et al, 2022. Coronary flow reserve and cardiovascular outcomes: a systematic review and meta-analysis. European heart journal vol, 43 (16): 1582-1593.

Murthy VL, Naya M, Taqueti VR, et al, Effects of sex on coronary microvascular dysfunction and cardiac outcomes. Circulation, 129 (24): 2518-2527.

Pellikka PA, Arruda-Olson A, Chaudhry FA, et al, 2020. Guidelines for Performance, Interpretation, and Application of Stress Echocardiography in Ischemic Heart Disease: From the American Society of Echocardiography. J Am Soc Echocardiogr, 33 (1): 1-41. e8.

Picano E, Picano E, Kovačević Preradović T, et al, 2019. Left ventricular contractile reserve in stress echocardiography: the bright side of the force. Kardiologia polska vol, 77 (2): 164-172.

Rosner A, Avenarius D, Malm S, et al, 2012. Persistent dysfunction of viable myocardium after revascularization in chronic ischaemic heart disease: implications for dobutamine stress echocardiography with longitudinal systolic strain and strain rate measurements. Eur Heart J Cardiovasc Imaging, 13 (9): 745-755.

Task Force Members, Montalescot G, Sechtem U, et al, 2013. 2013 ESC guidelines on the management of stable coronary artery disease: the Task Force on the management of stable coronary artery disease of the European Society of Cardiology. European heart journal vol, 34 (38): 2949-3003.

第四章 负荷超声心动图在非缺血性心脏病中的应用

第一节 负荷超声心动图在瓣膜性心脏病中的应用

越来越多的证据表明仅静息状态无法全面评估瓣膜性心脏病血流动力学严重程度，而负荷超声心动图，无论是药物或是运动负荷模式，均可通过心脏前负荷、后负荷及心率变化，在血流动力学改变过程中揭示瓣膜病变的真实严重程度。负荷超声心动图对自体瓣膜的临床适应证可以分为3类：无症状的严重瓣膜疾病、有症状的非重度瓣膜疾病、低血流量的瓣膜疾病。在所有病例中，测试的目的是鉴别出需要进行干预治疗的患者，即有症状的重度瓣膜疾病、左心室收缩功能异常及其他血流动力学异常的患者（图4-1-1）。因此，在无症状的重度瓣膜疾病患者中，测试的主要目的是诱发症状，因为在久坐的生活方式下难以发现症状。另外，在有严重瓣膜疾病的患者中，运动后出现的血流动力学反应（如运动诱发的低血压或心律失常）可以显现出来。在有症状的非严重瓣膜疾病患者中，测试的主要目的是询问瓣膜疾病是否真的严重。在低血流量的瓣膜疾病中，测试的主要目的是基于负荷后血流量改变引起相关参数改变来确定瓣膜疾病是否严重。

一、二尖瓣反流

二尖瓣反流（mitral regurgitation，MR）

的严重程度是动态变化的，与不同程度的负荷有关，可随运动量增加而增加。据报道，无论病因学是什么，约1/3轻度MR患者运动后可出现不同程度的严重程度增加，甚至达到重度标准。运动负荷超声心动图在MR评估中具有关键作用，当症状与反流严重程度不匹配时或有运动后呼吸困难而无其他可能原因者应利用运动负荷超声心动图详细评估，除了反流严重程度，还可提供运动耐量、有无症状及风险分层等有效信息。Naji等学者对884例无症状或症状极轻的重度MR患者进行运动负荷超声心动图检查发现，约20%未达到次极量目标代谢当量值，除了运动相关的心房颤动、LVEF及肺动脉收缩压（pulmonary artery systolic pressure，PASP），较低的METS值及心率恢复同样与复合终点事件（死亡、心肌梗死、卒中及心力衰竭）密切相关。另一项研究也显示，如果患者运动耐量较好（>100%极量代谢当量），即使延迟1年外科手术治疗，不良事件发生率并无统计学差异，但如果运动耐量较低，无论何时手术治疗，风险均较高。因此，运动耐量对预后评估具有重要作用。另外，除了LVEF，其他评估左心室功能的指标，如整体纵向应变（global longitudinal strain，GLS）也具有重要作用。左心室功能保留的患者如果运

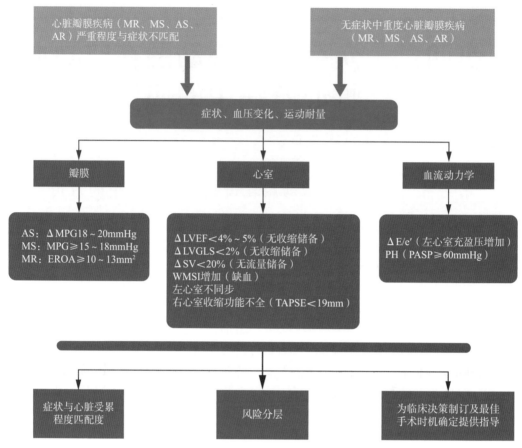

图4-1-1　运动负荷超声心动图在瓣膜性疾病中的应用

MPG.平均跨瓣压差；MR.二尖瓣反流；AS.主动脉瓣狭窄；MS.二尖瓣狭窄；AR.主动脉瓣反流；Δ.峰值状态与静息状态的差值；LVEF.左心室射血分数；LVGLS.左心室整体纵向应变；WMSI.壁运动评分指数；PH.肺动脉高压；PASP.肺动脉收缩压。引自Lancellotti P，Pellikka PA，Budts W，et al. The Clinical Use of Stress Echocardiography in Non-Ischaemic Heart Disease：Recommendations from the European Association of Cardiovascular Imaging and the American Society of Echocardiography. J Am Soc Echocardiogr，2017，30（2）：101-138.

动后无左心室收缩储备（正常值为运动后GLS增加2%或LVEF增加5%）心脏事件发生风险将增加2倍。

另外，右心室收缩功能及收缩储备对无症状重度MR的预后评估也具有重要作用。有研究报道，如出现运动诱发的右心室功能不全［运动峰值三尖瓣环收缩期位移（TAPSE）＜19mm］及运动诱发的肺动脉高压（PASP＞54mmHg），则预后较差。另一项研究对早期进行外科修复术的无症状患者随访中发现，运动试验中无右心室收缩储备者5年无事件生存率较低。

相较于右心室纵向应变，运动中TAPSE的使用更方便，重复性也更高。

如果是平板运动，应在基础状态、运动后即刻采集图像；如果是仰卧踏车运动，应在基础状态、低负荷强度下及峰值运动时采集图像。不应用多巴酚丁胺评估MR的动态变化，因其对MR的影响是非生理性的，除非患者同时怀疑有缺血而又无法进行运动，MR机制极有可能是缺血引起的。基本图像应包括左心室容积、LVEF、整体纵向应变、MR半定量及定量评估、PASP。如需对收缩储备进行评估，在踏车运动负荷时，推荐心率为90～110次/分时，试验终止前评估，如为平板运动，则运动后即刻评估。

1.原发性MR　对于原发性MR患者，运动SE可以诱发症状，且对SPAP的评估及危险分层有用。虽然缺少证据，该试验同样可以应用于有症状的中度MR患者。MR程度增加（≥1级）、动力性肺动脉高压（pulmonary artery hypertension，PH）（SPAP≥60mmHg）、没有收缩储备（EF增加＜5%或GLS增加＜2%）（图4-1-2）及右心室收缩功能受限（TAPSE＜18mm）都是预后不良的指标。在对药物治疗的患者进行随访中，缺少收缩储备预示LVEF降低及症状出现，在手术治疗的患者中，该指标也提示术后左心室收缩功能障碍。

当静息时MR不严重，数据应包括彩色血流（为了后续用PISA法及缩流颈宽度定量分析）、MR CW（二尖瓣反流连续波多普勒频谱，用于PISA法）、TR CW（三尖瓣反流连续波多普勒频谱）评估SPAP，以及左心室室壁运动来评估整体和局部收

缩功能。应按照这一顺序采集图像，因为MR严重程度及SPAP会在运动后很快下降。但当心率＞115次/分时，评估MR严重程度就相对困难。在运动早期测量SPAP非常重要，因为早期SPAP增加是疾病严重程度的指标。

如MR静息时较严重，则就没必要用SE评估MR的严重程度。图像采集应集中于SPAP及左心室收缩功能储备方面。

2.继发性MR　对于继发性（功能性）MR，负荷超声心动图在其评估中的作用也越来越明显。负荷过程中心率、前负荷及后负荷将使二尖瓣开放与关闭力量发生改变，进而影响MR严重程度。因此，可以揭示静息状态下仅有轻/中度MR但有明显症状的患者是否会出现MR动态演变，并与症状相匹配，这仍然是负荷超声心动图在继发性MR中最重要的价值。SE在有下列症状及情况的患者中可以提供有用信息：劳力性呼吸困难、与静息时左心室收缩功能不全或MR严重程度不相符、反复发作的不明原因的肺水肿，准备进行冠状动脉旁路移植术（CABG）有中度

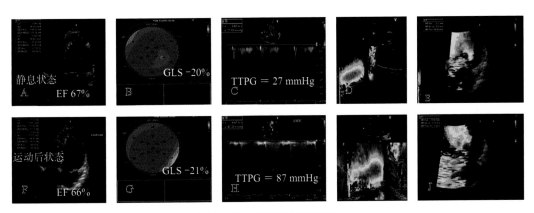

图4-1-2　二尖瓣脱垂及MR

　　运动前左心室收缩功能正常（EF 67%，GLS -21%），运动后，EF及GLS无明显变化，提示无收缩储备。另外，SPAP及MR程度明显增加。D、I.反流汇聚区M型PISA半径。应注意的是该反流是偏心性的，PISA可靠性差一些。引自Lancellotti P，Pellikka PA，Budts W，et al. The Clinical Use of Stress Echocardiography in Non-Ischaemic Heart Disease：Recommendations from the European Association of Cardiovascular Imaging and the American Society of Echocardiography. J Am Soc Echocardiogr，2017，30（2）：101-138.

MR的患者（可以鉴别出患者是否能从再血管化治疗及二尖瓣修复中获益）。MR严重程度增加［有效反流口面积（EROA）≥13mm²］（图4-1-3）及PH动态变化（SPAP≥60mmHg）是预后不良的指征。相反，MR减轻，多与左心室基底部收缩储备功能发挥有关，是非手术治疗预后较好的指标。有研究表明，非缺血性心肌病患者运动负荷后无论有无症状，如果无收缩储备，预后较差。

3.对治疗的影响　目前ESC指南推荐对有症状的重度原发性MR且LVEF≥30%的患者进行干预（Ⅰb）。无症状重度原发性MR，如果出现左心室功能异常［LVESD≥45mm和（或）LVEF≤60%］，干预治疗推荐为Ⅰb；如果左心室功能保

留（LVEF≥60%，LVESD≤45mm），但存在心房颤动或肺动脉高压（估测静息状态PASP＞50mmHg），则为Ⅱa推荐，A级证据。目前的欧洲心脏病学会/欧洲心胸外科学会（ESC/EACTS）指南认为有气短及运动后PH的中度继发性MR患者，如果准备行CABG，可同期进行MR修复手术（Ⅱa，C）。在重度原发性MR患者，运动后SPAP≥60mmHg，若患者可耐受二尖瓣修复，外科手术风险低危，可进行手术治疗（Ⅱb，C）。对于重度继发性MR，如果患者有症状，LVEF＜30%，有存活心肌，可进行再血管化治疗，推荐外科手术（Ⅱa，C）；没有再血管化治疗指征，但患者最佳药物治疗后仍有症状，外科手术风险较低，则可以考虑外科

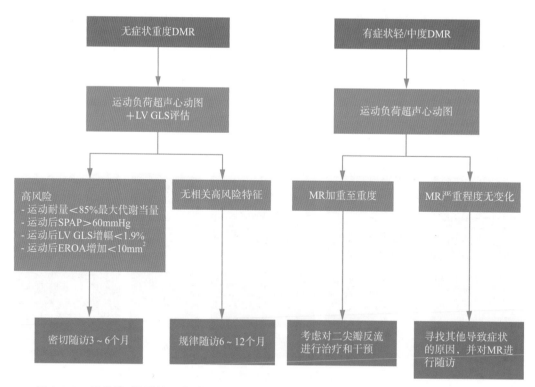

图4-1-3　原发性/器质性二尖瓣反流（degenerative mitral regurgitation，DMR）症状与反流程度不匹配时的管理路径

DMR.舒张期二尖瓣反流；LV GLS.左心室整体纵向应变；SPAP.肺动脉收缩压；EROA.有效反流口面积。引自Badiani S，Waddingham P，Lloyd G，Bhattacharyya S. Stress echocardiography in valvular heart disease. Expert Rev Cardiovasc Ther，2018，16（11）：795-804.

治疗（Ⅱb，C）；如果外科高危，患者瓣膜形态允许，则可考虑经皮缘对缘修复术（Ⅱb，C）。美国心脏学会/美国心脏病协会（AHA/ACC）没有在该方面提供特殊建议。

二、主动脉瓣反流

慢性重度主动脉瓣反流（AR）将导致左心室舒张压升高，最终出现左心室功能障碍。重度AR一旦出现症状通常提示预后不良，猝死风险增加，死亡率高达每年10%～20%。运动负荷试验被推荐用于无症状的重度AR患者以判断是否能激发出症状。对于有症状患者，无论是运动负荷还是多巴酚丁胺负荷SE都不能用来再评估AR严重程度，因为心率增减使舒张期缩短，限制了AR评估，但可用于评估收缩储备功能及运动表现。

1. 无症状的重度AR 运动试验推荐用来激发出潜在症状。运动负荷SE可以提供这一诊断目的，并附带提供左心室收缩储备评估，但是支持的证据较少。缺乏收缩储备（LVEF变化＜5%）提示随访过程中或手术后左心室收缩功能不全。静息及运动后纵向功能评估（TDI）是左心室收缩功能不全的早期征象。

2. 有症状的非重度AR 运动试验被推荐用于确定模棱两可的症状。运动SE还可揭示其他引起症状的原因（如舒张功能不全、PH、动态MR变化），但尚无充分证据。

运动SE相对于药物SE更适合用于评估症状。仰卧位踏车运动最广泛用于评估收缩储备，因为可以同时在低剂量及高负荷状态下采集图像。采用平板运动负荷时应在基线状态及运动后即刻采集图像，仰卧位踏车则在基线状态、低剂量及运动峰值时采集图像。无论哪种，最少的图像采集组合应包括：左心室各切面，评估左心室功能（LVEF、GLS）；TR CW，评估SPAP；彩色血流图，观察是否有MR。图像采集顺序通常依据相对重要性及异常持续时间确定。

3. 对治疗的影响 ESC/EACTS及AHA/ACC指南认为，运动试验后有症状的重度AR患者行主动脉瓣置换术（AVR）是Ⅰ级指征、B级证据。无收缩储备患者，在随访中发生左心室功能不全、症状进展及猝死概率明显增加，因此评估收缩储备可帮助确定无症状重度AR患者最佳手术干预时间。

三、二尖瓣狭窄

在二尖瓣狭窄（mitral stenosis，MS）患者中，SE可以显示有无明显的血流动力学影响，负荷状态下瓣口面积指数较小或瓣膜不能有效适应血流量的增加，则可出现相应症状，从而反映了二尖瓣狭窄对血流动力学影响的真实程度。基于大量的研究证据，SE被推荐用于无症状的重度MS患者及有症状的非重度MS患者。二尖瓣口面积及跨瓣压差在负荷过程中是动态演变的。当患者运动时，心率增快，左心室充盈时间缩短，而二尖瓣口开放受限，则跨瓣压差将增加，进而使左心房压及肺毛细血管楔压升高。另外，左心房顺应性也影响着血流动力学效应，PASP也会受到不同程度影响。以上病理生理改变即可解释静息状态下中度MS患者运动后出现症状的机制。但运动耐量通常是多因素的，并不仅仅受MS影响，特别是老年人，因此需要关注受试者有无其他病变，如限制性通气功能障碍、心脏变时性功能不全、血流储备（SV）受限等。

1. 无症状的重度MS ESC/EACTS指南将瓣口面积＜1cm^{2}定义为重度MS，ACC/

AHA则将瓣口面积＜1.5cm²定义为重度MS。这一差异对治疗来说影响极小，因为当瓣口面积＜1.5cm²时，指南推荐有条件的瓣膜选择球囊扩张。当瓣口面积＜1cm²时，负荷试验可以诱发潜在的症状。如果瓣膜适合球囊扩张，瓣口面积为1～1.5cm²，SE可以诱发潜在症状并评估血流动力学效应。无论是否适合行球囊扩张，当瓣口面积为1～1.5cm²时，在准备妊娠的妇女及将进行大手术的患者中仍推荐使用SE。

2.有症状的非重度MS　SE被推荐用于评估MS的血流动力学影响，如果重度，则会出现症状。当运动后平均压差＞15mmHg或滴注多巴酚丁胺后平均压差＞18mmHg，则定义为重度。运动后SPAP＞60mmHg是有严重血流动力学异常MS的指标。

运动负荷超声心动图能提供持续的二尖瓣跨瓣压差及SPAP评估监测。在无症状合并瓣口面积≤1.5cm²的患者中，运动极可能诱发出症状，SPAP在低负荷状态下早期即升高。多巴酚丁胺负荷超声心动图可用于不能运动的患者评估跨瓣压差，但不推荐用于评估SPAP。

若是平板运动，图像采集应在基础状态及运动后即刻采集；多巴酚丁胺则在基础状态、低剂量及峰值采集；仰卧踏车运动则在基础状态、低负荷强度及峰值时采集。数据至少应包括评估SPAP的TR CW（三尖瓣反流连续波多普勒频谱）频谱及二尖瓣口CW频谱以评估跨瓣压差，必要时增加MR动态评估。

二尖瓣血流CW采集时应采用尽量快的走速及尽量小的血流速度标尺。对于心房颤动患者，应使用控制心律药物以避免试验早期心率快速增加。

3.对治疗的影响　ESC/EACTS及AHA/ACC指南认为有症状的MS患者进行干预是Ⅰ类指征，AHA指南认为有症状的MS患者，如果瓣口面积＞1.5cm²，但有严重血流动力学影响，如肺毛细血管楔压超过25mmHg或平均二尖瓣跨瓣压在运动中超过15mmHg，则可考虑经皮球囊扩张瓣膜成形术。ESC指南认为有症状MS患者，如果瓣口面积＞1.5cm²，而症状又不能被其他原因解释，若解剖结构合适，则可考虑经皮球囊扩张瓣膜成形术。

四、主动脉瓣狭窄

主动脉瓣狭窄是左心侧最常见的瓣膜病变，在75岁以上人群中约10%会出现主动脉瓣狭窄。但该类人群最佳管理策略仍然有争议，如无症状重度主动脉瓣狭窄患者的管理、瓣口面积＜1cm²但平均跨瓣压差＜40mmHg的重度主动脉瓣狭窄患者的评估与管理等，下面将分别进行说明。

1.无症状的重度主动脉瓣狭窄　对于无症状重度主动脉瓣狭窄的干预时间目前仍有争议，通常推荐每6个月进行临床及超声心动图评估。早期外科治疗需要考虑手术风险及人工瓣膜相关并发症。约40%的主动脉瓣重度狭窄患者初诊时尚无明显临床症状，但在运动试验中可出现活动耐量降低等隐匿性症状。在主动脉瓣狭窄患者中，有症状和（或）左心室收缩功能不全即为AVR的Ⅰ级指征、B级证据。运动试验对于重度AS患者是禁忌证。但是，在无症状患者中，仍推荐运用运动试验激发患者症状或异常血压反应。接近1/3的患者有活动后症状；这些患者预后更差。在有经验的心内科医师指导下，密切观察心电图及血压变化，运动试验对无明显症状的主动脉瓣狭窄患者是安全的。无症状的重度主动脉瓣狭窄患者（ACC/AHA指南为C1级），运动SE相对于单纯运动试验对预后判断还有一定附加价值。有学者针对533例射血分数正常的无症状重度主动脉瓣狭窄患者进行运动负荷超声心动图检查，在6年随访中发现，更低的代谢当量（MET）及心率恢复时间与远期死亡率密切相关。

当使用平板运动时，可使用Bruce方案或根据患者情况的改良Bruce方案，应采集基础状态、运动后即刻图像；仰卧位踏车运动则推荐使用25W作为起始功率，进行每2分钟增加25W的方案，运动中采集基础状态、低负荷量图像。参数应包括左心室各节段心肌观察（心尖四腔切面、心尖两腔切面及心尖三腔心切面）、主动脉瓣CW频谱（测量峰值速度及平均跨瓣压差）、左心室流出道PW、TR CW来评估SPAP。注意测量角度，使最大速度得以测量。运动过程中使用12导联心电图持续观察ST段改变及有无心律失常，并每阶段测量血压。当患者出现呼吸困难、胸痛、眩晕或有明显血流动力学改变（血压下降、心律失常、ST段改变）的症状时应终止运动。

运动时主动脉瓣平均跨瓣压差增加≥18～20mmHg（图4-1-4），左心室储备功能降低（LVEF降低或无变化提示亚临床左心室功能不全），出现PH（SPAP＞60mmHg）都是预后不良的指标。Lancellotti等学者发现约55%无症状重度主动脉瓣狭窄患者可出现运动诱发的PH，该亚组患者心脏事件将增加2倍。但Goublaire等学者的研究发现38%的无症状重度主动脉瓣狭窄患者出现平均跨瓣压差增加＞20mmHg，伴或不伴峰值SPAP＞60mmHg，但随访（14±8）个月后，这部分患者主动脉瓣狭窄或瓣膜置换相关不良事件并未显著增加。

平均跨瓣压差增加反映了主动脉瓣有更严重程度的狭窄或主动脉瓣较僵硬顺应性不好。运动中无左心室储备功能提示疾病后期与左心室后负荷不匹配和（或）运动中冠状动脉血流储备耗竭。LVEF对检查左心室收缩功能不全缺乏敏感度，左心室纵向应变可能是预测无症状的LVEF正常的主动脉瓣狭窄患者症状出现、运动耐量及心血管事件的更有力的指标。还需要更多的研究来确定运动后LVEF变化的界值或GLS来确定即将出现症状、左心室收缩功能不全及出现心血管事件的患者。

2. 对治疗的影响　无症状的重度主动脉瓣狭窄患者平均跨瓣压差增加可以作为早期择期进行AVR的指征（ESC/EACTS指南Ⅱb类推荐，C级证据）。重度主动脉瓣狭窄患者发展为PH或收缩功能储备受限及中度主动脉瓣狭窄患者运动后压差明显增加，应严密进行超声心动图和临床随访观察。

3. 低流量低压差主动脉瓣狭窄　低流量低压差（LF-LG）主动脉瓣狭窄可以发生于LVEF下降（经典的LF-LG）或LVEF正常（矛盾性LF-LG）的情况。这两种情况下，与主动脉瓣狭窄严重程度相关的压差降低主要与跨瓣血流减少有关。因此，首先应明确有无低流量，通常认为每搏量指数（SVI）＜35ml/m²时即为低流量状态。真性重度主动脉瓣狭窄通常是由于重度AS及较高的后负荷导致流量减少，而假性主动脉瓣狭窄则主要由于左心室心肌病变导致主动脉瓣不能完全开放使瓣口面积测值低估。LF-LG主动脉瓣狭窄最大的挑战在于区别真正的重度主动脉瓣狭窄患者及能从外科或经导管AVR获益的患者与假性重度主动脉瓣狭窄不能从干预治疗中获益的患者。另外，LF-LG重度主动脉瓣狭窄患者非手术治疗预后较差，但AVR风险增加。

（1）LVEF降低的低流量低压差主动脉瓣狭窄：经典的LF-LG主动脉瓣狭窄定

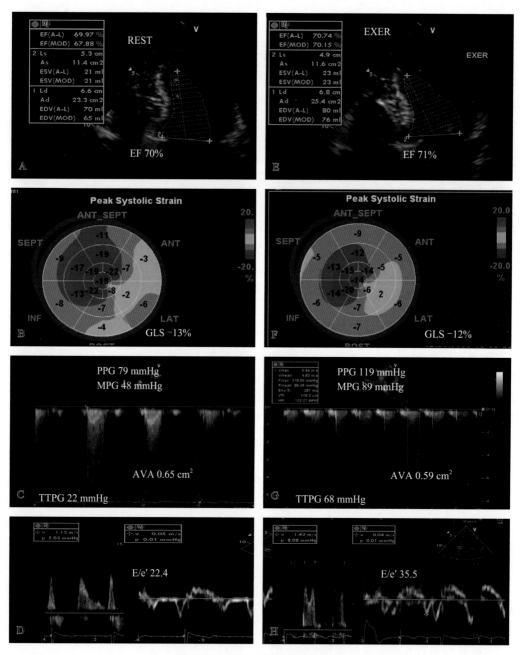

图4-1-4 无症状的重度AS患者

REST.静息时；EXER.运动后；PPG.峰值跨瓣压差；MPG.平均跨瓣压差；AVA.主动脉瓣口面积；TTPG.三尖瓣跨瓣压差；E/e′.舒张早期二尖瓣血流速度与舒张早期二尖瓣环运动速度之比。运动SE后，主动脉瓣跨瓣压差、SPAP及E/e′明显增加。LVEF及GLS无明显变化，提示无收缩储备功能。同时在运动中，血压增加＞20mmHg，无症状出现，无明显ST段变化。引自Lancellotti P，Pellikka PA，Budts W，et al. The Clinical Use of Stress Echocardiography in Non-Ischaemic Heart Disease：Recommendations from the European Association of Cardiovascular Imaging and the American Society of Echocardiography. J Am Soc Echocardiogr，2017，30（2）：101-138.

义为主动脉瓣口面积（AVA）＜1.0cm²，平均跨瓣压差＜40mmHg，LVEF＜50%。低剂量多巴酚丁胺SE可以用于此类患者狭窄严重程度及左心室功能储备评估（图4-1-5～图4-1-8）。

低剂量多巴酚丁胺负荷超声心动图方案：5μg/（kg·min）为起始剂量，每5分钟增加5μg/（kg·min）直到20μg/（kg·min）。每分钟心率增加应不超过10次/分。12导联心电图持续监测有无ST段改变及心律失常并每阶段测量血压情况。基线图像采集结束后，分别在每一剂量多巴酚丁胺水平进行多普勒及左心室图像获取，至少包含以下内容：主动脉瓣口CW

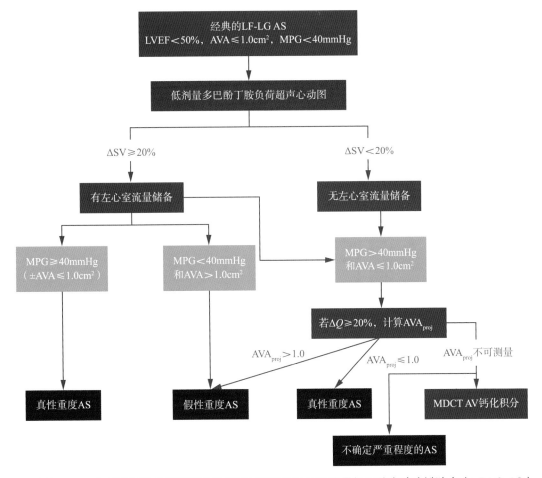

图4-1-5　多巴酚丁胺负荷超声心动图在LVEF降低的低流量低压差主动脉瓣狭窄（LF-LG AS）患者中的应用

第一步：确定有无流量储备，如果每搏量增加（ΔSV）≥20%，则有流量储备，当每搏量增加大于20%，而峰值期有效主动脉瓣口面积仍然小于1cm²，平均跨瓣压差超过40mmHg，则认为该患者为真性重度主动脉瓣狭窄。如果无流量储备，则推荐使用投影主动脉瓣面积或通过CT钙化积分评估（当流率增加小于20%，则投影主动脉瓣面积不可靠时使用）。若投影主动脉瓣面积小于1cm²，为重度主动脉瓣狭窄（AS）。MPG.平均压差；Q.流率；SV.主动脉瓣。引自Lancellotti P，Pellikka PA，Budts W，et al. The Clinical Use of Stress Echocardiography in Non-Ischaemic Heart Disease：Recommendations from the European Association of Cardiovascular Imaging and the American Society of Echocardiography. J Am Soc Echocardiogr，2017，30（2）：101-138.

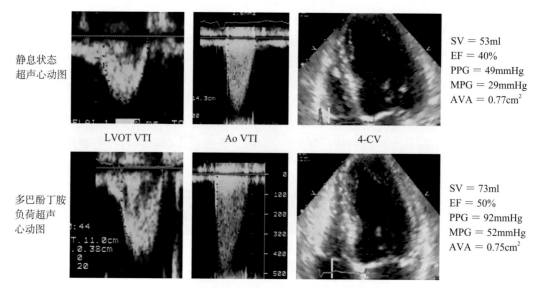

静息状态
超声心动图

LVOT VTI　　Ao VTI　　4-CV

SV = 53ml
EF = 40%
PPG = 49mmHg
MPG = 29mmHg
AVA = 0.77cm²

多巴酚丁胺
负荷超声
心动图

SV = 73ml
EF = 50%
PPG = 92mmHg
MPG = 52mmHg
AVA = 0.75cm²

图4-1-6　多巴酚丁胺负荷超声心动图真性重度主动脉瓣狭窄

试验中，射血分数（EF）增加，每搏量（SV）增加＞20%（有流量储备），压差明显增加（MPG＞40mmHg），但AVA仍然＜1cm²。PPG.峰值压差。引自Lancellotti P，Pellikka PA，Budts W，et al. The Clinical Use of Stress Echocardiography in Non-Ischaemic Heart Disease：Recommendations from the European Association of Cardiovascular Imaging and the American Society of Echocardiography. J Am Soc Echocardiogr，2017，30（2）：101-138.

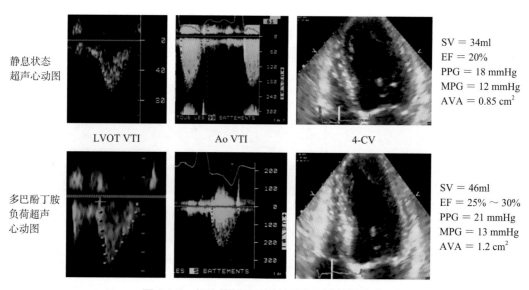

静息状态
超声心动图

LVOT VTI　　Ao VTI　　4-CV

SV = 34ml
EF = 20%
PPG = 18 mmHg
MPG = 12 mmHg
AVA = 0.85 cm²

多巴酚丁胺
负荷超声
心动图

SV = 46ml
EF = 25%～30%
PPG = 21 mmHg
MPG = 13 mmHg
AVA = 1.2 cm²

图4-1-7　低流量低压差假性重度主动脉瓣狭窄

测试中，EF明显增加，SV增加＞20%（有流量储备），MPG并没有明显增加，仍然＜40mmHg，同时AVA增加至1.2cm²。引自Lancellotti P，Pellikka PA，Budts W，et al. The Clinical Use of Stress Echocardiography in Non-Ischaemic Heart Disease：Recommendations from the European Association of Cardiovascular Imaging and the American Society of Echocardiography. J Am Soc Echocardiogr，2017，30（2）：101-138.

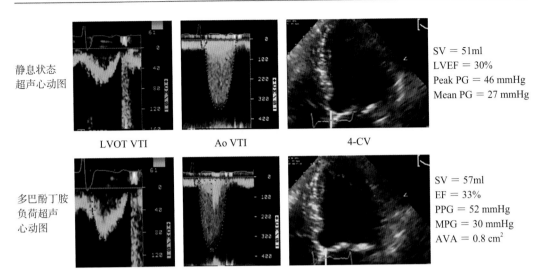

静息状态
超声心动图

LVOT VTI　　　　Ao VTI　　　　4-CV

SV = 51ml
LVEF = 30%
Peak PG = 46 mmHg
Mean PG = 27 mmHg

多巴酚丁胺
负荷超声
心动图

SV = 57ml
EF = 33%
PPG = 52 mmHg
MPG = 30 mmHg
AVA = 0.8 cm²

图4-1-8　不确定的主动脉瓣狭窄程度示例

DSE中，EF稍增加，SV增加少于20%（无流量储备），PPG、MPG及AVA均无明显变化。引自Lancellotti P，Pellikka PA，Budts W，et al. The Clinical Use of Stress Echocardiography in Non-Ischaemic Heart Disease：Recommendations from the European Association of Cardiovascular Imaging and the American Society of Echocardiography. J Am Soc Echocardiogr，2017，30（2）：101-138.

频谱、LVOT PW频谱（取样容积保持每次在同一位置）、胸骨旁左心室长轴切面、心尖四腔心切面及心尖两腔心切面。图像评估应包含左心室功能（LVEF及GLS的变化）及流量储备（SV增加≥20%）、压差变化、AVA评估。与SV相比，当药物剂量增加，进而心率增快使压差增加时，这一生理过程更主要的决定性因素仍是平均跨瓣流率（SV/LV射血时间）及AVA。

约1/3的低剂量多巴酚丁胺SE患者可出现无流量储备，这与外科主动脉瓣置换术后较高的死亡率（6%～33%）相关。但这并不能预测有症状主动脉瓣狭窄患者外科术后无左心室功能改善及后期存活率。因此无流量储备患者不应排除考虑外科或经导管AVR治疗。多巴酚丁胺SE中无流量储备的可能原因：①主动脉瓣狭窄程度与心肌储备不匹配；②由于冠状动脉疾病出现心肌缺血；③由于既往心肌梗死或广泛心肌纤维化导致不可逆心肌损伤。

典型的真性重度主动脉瓣狭窄在多巴酚丁胺负荷试验中，跨瓣压差明显增加，而主动脉瓣面积基本无变化或增加不明显，则假性重度主动脉瓣狭窄患者跨瓣压差仅轻度增加或无变化，而主动脉瓣面积明显增大。多巴酚丁胺负荷试验中确定真性重度主动脉瓣狭窄最重要的参数及标准：平均跨瓣压差≥40mmHg或峰值期主动脉瓣流速≥4m/s，主动脉瓣面积<1.0cm²。假性重度主动脉瓣狭窄定义为峰值期主动脉瓣跨瓣压差<40mmHg，主动脉瓣口面积>1.0cm²。但当主动脉瓣面积与压差不匹配时（如峰值期平均跨瓣压差<40mmHg，而主动脉瓣面积<1cm²）则难以确定是否存在主动脉瓣重度狭窄，此时需要通过估测正常流率（Q）状态（250ml/s）投影主动脉瓣口面积评判（图4-1-9）。

$$投影 AVA = AVA_{rest} + (\Delta AVA/\Delta Q) \times (250 - Q_{rest})$$

式中，AVA_{rest}及Q_{rest}为静息状态AVA及平均跨瓣流率，ΔAVA及ΔQ为多巴酚

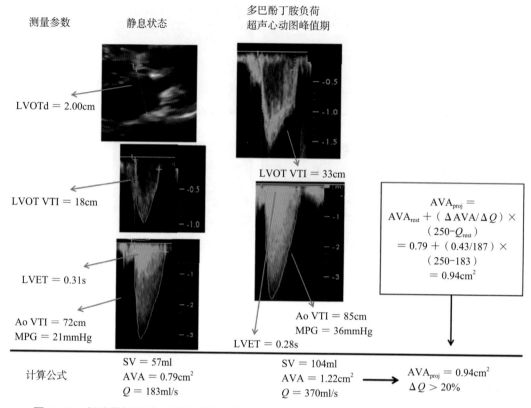

图4-1-9　低流量低压差主动脉瓣狭窄伴LVEF降低患者行多巴酚丁胺负荷超声心动图（DSE）时主动脉瓣投影面积（AVA_proj）计算示例

投影主动脉瓣面积证实为真性重度主动脉瓣狭窄。Ao.主动脉；LVET.左心室射血时间；LVOTd.左心室流出道直径；MPG.平均压差；Q.流率；SV.每搏量；VTI.时间速度积分。引自Lancellotti P，Pellikka PA，Budts W，et al. The Clinical Use of Stress Echocardiography in Non-Ischaemic Heart Disease: Recommendations from the European Association of Cardiovascular Imaging and the American Society of Echocardiography. J Am Soc Echocardiogr, 2017, 30（2）: 101-138.

丁胺负荷超声心动图中AVA及Q变化的绝对值。投影AVA＜1.0cm²提示重度真性主动脉瓣狭窄。

（2）射血分数正常的低流量低压差主动脉瓣狭窄：矛盾性LF-LG主动脉瓣狭窄定义为静息状态LVEF≥50%，SVI＜35ml/m²，AVA＜1cm²，平均跨瓣压差＜40mmHg。25%～35%的低压差主动脉瓣狭窄可出现矛盾性LF-LG主动脉瓣狭窄。低流量主要原因为左心室向心性肥厚使左心室腔容积减小，左心室血管阻抗（Zva）增加。其他可能的原因：二尖瓣狭窄及反流、三尖瓣反流、心房颤动。近年的研究认为，运动（无/轻度/不确定症状患者）或低剂量DSE可能有助于评估矛盾性LF-LG主动脉瓣狭窄严重程度。评估参数及标准同经典的LF-LG主动脉瓣狭窄。与经典的LF-LG主动脉瓣狭窄相似，约1/3矛盾性LF-LG主动脉瓣狭窄患者为假性重度主动脉瓣狭窄。但是，在左心室限制性生理状态时DSE通常不可确认狭窄程度，此时可应用投影主动脉瓣口面积或MDCT（多层螺旋CT）的主动脉瓣钙化积分评估狭窄程度。研究显示，相对于经典的

LF-LG 主动脉瓣狭窄，矛盾性 LF-LG 主动脉瓣狭窄预后更好，根据 ESC/EACTS 及 ACC/AHA 指南，有症状的矛盾性 LF-LG 主动脉瓣狭窄患者出现重度主动脉瓣狭窄（D3 级）推荐行 AVR（Ⅱa，C），与非手术治疗相比生存率将显著提高（图 4-1-10）。

（3）对治疗的影响：假性重度主动脉瓣狭窄患者无主动脉瓣置换术（aortic valve replacement，AVR）指征，但需要优化抗心力衰竭治疗，同时密切随访超声心动图变化。已确定的真性重度主动脉瓣狭窄可考虑 AVR。根据 ESC/EACTS 及 ACC/AHA 指南，经典的有症状的 LF-LG 主动脉瓣狭窄患者，并证实为真性重度主动脉瓣狭窄（D2 级）可进行 AVR（Ⅱa，C）。另外，无流量储备患者外科手术风险高，指南推荐进行 AVR 级别较低（Ⅱb，C）。但无流量储备或收缩储备功能的重度主动脉瓣狭窄患者，可考虑行微创治疗，如经导管主动脉瓣置换（TAVR）。

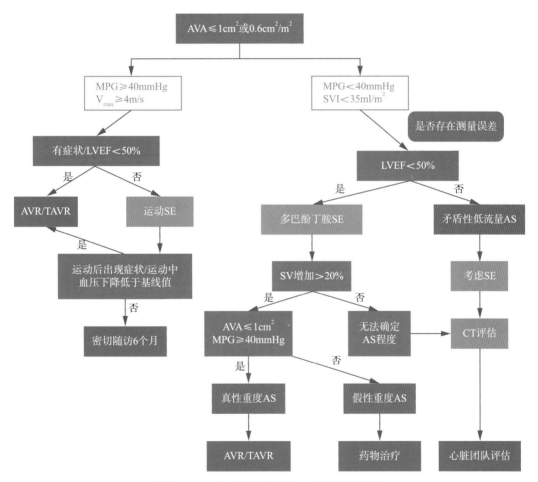

图 4-1-10　主动脉瓣狭窄（AS）评估流程图

引自 Badiani S，Waddingham P，Lloyd G，et al. Stress echocardiography in valvular heart disease. Expert Rev Cardiovasc Ther，2018，16（11）：795-804.

五、联合瓣膜性心脏病

虽然联合瓣膜疾病评估无论从临床角度抑或是影像学角度均具有挑战性，但SE仍然是最合适的选择之一。狭窄与反流并存时，可通过联合彩色血流及多普勒图像，在运动中系统评估多瓣膜病变程度。但是这类患者的研究数据有限。

当患者症状与静息状态血流动力学不匹配时推荐SE。运动试验可以发现症状出现的原因，如压差或反流加重，或肺动脉压升高。当瓣膜疾病较严重但患者并无临床症状时，运动试验可发现异常的血流动力学反应、心律失常、ST段异常改变等。踏车运动负荷试验是多瓣膜疾病的最优选择，因为可在运动过程中持续监测，方便评估多瓣膜病变情况。

具体评估方案应根据静息状态超声心动图表现制订，包括各瓣膜评估顺序。通常有一个主要瓣膜病变，评估方案中应首先评估此瓣膜，另外，各阶段运动持续时间可从2min延长至3～5min，直至所有需要评估的瓣膜完成相关指标采集。在运动早期即进行血流动力学评估尤为重要，因为部分患者会由于劳力性症状而很快停止运动。二尖瓣及主动脉瓣疾病在运动中血流量增加不同，运动后平均二尖瓣口面积增加，而主动脉瓣水平SV的增加则主要依赖于主动脉瓣时间速度积分的增加。风湿性二尖瓣疾病时，狭窄与反流常共存，两种病变随运动变化程度可不尽相同，主动脉瓣狭窄与反流并存时亦然。

六、心脏瓣膜术后评估

SE是人工瓣膜血流动力学改变评估的重要方法，在患者症状与人工瓣膜血流动力学不匹配时可能有重要价值。当患者无症状，或症状较轻时，推荐使用半卧位踏车运动SE，低剂量DSE可用于中重度症状患者。

1. 主动脉瓣及二尖瓣人工瓣膜　由于正常人工瓣膜通常会出现不同程度狭窄，静息状态跨瓣速度及压差与异常功能瓣膜间有交叠。负荷过程中，随着血流量增加，有严重人工瓣膜狭窄或人工瓣膜-患者不匹配（PPM）者，跨瓣压差将明显增加，同时伴随肺动脉压增高及运动耐量受限。而瓣膜功能正常者，负荷中压差增加较小。

运动或多巴酚丁胺SE有助于确认静息状态轻中度跨瓣压差增高但有明显血流动力学障碍的人工瓣膜狭窄或PPM：主动脉瓣位跨瓣压差20～40mmHg，二尖瓣为5～10mmHg。跨瓣压差不成比例增加（人工主动脉瓣增加＞20mmHg，人工二尖瓣增加＞10mmHg）通常提示重度人工瓣膜狭窄（钙化、血管翳等）或PPM，特别是当肺动脉收缩压明显增加时（＞60mmHg）（图4-1-11）。但SE过程中多普勒信号可能受干扰，从而导致跨瓣压差评估准确性降低，在运动SE中尤为显著。

与LF-LG主动脉瓣狭窄相似，低剂量DSE可鉴别低心排血量人工瓣膜假性狭窄或不匹配（图4-1-12）。在假性狭窄/不匹配时，静息跨人工瓣膜流率过低无法使瓣膜完全开放。当出现低流量伴小EOA（EOA＜1.0cm²或EOA＜正常值-2s），小EOAI（主动脉瓣EOAI＜0.85cm²/m²，二尖瓣EOAI＜1.2 cm²/m²）和（或）多普勒速度指数（DVI）异常（主动脉瓣DVI＜0.35，二尖瓣DVI＜2.2）时，应进一步评估。DSE中，假性重度主动脉瓣狭窄患者EOA明显增加，而随着流率上升，压差不增加或极小程度增加。而真性狭窄/PPM患者EOA不增加或极小程度增加，压差进一步增大，同时也常伴随一些间接

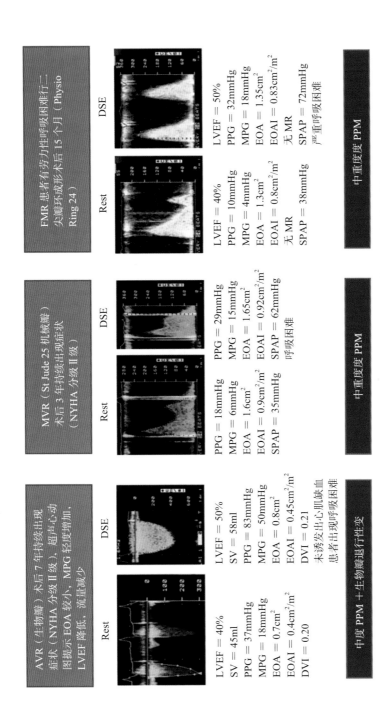

图 4-1-11 主动脉瓣及二尖瓣人工瓣膜置换或修复术后 DSE 评估示例

DVI.多普勒速度指数;EOA.有效瓣口面积;EOAI.有效瓣口面积指数;LVEF.左心室射血分数;MPG.平均压差;MR.二尖瓣反流;SPAP.肺动脉收缩压;SV.每搏量。引自 Lancellotti P, Pellikka PA, Budts W, et al. The Clinical Use of Stress Echocardiography in Non-Ischaemic Heart Disease: Recommendations from the European Association of Cardiovascular Imaging and the American Society of Echocardiography. J Am Soc Echocardiogr, 2017, 30 (2): 101-138.

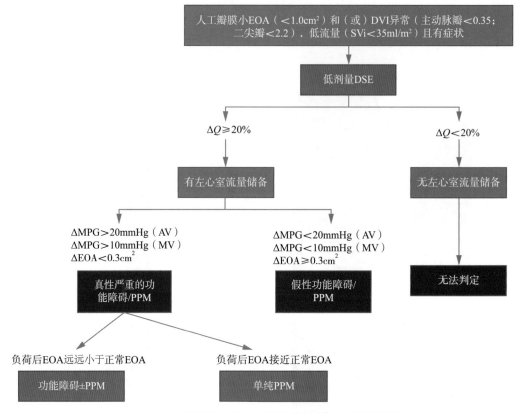

图4-1-12 低流量患者主动脉瓣/二尖瓣人工瓣膜评估

DSE可鉴别真性功能异常/PPM与假性重度功能异常/PPM及瓣膜功能不确定者。EOA.有效瓣口面积；MPG.平均压差；Q.流率。引自Lancellotti P，Pellikka PA，Budts W，et al. The Clinical Use of Stress Echocardiography in Non-Ischaemic Heart Disease：Recommendations from the European Association of Cardiovascular Imaging and the American Society of Echocardiography. J Am Soc Echocardiogr，2017，30（2）：101-138.

征象（左心室功能异常，SPAP明显升高等）及症状。单纯PPM患者（无获得性狭窄病因）通常峰值期EOA接近正常参考值。而狭窄患者峰值EOA明显低于正常值。

2.二尖瓣环成形 对于缺血性MR患者，限制性二尖瓣成形环将可能导致不同程度的功能性二尖瓣狭窄。这也会在DMR行二尖瓣修复患者特别是在使用完整成形环环缩时出现。约50%的患者会出现不同程度的狭窄，伴随SPAP升高，活动耐量及生活质量降低。

由于很大部分瓣环成形患者跨二尖瓣流率会降低，仅静息多普勒超声评估二尖瓣血流动力学及SPAP可能会低估功能性MS。而缺血性MR患者术后常持续存在左心室收缩功能异常，随之出现低流量情况。β受体阻滞剂可延长舒张时间，在SV不变时降低跨瓣流率，从而减轻明显功能性MS的影响。

运动或DSE可在二尖瓣修复患者中辅助判定有无功能性MS。术后有症状而静息平均跨瓣压差＞3mmHg的患者可考虑采用此方法评估。SE后平均跨瓣压差增加≥7mmHg伴SPAP≥50mmHg提示功能性MS可能。

七、小结

负荷超声心动图是评估瓣膜疾病并揭示对其产生的血流动力学真实影响的重要临床手段。无论是低流量低压差主动脉瓣狭窄抑或是症状与静息状态瓣膜病变严重程度不匹配的情况，负荷超声心动图均发挥了重要作用，主要可提供4个方面参数：瓣膜限制性/顺应性程度、反流量变化、左心室收缩储备及肺动脉压力变化。以上参数为临床诊断、决策制订及预后评估提供了关键信息。不同应用场景所需负荷方案也不尽相同，需要充分把握图像采集顺序、采集时间节点及试验终止指标才能安全、有效地为临床提供有意义的参考信息。

目前基于负荷超声心动图在瓣膜疾病中应用的数据有限，且各研究方法也不尽相同。虽然有较多对无症状重度瓣膜疾病的预后研究，但缺乏前瞻性试验来验证这些界值对临床结局的影响。因此，尚需要大样本、多中心的国际注册研究确定干预的阈值及其对预后的影响。

（王　胰　张红梅）

参 考 文 献

Badiani S, Waddingham P, Lloyd G, 2018. Bhattacharyya S. Stress echocardiography in valvular heart disease. Expert Rev Cardiovasc Ther, 16（11）: 795-804.

Cotrim CA, Café H, João I, et al, 2022. Exercise stress echocardiography: Where are we now?. World J Cardiol, 14（2）: 64-82.

Lancellotti P, Dulgheru R, Go YY, et al, 2018. Stress echocardiography in patients with native valvular heart disease. Heart, 104（10）: 807-813.

Lancellotti P, Pellikka PA, Budts W, et al, 2017. The Clinical Use of Stress Echocardiography in Non-Ischaemic Heart Disease: Recommendations from the European Association of Cardiovascular Imaging and the American Society of Echocardiography. J Am Soc Echocardiogr, 30（2）: 101-138.

Robinson S, Ring L, Augustine DX, et al, 2021. The assessment of mitral valve disease: a guideline from the British Society of Echocardiography. Echo Res Pract, 8（1）: 87-136.

第二节　负荷超声心动图在心肌病中的应用

一、负荷超声心动图在肥厚型心肌病中的应用

（一）概述

肥厚型心肌病（hypertrophic cardiomyopathy, HCM）是一种常见的由多种变异基因编码心肌蛋白的遗传性疾病。其病理特征为左心室壁非对称性、不成比例的肥厚，组织病理学显示心肌细胞和肌丝错乱的架构排列，壁内冠状动脉管壁增厚，管腔狭窄，肥厚心肌内的纤维化（图4-2-1）。

在大多数患者中，HCM是由编码心脏肌节收缩蛋白、Z盘和细胞内钙处理途径的基因突变引起的。少数病例是由遗传性代谢和神经肌肉疾病引起的，这些疾病在儿科人群中最常见。在普通人群中，HCM的患病率为1/500～1/200。

心脏是一种心肌肌肉构成的器官，通

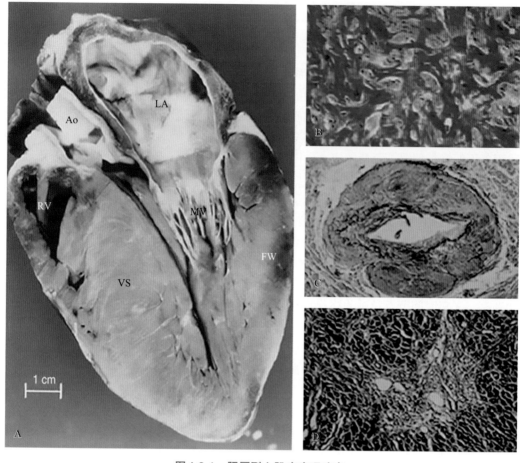

图 4-2-1　肥厚型心肌病病理改变

左心室壁非对称性肥厚（A），心肌细胞和肌丝错乱的架构排列（B），狭窄的壁内冠状动脉管腔和增厚的内膜（C），肥厚心肌内的纤维化（D）。Ao.主动脉；LA.左心房；RV.右心室；VS.主动脉窦；MV.二尖瓣；FW.游离壁。引自 Maron BJ. Sudden death in hypertrophic cardiomyopathy. J Cardiovasc Transl Res，2009，2：368.

过收缩和舒张将富含氧气的血液泵送至全身。HCM 是一种表型表达多变的异质性遗传性心肌病，不同个体的差异是由复杂病理生理学来解释。在 HCM 的患者中，心壁过度增厚，从而导致心脏僵硬，并使血液充满心脏的空间变小。这意味着受 HCM 影响的心脏必须更加努力地工作，并且可能难以将富含氧气的血液泵送至身体的其他部位。HCM 患者的临床症状表现是多元性的，常见症状包括疲劳、呼吸短促、心率加快、胸痛、头晕和晕厥。其中一部分患者可以表现出无症状，其他则有罹患心力衰竭的表现，甚至会发生猝死。疾病进展通常是心脏的舒张功能障碍、二尖瓣反流、心肌耗氧供需失衡、左心室流出道梗阻（left ventricular outflow tract obstruction，LVOTO）和恶性心律失常所致。

HCM 的定义为在一个或多个心室心肌节段中通过任何影像学检查发现左心室壁厚度增加≥15mm，不能由异常相关负荷条件解释，并且无其他可检测原因。HCM 患者具有多种临床表型，包括非梗阻性、梗阻性，中间肥厚型、心尖肥厚型（图 4-2-2）。

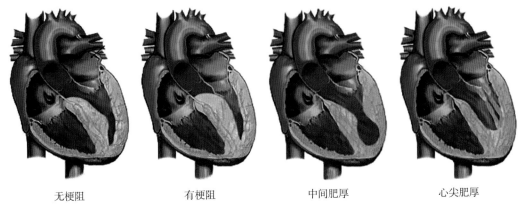

| 无梗阻 | 有梗阻 | 中间肥厚 | 心尖肥厚 |

图 4-2-2　肥厚型心肌病常见临床表型

（二）HCM常规评估方法及机制

要了解心脏是否存在HCM，最常见的做法是通过超声心动图或心脏磁共振对心脏进行成像。可以从已经表现出临床症状的先证者HCM开始使用基因检测，也可以对他们的近亲进行相同突变的检测，以确定他们是否有患HCM的风险。

静息超声心动图可以为HCM患者进行一系列的识别评估，提供丰富的诊断和预后信息，如严重的左心室肥厚（＞30mm）、流出道或心室内梗阻（＞30mmHg）、进行性室壁变薄和收缩功能下降，以及是否存在左心室心尖室壁瘤，这些影像学标志会增加个体临床风险分层。此外，左心房扩张和左心室限制性充盈也可能有助于识别高风险子集。通过延迟钆剂增强心脏磁共振成像发现心肌内广泛纤维化，被证明在预测心血管相关死亡率、心力衰竭相关终点和心源性猝死方面具有重要意义。

关于流出道梗阻的潜在机制：在绝大多数HCM患者中，动态左心室流出道梗阻是由心室-室间隔邻近伴随二尖瓣收缩前向运动（systole anterior movement，SAM）产生的，由快速的喷射血流推动瓣叶向前推向室间隔。这一复杂的机制包括左心室流出道截面积减少、二尖瓣向前或后方向延伸、二尖瓣和乳头肌的前部位置及左心室前间隔基底膨大之间的相互作用。继发的二尖瓣反流（通常为轻度至中度）是SAM征的次要后果。这些二尖瓣反流的高速频谱可能重叠并干扰左心室流出道血流与二尖瓣反流，导致潜在梯度的错误估计。超声医师要注意和认识这种可能性，需要仔细分析连续波多普勒信号的波形、形态和时间，以确保可靠地区分这两种左心室流出道血流与二尖瓣反流。多普勒收缩血流模式代表血流梯度特征，证实是逐渐增加速度，收缩中晚期加速的收缩峰值速度（呈现为匕首形）。相比之下，二尖瓣反流信号在收缩开始时突然开始，然后迅速建立起显著增加的速度（通常为6m/s以上），然后持续至收缩结束（图4-2-3）。

（三）负荷超声心动图在肥厚型心肌病评估中的价值

负荷超声心动图（stress echocardiography，SE）在HCM的应用，ASE指南推荐为Ⅱa级，运动相关的症状在HCM患者中有诸多因素，包括过高的左心室流出道压差、二尖瓣反流、舒张功能障碍，没有明显冠状动脉病变的心肌缺血表现。在过去的20年里，几种运动测试方法已经成为HCM患者评估的重要组成部分。在

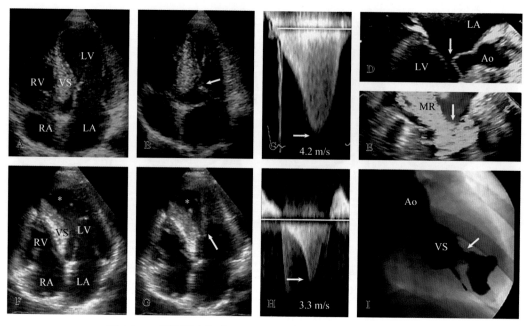

图4-2-3 肥厚型心肌病不同病生理机制导致的左心室腔梗阻

A～E.二尖瓣（SAM）的收缩期前移引起主动脉瓣下梗阻。A、B.分别为舒张末期和收缩末期的超声心动图心尖四腔心切面，二尖瓣前叶急剧弯曲并接触间隔（箭头）；C.左心室流出道的连续波多普勒检查显示典型的收缩中期速度为4.2 m/s的晚峰波形，估计70mmHg梯度（箭头）；D、E.经食管超声平面显示SAM期间二尖瓣小叶接合不完全（箭头），产生向后定向的二尖瓣反流（MR）射流；F～I.心室中部梗阻；F、G.分别为舒张末期和收缩末期的超声心动图心尖四腔心切面，显示肥大的前外侧乳头肌似乎插入二尖瓣前叶，造成心室中部肌肉阻塞（箭头）；H.左心室流出道的连续波多普勒检查显示延迟峰值波形，速度为3.3 m/s，估计45mmHg梯度（箭头）；I.左心室造影显示与心室中部梗阻相关的沙漏形腔室轮廓（箭头）。*：无收缩的心尖呈瘤样改变。RV.右心室；LV.左心室；RA.右心房；LA.左心房；VS.主动脉窦；Ao.主动脉；MR.二尖瓣反流。引自Yacoub MH, El-Hamamsy I, Said K, et al. The left ventricular outflow in hypertrophic cardiomyopathy: from structure to function. J Cardiovasc Transl Res 2: 510, 2009 with permission from Springer; and Olivotto I, Girolami F, Nistri S, et al: The many faces of hypertrophic cardiomyopathy: from developmental biology to clinical practice. J Cardiovasc Transl Res, 2009, 2: 349.

2002年，美国心脏病学会（ACC）/美国心脏协会运动测试指南提醒临床医师不建议对HCM患者进行运动负荷超声心动图检查，主要顾虑为心律失常或血流动力学衰竭风险。但现已经收集了大量关于这种疾病的数据，表明运动测试不仅安全，而且是HCM患者的关键综合评估方法。根据对数千名HCM患者的疾病谱系（包括晚期心力衰竭或有猝死风险的患者）的观察，发现在临床监测下进行运动负荷试验是可行的，且与心血管风险增加无关。

对于静息没有流出道梗阻的HCM患者，如运动压差增加≥30mmHg，则可以确定其存在潜在梗阻。HCM运动负荷的应用背景是，在静息状态下无明显或可测量的流出道梗阻，症状严重的患者应该考虑是否存在可诱发的流出道梯度压差，在矫正治疗之前确定症状不明确的患者功能状态，并进行个体风险分层，这将对选择治疗方案有重要意义，如通过手术心肌切除术（或选择性酒精间隔消融）逆转心力衰竭。约1/3的患者有二尖瓣叶的静息收缩期前移（即SAM征）而导致的左心室流出道梗阻，另外2/3的患者只有在改变负荷条件（站立、Valsalva动作、应用硝酸盐、运动）和左心室收缩力的状态中才会暴露出潜在的梗阻。因此，尽管在静息状态下的基因检测、临床评估和多模态成像提供了大量临床和病理生理学信息，但负荷超声心动图仍然是评估HCM患者的重要且安全的方法，能够提供包括症状不明确评估、运动能力、存在可诱发梗阻的程度、心肌缺血、运动引起的心律失常、冠状动脉血流储备和血压对运动的反应等诸多关键信息，这些信息对患者临床管理和个体风险分层具有重要意义。值得注意的是，不推荐应用多巴酚丁胺进行药物激发，因其不是生理性的且耐受性差，即使在正常受试者中也可能会诱发左心室流出道梗阻。然而，多巴酚丁胺或异丙肾上腺素在旁路术前后的手术室中常规使用，以评估二尖瓣叶的间隔接触，指导心肌切除和二尖瓣手术治疗的范围。通常，亚硝酸戊酯可能不会重现运动引起的梯度。因此，当常规操作未能诱发左心室流出道压差≥30mmHg时，建议对有症状的患者进行运动负荷超声心动图检查（Ⅱa类推荐，B级证据）。

运动负荷超声心动图可以在站立位、坐位或半仰卧位进行。超声心动图参数在静息状态、运动期间和恢复初期前负荷降低时进行评估。对于症状不明确的患者，如果运动负荷超声未能诱发左心室流出道压力梯度，则应考虑评估运动后站立位的梯度，因为运动后的直立姿势会导致前负荷大幅下降。已知使用β受体阻滞剂进行预处理可降低运动诱发的LVOTO的发生率和严重程度。对于已经使用β受体阻滞剂的患者，不应在运动负荷超声之前停止治疗其可以观察药物治疗的反应，以及降低运动时心脏的不稳定性风险。餐后压力梯度高于禁食状态下的梯度。在负荷试验期间，尤其是在半仰卧运动期间，应评估以下参数：血压、症状、心率、心电图变化、左心室流出道梗阻、左心室收缩、左心室舒张（E/e′）功能、二尖瓣反流和肺动脉收缩压。运动后主要关注左心室流出道压差反应、肺动脉收缩压和舒张参数。应当注意的是鉴别区分二尖瓣反流的频谱与左心室流出道梯度频谱。

运动能力受限、血压反应异常（低血压或反应迟钝）、显著的ST段压低、可诱发的室壁运动异常、冠状动脉血流储备能力减弱（双嘧达莫试验）、运动后左心室流出道梗阻（＞50 mmHg）和收缩功能储备减弱均是预后较差的参数。与二尖瓣前叶收缩期前移相关的二尖瓣反流动态增加，e′值无明显变化（舒张储备降低）、E/e′增加，运动后肺动脉压升高都是运动耐量差的标志（图4-2-4）。左心室二维应变成像可以在心率100～120次/分下准确执行，并且更敏感地识别内在心肌功能的细微变化。运动中整体纵向应变递增不良（收缩储备受限）有利于鉴别诊断HCM与运动员心脏。有趣的是，一些患者在运动过程中会出现左心室流出道压差反常下降，这与更有利的结果相关，并提示呼吸困难的其他原因。

（四）对治疗的影响

左心室流出道梗阻的识别（≥30mmHg具有血流动力学意义，≥50mmHg且药物难治时具有手术指征）对症状管理和个体风险评估很重要（图4-2-5）。静息流出道梗阻会增加HCM患者的总体死亡率和心源性猝死风险。尽管进行了最佳的药物治疗，但仍有症状且血流动力学异常显著的流出道梗阻患者可能需要进行心肌切除术联合或不联合二尖瓣手术、酒精间隔消融术或经皮室间隔射频消融介入治疗手术。运动负荷超声心动图不仅可以监测β受体阻滞剂治疗的疗效，还可以用于需要手术治疗患者的术前风险评估，为手

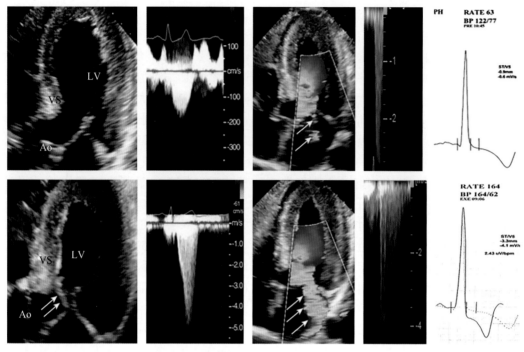

图4-2-4 呼吸困难的肥厚型心肌病患者运动负荷超声心动图期间的心室内梗阻示例

顶部图：静息状态未出现二尖瓣SAM征，左心室流出道速度压差正常，少量二尖瓣反流，肺动脉收缩压正常；底部图：负荷状态下出现明显二尖瓣前叶SAM征，左心室流出道压差显著升高，二尖瓣反流加重，肺动脉收缩压增高，心电图ST段明显压低。LV.左心室；VS.主动脉窦；Ao.主动脉

术中可能会出现的情况进行预估评判。此外，其也可评估术后的效果，为患者生活做出指导建议。在评估心肌缺血方面，HCM的运动试验与大量的假阳性率相关，这是由于本病典型的基线状态通常已存在心电图异常。

对于无症状的患者，了解他们在静息时或激发时是否有左心室流出道梗阻可以全面了解他们的个体病理生理学。运动测试可以提供有关个体患者功能能力的客观证据。该信息可以影响是否升级治疗的决定，特别是根据临床病史患者的症状状态不明确时。即使在无症状的患者中，知道他们有可激发的梗阻也会影响健康建议，或针对伴随情况的治疗选择（如利尿剂或高血压患者的血管扩张剂）。潜在的左心室流出道梗阻作为劳力性或体位性晕厥的一种解释，可以通过运动负荷超声心动图

揭示。多达1/3的HCM成人患者在运动过程中出现低血压或未能增加收缩压，这是由于全身血管阻力不当下降或心排血量储备低所致。不正常的运动血压反应（收缩压未能升高至少20mmHg，或运动期间收缩压从峰值下降20mmHg以上）可能与40岁以下患者发生心源性猝死的高风险相关。

二、负荷超声心动图在伴有左心室收缩功能下降的非缺血性心肌病中的应用

非缺血性心肌病在心力衰竭患者中较为常见，且与高死亡率相关。在这些患者中，循环儿茶酚胺增加伴随β受体密度降低和下调，这与β受体阻滞剂反应差和不良预后有关。研究表明，心肌对外源

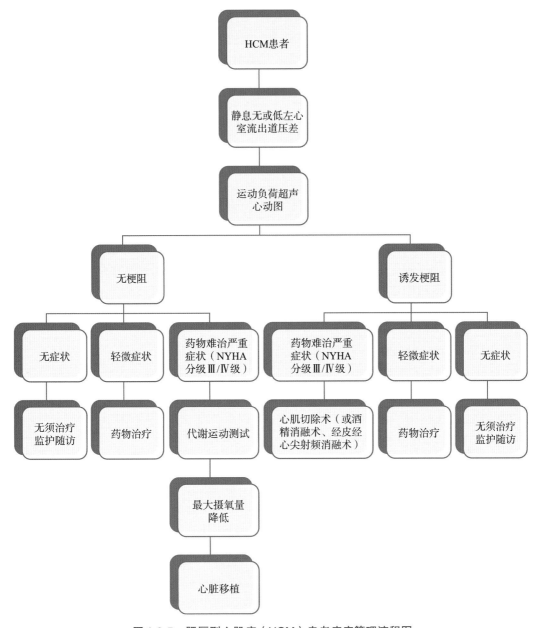

图4-2-5　肥厚型心肌病（HCM）患者疾病管理流程图

性儿茶酚胺的收缩反应具有重要的预后意义。在心力衰竭的早期阶段，当静息左心室射血分数（LVEF）仍然保留时，收缩储备降低可以识别临床早期心肌损伤。这种反应可用于检测早期化疗诱导的心脏毒性、地中海贫血、高血压和糖尿病心肌病。SE可帮助区分缺血与非缺血性疾病，用于预后评估并帮助临床决策。包括低剂量［10μg/（kg·min）］至高剂量［40μg/（kg·min）］多巴酚丁胺SE在内的几种方案已被用于评估收缩储备、左心室容积和EF的变化。然而，对评估非缺血性心肌病患者的最佳多巴酚丁胺方案尚无共识。与低剂量多巴酚丁胺相比，高剂量多巴酚丁胺的优势之一是，高剂量更有可能引起收缩反应，特别是患者正在服用β受体阻滞剂时，降低了假阴性可能。然而，需要注意的是高剂量多巴酚丁胺更易引起严重心律失常。使用运动SE方案，可采取较长的阶段方案，以便在每个阶段获得更多的数据，包括收缩压和舒张压储备、SPAP、动态MR或B线。在LVEF正常或降低的患者中，收缩储备的缺失通常与冠状动脉流量储备有限有关，它是潜在左心室收缩功能障碍和亚临床心肌病的标志。

在扩张型非缺血性心肌病中，多巴酚丁胺负荷试验中室壁评分指数和LVEF显著改善的患者，生存率更好，心力衰竭住院次数更少，随访期间LVEF改善的概率更高。另外，多巴酚丁胺SE可用于有行走困难的心力衰竭患者。有肌力收缩储备的患者对β受体阻滞剂反应较好。肌力收缩储备的存在也与心脏移植需求的减少相关，并与间质纤维化和心肌损伤的程度呈负相关。这些发现也被扩展到特定病因学的心肌病，包括围生期和人类免疫缺陷病毒（HIV）相关心肌病，在这些疾病中，肌力收缩储备的存在与随访中左心室功能的恢复相关，也与更好的预后相关。当多巴酚丁胺SE的目的是寻求左心室收缩储备而不是心肌缺血时，不需要使用阿托品。在非缺血性心肌病患者中，双嘧达莫试验时冠状动脉血流储备降低或收缩储备缺失也是预后不良的标志。在LVEF正常或降低的患者，B线的存在和数量可能与估计的左心室充盈压力和肺间质水肿相关。运动SE中B线的显示似乎是证明劳力性呼吸困难与肺充血有关的可行方法。

非缺血性心肌病与缺血性心肌病的鉴别如下。

非缺血性心肌病与缺血性心肌病的鉴别具有挑战性，因为非缺血性心肌病患者仍可能有频繁的胸痛发作和类似心肌梗死的心电图改变。此外，在缺血性心肌病和非缺血性心肌病合并左心室严重扩张、

EF极低和严重广泛室壁运动异常的患者中，SE可能无法进行区分，此类患者通常只有冠状动脉造影才能区分缺血性和非缺血性病因。研究表明，缺血性心肌病患者更有可能在多巴酚丁胺峰值试验中表现出大于6个节段的运动异常，低剂量时室壁运动改善较少，且更频繁地出现双相反应（低剂量时改善，随后在峰值剂量时恶化）。在一项使用负荷长轴功能（侧壁、室间隔和后壁的长轴M型和脉冲组织多普勒）的研究中，对缺血性心肌病的识别比标准室壁运动评分指数具有更高的敏感度和特异度，特别是存在左束支传导阻滞时。

（张清凤　丁戈琦）

参 考 文 献

Argulian E，Chaudhry FA，2012. Stress testing in patients with hypertrophic cardiomyopathy. Prog Cardiovasc Dis，54（6）：477-482.

Cardim N，Galderisi M，Edvardsen T，et al，2015. Role of multimodality cardiac imaging in the management of patients with hypertrophic cardiomyopathy：an expert consensus of the European Association of Cardiovascular Imaging Endorsed by the Saudi Heart Association. Eur Heart J Cardiovasc Imaging，16（3）：280.

Desai MY，Bhonsale A，Patel P，et al，2014. Exercise echocardiography in asymptomatic HCM：exercise capacity and not LV outflflow gradient predicts long-term outcomes. J Am Coll Cardiol Img，7（1）：26-36.

Lancellotti P，Pellikka PA，Budts W，et al，2016. The clinical use of stress echocardiography in nonischaemic heart disease：recommendations from the European Association of Cardiovascular Imaging and the American Society of Echocardiography. European Heart Journal-Cardiovascular Imaging，17（11）：1191-1229.

Maron BJ，Maron BJ. Olivotto I，et al，2017.

Role of Exercise Testing in Hypertrophic Cardio-myopathy. JACC: Cardiovascular Imaging, 10（11）: 1374-1386.

Maron BJ, Ommen SR, Semsarian C, et al, 2014. Hypertrophic cardiomyopathy: present and future, with translation into contemporary cardiovascular medicine. J Am Coll Cardiol, 64（1）: 83-99.

Maron BJ, Rowin EJ, Casey SA, et al, 2015. Hypertrophic cardiomyopathy in adulthood associated with low cardiovascular mortality with contemporary management strategies. J Am Coll Cardiol, 65（18）: 1915-1928.

Peteiro J, Fernandez X, Bouzas-Mosquera A, et al, 2015 Exercise echocardiography and cardiac magnetic resonance imaging to predict outcome in patients with hypertrophic cardiomyopathy. Eur Heart J Cardiovasc Imaging, 16（4）: 423-432.

第三节　负荷超声心动图在肺动脉高压中的应用

肺动脉高压（pulmonary hypertension, PH）是指静息时平均肺动脉压＞20mmHg的一种临床综合征，与多种心血管和呼吸系统疾病相关。运动负荷超声心动图检出的早期PH，又称为运动性PH，最新ESC指南将其定义为静息和运动之间的平均肺动脉压力（mPAP）/心排血量（CO）斜率＞3 mmHg/（L·min），体现了运动前后肺动脉压变化的特点。

一、负荷超声心动图在早期筛查肺动脉高压患者中的作用

经胸超声心动图在PH筛查中起着不可或缺的作用，但是，在高达20%～25%的病例中，肺动脉收缩压（SPAP）存在显著高估或低估，因肺血管床减少一半以上时才会出现肺动脉压升高，故肺动脉高压早期诊断也非常困难，因此，目前没有单一的超声心动图参数可以准确可靠地评估PH的状态和潜在病因，基于这种局限性，研究者们试图探索负荷超声心动图是否能早期诊断PH，从而更好地指导临床治疗及预后评估，有学者研究已经表明健康人群SPAP在运动期间会适度增加，在运动员中更是如此，且与健康人群相比，

PH患者的SPAP增加幅度更大，运动期间肺动脉压不成比例增加可能是隐匿性PH的前兆。

经研究证实，约20%的运动性PH患者会在3年内演变成临床症状明显的PH。根据PH的最新临床分类，PH的早期检测对第1组（特发性PH、遗传性PH、结缔组织相关性PH等）患者尤其重要，包括已经诊断为PH的患者亲属，以及与一些疾病（如系统性硬皮病）相关的PH，研究认为，低剂量多巴酚丁胺药物负荷试验及踏车运动试验均对系统性硬皮病患者的PH早期检测具有令人满意的诊断准确性，这些患者的静息超声心动图PH测量值处于灰色地带，且与右心导管测值相比，负荷状态下三尖瓣反流最大速度＞3.1m/s诊断准确率及特异度均大于80%，这些患者存在PH持续发展的高危因素。

二、负荷超声心动图中健康人肺循环血流动力学变化

运动时，总肺阻力（TPR）和肺静脉阻力（PVR）的变化是肺循环最重要的生理参数。TPR和PVR的变化反映了运动过程中肺循环的重要血流动力学机制。它们

的反应可能是区分早期肺血管病变与左心功能障碍的关键。PVR主要由毛细血管前肺动脉阻力决定，TPR由PVR加左心室充盈阻力组成，即使PVR有轻微变化，也可能是肺血管疾病的早期迹象。运动性肺动脉高压的特点是静息血流动力学正常，运动时肺血管反应异常，可能与右心室/肺血管耦联分离和运动能力受损等有关。

不同年龄阶段的人群在运动负荷后，肺循环的变化不同，年龄小于50岁的健康人适度运动时，心排血量增加与TPR和PVR降低相关。51～69岁的人群，TPR和PVR没有显著降低。在70岁以上的人群中，TPR增加，而PVR没有显著变化。而在较高的运动水平下，所有年龄组的TPR都有所下降，这种年龄相关的表现一方面可以解释为肺血管顺应性降低（静息PVR值较高），另一方面则可以解释为运动期间左心室充盈顺应性降低，左心室充盈的贡献可能随着年龄增长而增加，由于左心室充盈阻力的双向变化，在50岁以下观察到的线性肺动脉压-心排血量关系在50岁以上的年龄段中可能不太常见，尤其是70岁以后。

另外，体位也影响肺循环血流动力学，一般在静息状态下由仰卧位转为直立位后，可以观察到心率、血压、全身血管阻力、PVR、动静脉氧饱和度差的增加，以及肺动脉压、肺动脉楔压、左心室收缩末期容积、左心室舒张末期容积、每搏容积的降低。根据有限的数据，直立姿势的静息TPR和PVR高于仰卧姿势，并且在运动过程中下降得更明显，这是由于血管塌陷导致灌注肺血管数量减少。在轻度运动中，这些血管会重新打开导致PVR下降。另一种解释是，血管收缩机制在直立姿势休息时被激活，允许肺各部分相对均匀的灌注，从而导致PVR升高。这种血管收缩在运动过程中被释放，导致PVR

降低。这些数据可能构成定义休息和运动时正常PVR的基础。

三、负荷超声心动图评估肺动脉高压的实施方案

在运动性肺动脉压负荷试验中一般采用增量踏车运动试验和低剂量多巴酚丁胺药物试验，其中以踏车运动试验为主。运动后SPAP会很快恢复到基线水平，故多普勒数据采集应在到达峰值状态时1min内完成。若患者出现胸痛、呼吸困难等症状或达到目标心率则认为达到试验终止指标。

在药物负荷超声心动图或踏车运动试验操作过程中，每个负荷级别都应采集相应图像和相对应的超声数据，在受试者右心图像显示不佳或三尖瓣反流频谱显示欠佳时，可以适当使用造影剂（生理盐水:空气＝9:1，在运动过程中快速注射5ml）以增强三尖瓣反流多普勒信号及右心腔二维结构，如图4-3-1，多普勒速度测量值受取样线角度的影响，因此需多个切面多次快速测量，以保证获取到最大的多普勒速度信号，采取的图像最少应包括三尖瓣反流频谱、肺动脉瓣反流频谱、肺动脉瓣前向血流频谱、右心室二维动态图像、TAPSE、侧壁瓣环的组织多普勒S波和心排血量，SPAP按收缩期三尖瓣反流压差加上右心房压计算，但这一点仍有争议，运动后，基于下腔静脉的右心房压的估测并不准确，相较于外周静脉压测量值，存在明显低估的情况，严重运动性PH患者的低估程度最高。这还有待于大规模的研究。

四、负荷超声心动图对确诊患者或高风险患者肺血管储备的评估

肺血管阻力和储备能力在发现肺血流

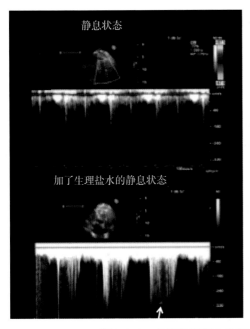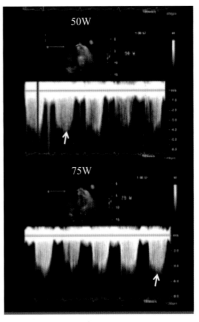

图 4-3-1　多普勒超声心动图中静脉注射振荡盐水

静止时，三尖瓣轻微反流，导致 TR 峰值速度不完整，无法测量。在注射振荡盐水的情况下，存在一个完整的包络线，从而允许测量静止时及运动递增阶段的峰值 TR 速度。引自 Lancellotti P，Pellikka PA，Budts W，et al.The clinical use of stress echocardiography in non-ischaemic heart disease：recommendations from the European Association of Cardiovascular Imaging and the American Society of Echocardiography. Eur Heart J Cardiovasc Imaging，2016，17（11）：1191-1229.

动力学的早期改变方面比 SPAP 能提供更多的信息。肺血管或心血管储备可表现为平均肺动脉压增加相对于心排血量增加，反映运动过程中的压力-流量关系。多项研究认为，超声心动图测量 mPAP/CO 斜率与有创压力测值有良好的一致性，能够准确识别肺血管储备异常患者，且与住院或全因死亡率相关性显著。

运动期间 SPAP 病理性增加的特点是其与 CO 增加不相称，以及肺血管阻力的异常反应。在 Claessens 等的研究中，采用 mPAP/CO 斜率定义肺血管储备异常，通过运动磁共振负荷试验和侵入性压力评估，该方法具有极高的准确性，但该检查具有有创性，因此临床应用有限。有研究认为，右心室流出道血流加速时间（ACT）与三尖瓣反流速度密切相关，且在很大程度上比三尖瓣反流速度更可行，特别是在运动时，同时纳入这两个参数扩大了肺动脉压评估的可能性，在此基础上，一些研究者采用 CO（峰值 CO/SPAP×0.1）或运动时间（负荷时间/SPAP×0.1）估算肺血管储备指数（PVRI），将三尖瓣反流速度（TRV）与 ACT 结合用于 SPAP 的评估，并使用运动时间作为 CO 的替代，使几乎所有患者都可以获得肺血管储备指数的无创估计，识别基于 CO 的 PVRI≤1.29 和基于时间 PVRI≥1 的 PH 患者，以直观的方式反映 PVRI 严重受限（图 4-3-2，图 4-3-3），而相应的值≤1.9 和≤1.7 可能表明 PH 的早期，其中静息参数仍接近正常。

在 PH 的早期阶段，由于肺血管储备，静息时肺压可能是正常或接近正常。然而，负荷试验诱导的肺血流量增加可能会导致肺血管储备不足，揭示潜在的循环功

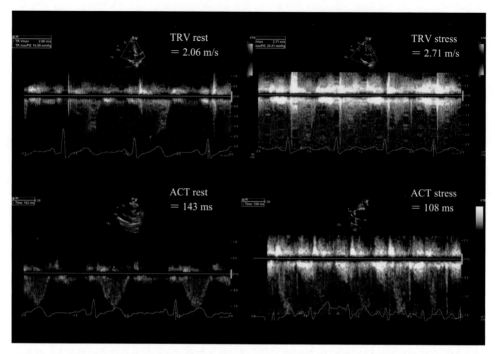

图4-3-2　年轻女性具有良好运动耐受性和正常的PVRI，基线和峰值压力下的TRV和ACT测量，计算为负荷时间与ΔSPAP的比值（以10为单位）；PVRI = 14min/1.3 = 10.8

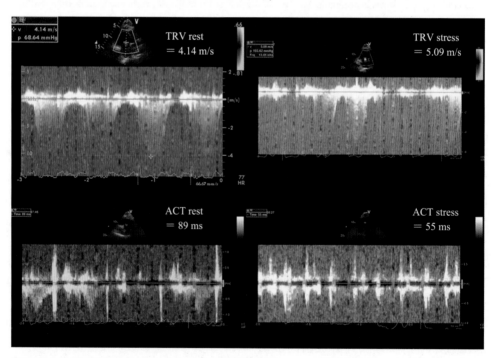

图4-3-3　老年男性有较差的运动耐受力和高度异常PVRI，基线和峰值压力下的TRV和ACT测量，计算为ESE时间与ΔSPAP之比，以10为单位；PVRI = 3min/3.5 = 0.9

引自 Wierzbowska-Drabik K，Kasprzak JD，D Alto M，et al. Reduced pulmonary vascular reserve during stress echocardiography in confirmed pulmonary hypertension and patients at risk of overt pulmonary hypertension. Int J Cardiovasc Imaging，2020，36（10）：1831-1843.

能障碍，增加肺动脉压，PH（pulmonary hypertension）受试者的mPAP/CO斜率显著升高，这揭示患者的真实PH值。

五、负荷超声心动图对确诊患者右心室收缩储备的评估

PH的患者的走向最终依赖于右心室对负荷的承受能力，因此，利用超声评估右心室功能对PH患者来说尤为重要，然而，静息时右心衰竭临床表现通常在疾病晚期才出现，因此，负荷超声心动图试验评估右心室收缩储备功能对判断PH患者的预后有一定的价值。

右心室储备定义为右心室适应运动或药物应激的能力，决定因素包括心室收缩力、弹性、重构、后负荷和灌注。右心室储备由多种参数表示，这些参数可以通过右心导管或一种无创评估方法——负荷超声心动图来获取。研究发现，在运动期间，PH患者相较于健康对照组，右心室出现短暂用力扩张，故认为右心室的大小是一个可靠的评估参数。右心室短暂用力扩张是一种病理学发现，与负荷后肺功能增加及右心室功能相关，三尖瓣环平面收缩偏移变化（ΔTAPSE）和三尖瓣环形收缩速度变化（ΔS′）是运动期间右心室收缩反应的可靠测量值。一些研究者采用低剂量多巴酚丁胺药物负荷试验，发现PH患者ΔTAPSE和ΔS′相较于对照组明显降低。此外，右心室面积分数变化（ΔRVFAC）也可用来评估右心室收缩储备。

多巴酚丁胺具有直接的肺血管舒张作用，这可能会限制药物负荷试验中肺动脉压的增加，虽然目前还没有确定收缩储备的最佳指标，但如果负荷试验的重点是右心室收缩功能，而不是肺动脉压变化，多巴酚丁胺药物负荷试验在右心室收缩储备

的评估中具有简便易行、应用广泛和普遍的优点。

六、高原性肺水肿与慢性高原病易感性筛查

超过1440万人居住在海拔3500m以上地区，居住在低海拔地区的健康人在前往高海拔地区时会经历缺氧，这会损害海平面的正常气体交换。无论是短时间还是长期，身体为了适应这种缺氧环境，心肺系统会进行相应的调整，以维持动脉血氧饱和度降低的情况下氧气的输送。约10%的登山者在海拔快速上升至4500m后24h内会出现肺水肿。有肺水肿病史的受试者在相同暴露条件下复发率为60%。肺水肿如果及早发现，可以快速有效治疗，当无法立即治疗时，喜马拉雅山登山者的死亡率估计约为50%。尽管导致肺水肿的病理生理机制尚不完全清楚，但缺氧诱导的肺动脉压过度升高似乎是肺水肿发病的关键因素。在长期急性缺氧暴露（90～240min）或仰卧自行车运动期间，PASP显著增加，右心室也显著扩张。因此，在缺氧条件下进行的负荷超声心动图检查可作为识别高原性肺水肿易感者有用的非侵入性方法。同样，其也可以用于鉴别有慢性高原病发病风险的高危因素，慢性高原病患者运动导致的mPAP和肺血管阻力明显增高，且血氧饱和度较低，肺血管系统的结构异常也与肺血管反应性增加有关。血管狭窄可能是导致肺血管阻力增加的可能因素之一，也是运动期间低氧血症增加的结果。

七、小结

尽管目前运动负荷超声心动图存在一定的局限性，但它仍是肺动脉高压早期检

测及随访较理想的辅助工具，运动负荷超声心动图可用于评估不明原因的劳力性呼吸困难且静息超声心动图无法诊断为PH的患者，其诊断潜力超过普通经胸超声心动图。同样，它可应用于没有运动禁忌证的有持续发展趋势的高危PH患者，或者已确诊为PH的患者，非侵入性定量评估肺动脉压变化可以随时完善治疗方法，有助于进一步进行预后危险分层。此外，负荷超声心动图还有助于识别高原性肺水肿易感者，可以用来鉴别潜在慢性高原病风险的人群。最后，我们可以将以上参数结合舒张功能储备及收缩功能储备评估，对最常见的继发性PH病因进行更详细的危险分层。

（徐　芸　叶露薇）

参 考 文 献

Claessen G，Claus P，Delcroix M，et al，2014. Interaction between respiration and right versus left ventricular volumes at rest and during exercise：a real-time cardiac magnetic resonance study. Am J physiol Heart Circ physiol，306（6）：816-824.

El-Yafawi R，Rancourt D，Hacobian M，et al，2019. Pulmonary hypertension subjects exhibit right ventricular transient exertional dilation during supine exercise stress echocardiography. Pulm Circ，9（2）：2045894019851904.

Ho JE，Zern EK，Lau ES，et al，2020. Exercise Pulmonary Hypertension Predicts Clinical Outcomes in Patients With Dyspnea on Effort. J Am Coll Cardiol，75（1）：17-26.

Humbert M，Kovacs G，Hoeper MM，et al，2022. ESC/ERS Scientific Document Group.

2022 ESC/ERS Guidelines for the diagnosis and treatment of pulmonary hypertension. Eur Heart J，43（38）：3618-3731.

Pratali L，Allemann Y，Rimoldi SF，et al，2013. RV contractility and exercise-induced pulmonary hypertension in chronic mountain sickness：a stress echocardiographic and tissue Doppler imaging study. JACC Cardiovascular Imaging，6（12）：1287-1297.

Rallidis LS，Papangelopoulou K，Makavos G，et al，2021. Low-Dose Dobutamine Stress Echocardiography for the Early Detection of Pulmonary Arterial Hypertension in Selected Patients with Systemic Sclerosis Whose Resting Echocardiography Is Non-Diagnostic for Pulmonary Hypertension. J Clin Med，10（17）：3972.

Sharma T，Lau EM，Choudhary PT，et al，2015. Dobutamine stress for evaluation of right ventricular reserve in pulmonary arterial hypertension. Eur Respir J，45（3）：700-708.

Tonti G，Camporotondo R，Turco A，et al，2014. Analyses of longitudinal and of transverse right ventricular function provide different clinical information in patients with pulmonary hypertension. Ultrasound Med Biol，40（6）：1096-1103.

Wierzbowska-Drabik K，Kasprzak JD，D Alto M，et al，2020. Reduced pulmonary vascular reserve during stress echocardiography in confirmed pulmonary hypertension and patients at risk of overt pulmonary hypertension. Int J Cardiovasc Imaging，36（10）：1831-1843.

Yang JH，Harada T，Choi KH，et al，2022. Peripheral Venous Pressure-Assisted Exercise Stress Echocardiography in the Evaluation of Pulmonary Hypertension During Exercise in Patients With Suspected Heart Failure With Preserved Ejection Fraction. Circ Heart Fail，15（3）：e009028.

第四节　负荷超声心动图在先天性心脏病中的应用

负荷超声心动图已用于多种先天性心脏病，包括房间隔缺损、主动脉缩窄、单心室、右心室体循环及法洛四联症术后，负荷超声心动图试验评估先天性心脏病的目标参数详见表4-4-1。由于ESE不需要静脉注射、镇静或辐射暴露，ESE可用于年龄足够大到可以在平板或踏车上锻炼的儿童，因此，通常用于6岁以上儿童的SE检查是儿科心脏病学培训中不可或缺的一部分。目前SE正逐渐应用于川崎病患者、冠状动脉异位起源的心脏收缩储备功能、大动脉转位矫正术后患者解剖右心室的收缩储备，主动脉狭窄及单纯主动脉下狭窄等先天性心脏病的评估。

一、房间隔缺损

负荷超声心动图用于房间隔缺损时可评价心肌性能和肺血流动力学。虽然药物负荷试验也可用于评价心肌功能，但运动负荷试验是评价先天性心脏病肺血流动力学的首选。负荷试验对右心室影响的数据罕见。在一项房间隔缺损开放和闭合患者的踏车运动负荷试验中，右心室面积变化分数（RVFAC）的增加与肺动脉收缩压在最大运动时呈负相关，与最大耗氧量呈正相关。两个结果均表明肺动脉收缩压对右心室负荷的显著作用。静息时肺动脉收

表4-4-1　负荷超声心动图试验评估先天性心脏病的目标参数

负荷超声心动图指征	检查内容	负荷模式	图像采集顺序	图像采集级别	负荷超声结果	负荷超声报告
房间隔缺损	SPAP和右心室收缩储备	运动	三尖瓣反流速度，所有右心室切面	基础状态，低负荷运动，峰值负荷运动	SPAP增加 右心室心肌收缩增加	严重程度重新分级 右心室收缩储备
	右心室收缩储备	多巴酚丁胺	所有右心室切面	基础状态，低剂量	右心室心肌收缩增加	右心室收缩储备
法洛四联症	右心室/左心室收缩储备	运动	所有右心室切面，TAPSE，组织多普勒	基础状态，低负荷运动，峰值负荷运动	右心室/左心室心肌收缩增加	右心室/左心室收缩储备
主动脉缩窄	严重程度评估和左心室收缩储备评估	运动	降主动脉速度，所有左心室切面	基础状态，低负荷运动，峰值负荷运动	主动脉压差增加 左心室心肌收缩增加	严重程度重新分级 左心室收缩储备
单心室	评估收缩储备和运动后的血流动力学变化	运动	所有心室切面，房室瓣反流速度，测量压力阶差	基础状态，低负荷运动，峰值负荷运动	心肌收缩力增加 其他异常	收缩储备描述及分级

注：SPAP.肺动脉收缩压；TAPSE.三尖瓣环收缩期位移。

缩压的增加与房间隔缺损不良预后有关。静息时正常的肺动脉收缩压似乎说明了肺血流动力学正常。然而，在一些房间隔缺损患者（无论缺损开放还是关闭），静息时肺动脉收缩压正常，但踏车运动试验时可观察到肺动脉收缩压明显增加。当房间隔缺损在较大年龄（≥34岁）关闭时，这一现象更常见。运动负荷试验时相应的肺动脉收缩期血流频谱斜率较陡峭表明肺血管阻力动力性增加，并有微小肺血管损伤。动力性肺血管阻力增加的临床意义还不明确，但似乎与最大耗氧量有关。异常的动力性肺血管反应似乎与右心房增大和三尖瓣反流明显增加有关。肺血管阻力动力性异常反应的预后意义目前尚不确定。Gabriels等的研究未能证明房间隔缺损患者肺血管阻力的动力性增加是否与后期发生的肺动脉高压有关。近期的数据表明，肺血管阻力的动力性反应可能在肺血管舒张治疗后得到缓解，提示轻度或早期肺血管病变可能会被逆转。

负荷超声心动图可能对房间隔缺损患者有作用。踏车运动试验可用于评价房间隔缺损开放和闭合患者的右心室性能。在最大运动负荷时右心室性能与肺动脉收缩压间接相关。踏车运动试验或许可用于观察房间隔缺损患者肺血管阻力的动力性增加，该动力性增加推测可能与肺微小血管病变有关。

二、法洛四联症

法洛四联症矫治术包括缓解右心室流出道梗阻和修补室间隔缺损。术后最常见的残留问题是严重的肺动脉瓣反流导致的进行性右心室扩张和功能不全。负荷超声心动图有助于鉴别右心室和左心室功能不全早期征兆。运动试验因更符合生理性而最为常用。Lamia Ait-Ali等观察了128例

年轻人在法洛四联症修补术后右心室对负荷试验的反应。运动试验中有74例患者右心室面积变化分数增加，有49例不但没有增加反而减少，这些差异变化的临床意义尚不明确。运动负荷试验也应用于法洛四联症术后的患儿，可以发现运动时左右心室收缩不同步的指标明显增加。同一研究组发现，运动试验时，随心率增快右心室等容收缩期心肌加速度反应迟钝，这表明右心室和左心室对运动的反应减小。Hasan等观察了20例有右心室流出道残留梗阻的患者，采用运动负荷试验评价其运动时右心室功能的反应。评估了经导管肺动脉瓣植入术前、后运动负荷试验结果，发现介入治疗后静息时和峰值运动时右心室面积变化分数和右心室整体应变显著增加。关于运动超声心动图在法洛四联症患者中的临床应用需要进一步的数据研究。运动超声心动图可用于研究法洛四联症右心室和左心室的收缩储备。右心室功能可通过测量右心室面积变化分数、TAPSE和心肌组织多普勒速度研究。需要进一步的数据来证明这种方法的临床效用。

三、主动脉缩窄治疗后

主动脉缩窄外科或介入治疗后患者可存在残余狭窄，并有发展为系统性动脉高压的风险，影响长期预后。负荷试验可用于发现亚临床高血压。运动引发的系统性高血压（峰值收缩压＞200mmHg）可以预测成人主动脉缩窄术后慢性高血压。儿童和年轻成人主动脉支架置入术后运动的峰值血压与左心室质量指数相关。运动试验也可用于评价主动脉动态残余压力阶差。静息状态下很难评估主动脉再缩窄，运动负荷试验则可用于评估运动时残余主动脉弓梗阻。结合系统性高血压，运动时狭窄近端主动脉弓压力阶差明显（在任何

运动级别时平均压差≥30mmHg）是有相关临床意义的发现，并可能需要进一步的检查和治疗。成年主动脉缩窄患者显示了异常的收缩反应，随即心率增加，心肌等容加速度和组织多普勒s′峰的增加趋势变缓。有意思的是，心肌等容加速斜率与运动导致的收缩压和舒张期血压升高相关。这可能表明，运动时后负荷的增加对心肌收缩功能有影响，或者说心肌等容加速度取决于后负荷。

对于主动脉缩窄，运动负荷超声心动图可用于评价血压变化和主动脉弓及远端残留的压力阶差，以及心肌对运动的反应。峰值血压异常似乎与慢性高血压和左心室质量指数增加有关，发现主动脉缩窄修复术后患者对运动负荷试验的收缩反应减弱。临床意义有待进一步证实。

四、单心室

运动负荷试验可用于评估单心室患者运动和工作能力。然而，负荷超声心动图评估此类患者的可用数据太少了。由于心脏解剖结构，特别是心室形态的多变性，负荷超声心动图的应用具有独特的挑战性。对于右心室形态单心室，由于尚未建立标准方法，评估心肌收缩性能非常难。对于左心室形态单心室，尽管缺乏形态良好的右心室、缺乏正常心室间的相互作用均影响到左心室，仍可采用传统的功能性评价方法进行评估。单心室的负荷超声心动图可有助于收集相关数据，并与运动试验中常规进行的心电图和代谢分析相结合。负荷试验分阶段成像可有助于在心脏后负荷逐级增加时直观地评估心肌收缩性。负荷过程中的应变成像可允许更详细地分析心肌力学。随运动增加对瓣膜反流或狭窄及血管的病变所做的多普勒评估可有助于外科手术规划。

五、右心室体循环

先天性矫正型大动脉转位和大动脉转位行心房内调转术后，形态右心室在功能上是体循环心室，三尖瓣则是体循环的房室瓣。慢性体循环压力可导致右心室功能不全、三尖瓣反流增加及心力衰竭。理论上讲，负荷超声心动图可提供更多的负荷期间心肌收缩储备信息和三尖瓣情况。行Mustard修补术的术后患者，运动能力的独立预测因子——体循环心室功能常会受到抑制。多巴酚丁胺试验时搏出量不增加而EF值增加。由于心房内调转术时心房内板障的使用，心室的前负荷不足可以解释运动时每搏量的增加不足。最后，Vogt等发现多巴酚丁胺负荷试验时等容收缩期心肌加速度增加与脑钠肽水平相关。多巴酚丁胺试验时，矫正型大动脉转位的整体室壁运动增强幅度小于健康对照组，试验过程中，患者的节段室壁增厚明显小于对照组，尤其室间隔和前壁。先天性矫正型大动脉转位的右心室心肌缺血可导致右心功能不全。

多巴酚丁胺或可有助于评估体循环右心室的功能、室壁增厚程度和节段性室壁运动异常。多巴酚丁胺试验的超声心动图结果可能与患者的心功能状态及神经内分泌激素水平有关。

六、冠状动脉起源异常

尽管相对罕见，冠状动脉起源异常（anomalous origin of a coronary artery, AOCA）是年轻运动员非外伤性心源性猝死的第二大常见原因。猝死的高危变异包括伴有壁内走行或动脉间走行的左冠状动脉起源异常。高危变异患者，特别是参与剧烈活动的患者，需要给予外科冠状动脉去顶术或修复手术治疗；然而，右冠状动脉起源异常的无症状患者的临床治疗仍然是一个争论的话题。负荷超声心动图与多模式负荷成像可能有助于确定药物或手术治疗应施用于哪些患者。ESE也已开始应用于儿童冠状动脉异常去顶术后或再植入术后的常规随访。ESE还为术前AOCA患儿或未接受手术的患者提供了基线数据。负荷超声心动图为AOCA患者的术前诊断和长期随访提供有了益信息（推荐等级Ⅱa，证据水平B）。

七、大动脉转位和大动脉调转术后状态

右袢大动脉转位（transposition of the great arterie，TGA）最常见的修复方法是在出生时进行大动脉调转术（arterial switch operation，ASO），这需要重新植入冠状动脉。尽管总的长期生存率在95%以上，但约5%的患者可能发生冠状动脉狭窄、侵犯或闭塞。鉴于无症状ASO患者的优良生存率，筛选缺血的最佳时机和无创方法仍需要进一步研究。

八、川崎病

川崎病（KD）是儿童获得性缺血性心脏病（IHD）的主要原因，其特征是系统性炎性血管炎，可累及冠状动脉，导致冠状动脉扩张和冠状动脉瘤。尽管可能发生逆转，但动脉瘤有可能转化为狭窄性或血栓性CAD。在KD患儿中，DSE具有良好的特异性和阴性预测值。DSE阳性也与明显的冠状动脉异常相关。如果WMSI≥1.25，则15年累积无事件生存率为25%；WMSI＜1.25的患者中则为92%。ESE已成功地应用于高危患者的缺血诊断和预测心血管疾病的晚期后遗症。

负荷超声心动图可用于KD患者冠状动脉瘤的系列筛查和预后评估；室壁运动评分指数可用于预测15年累积无事件生存率。

（张红梅　王斯佳）

参考文献

Ait-Ali L, Siciliano V, Passino C, et al, 2014. Role of stress echocardiography in operated fallot: feasibility and detection of right ventricular response. J Am Soc Echocardiogr, 27（12）: 1319-1328.

Brindis R, Douglas P, Hendel R, et al, 2005 ACCF/ASNC appropriateness criteria for single-photon emission computed tomography myocardial perfusion imaging（SPECT MPI）: a report of the American College of Cardiology Foundation quality Strategic directions Committee Appropriateness Criteria working group and the American Society of nuclear Cardiology. J Am Coll Cardiol, 46（8）: 1587-1605.

Douglas PS, Khandheria B, Stainback RF, et al, ACCF/ASE/ACEP/ASNC/SCAL/SCCT/SCMR 2007 appropriateness criteria for transthoracic and transesophageal echocardiography: a report of the American College of Cardiology Foundation Quality Strategic Directions Committee Appropriateness Criteria Working Group, American Society of Echocardiography, American College of Emergency Physicians, American Society of Nuclear Cardiology, Society for Cardiovascular Angiography and Interventions, Society of Cardiovascular Computed Tomography, and the Society for Cardiovascular Magnetic Resonance endorsed by the American College of Chest Physicians and the Society of Critical Care Medicine.. J Am Coll Cardiol, 50（2）: 187-204.

Hasan BS, Lunze FI, Chen MH, et al, 2014. Effects of transcatheter pulmonary valve replacement on the hemodynamic and ventricular response to exercise in patients with obstructed right ventricle-to-pulmonary artery conduits. JACC Cardiovasc Interv, 7（5）：530-542.

Khairy P, Clair M, Fernandes SM, et al, 2013. Cardiovascular outcomes after the arterial switch operation for D-transposition of the great arteries. Circulation, 127（3）：331-339.

Lancellotti P, Pellikka PA, Budts W, et al, 2016. The clinical use of stress echocardiography in non-ischaemic heart disease：recommendations from the European Association of Cardiovascular Imaging and the American Society of Echocardiography. European heart journal Cardiovascular Imaging, 17（11）：1191-1229.

Pellikka PA, Arruda-Olson A, Chaudhry FA, et al, Guidelines for Performance, Interpretation, and Application of Stress Echocardiography in Ischemic Heart Disease：From the American Society of Echocardiography. J Am Soc Echocardiogr, 33（1）：1-41.

Vogt M, Kuhn A, Wiese J, et al, 2009. Reduced con-€ tractile reserve of the systemic right ventricle under dobutamine stress is associated with increased brain natriuretic peptide levels in patients with complete transposition after atrial repair. Eur J Echocardiogr, 10（5）：691-694.

第五节 负荷超声心动图在左心室舒张功能不全中的应用

一、概述

在心力衰竭患者中约40%的症状是因为存在左心室舒张功能障碍。舒张功能障碍对呼吸短促、劳力性疲乏或运动能力差等症状的重要性已得到越来越多的认识。舒张功能负荷试验一般是指应用运动多普勒超声心动图检测无法解释的呼吸困难或亚临床舒张功能障碍患者（如糖尿病心肌病、高血压患者）的左心室舒张功能储备受损及由此引起的左心室充盈压升高。尽管如此，它主要是在疑似射血分数正常的心力衰竭和静息状态的边缘舒张功能异常患者中有价值。图4-5-1总结了临床何时应考虑进行舒张负荷试验。图4-5-2和图4-5-3显示舒张负荷试验的病例。仰卧式踏车运动是舒张功能评价的推荐方式，因它可以在整个测试过程中获得多参数记录，对舒张功能储备进行无创评估。平板运动负荷也可作为另一种选择，因运动后舒张功能异常通常持续存在。被动抬腿增加前负荷也可作为非运动方式的替代方法，可识别诱导的左心室充盈压力升高并适用于运动耐力较低的患者，可提供额外信息。

舒张期SE检查可作为独立检查，也可添加到局部室壁运动异常的评估中。二尖瓣E峰、A峰、E/A值（脉冲取样容积置于二尖瓣口顶端）、e′（脉冲组织多普勒取样容积位于间隔或二尖瓣侧壁瓣环，奈奎斯特极限为15～20cm/s，调节增益和滤波器）值、E/e′值及SPAP均应在基线、运动峰值和恢复期进行记录。变量E和e′通常记录在当E峰和A峰尚未完全融合时，心率为100～110次/分。在低水平运动下心率突然增快的患者，可在恢复期进行运动后评估。通常在心尖四腔心切面测量参数，共记录5～10个心动周期。对于不能运动的患者，可以在被动抬腿时评估舒张功能，患者双腿被动抬高3min，并记录类似的超声心动图参数。E/e′作为静息超声无创评估左心室充盈压存在局限，这种局限也存在于负荷舒张功能评价。

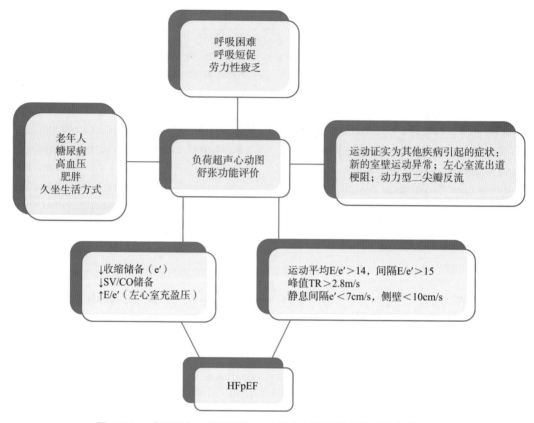

图4-5-1 呼吸困难、呼吸短促，劳累患者进行的舒张功能负荷测试

SV.每搏量；CO.心排血量；e′.二尖瓣瓣环室间隔和外侧壁舒张早期峰值运动速度的平均值（组织多普勒）；E.舒张早期二尖瓣口血流频谱峰值（脉冲多普勒）；TR.三尖瓣反流；HFpEF. heart failuke with persewed left ventricular ejection fraction，射血分数，保留型心力衰竭

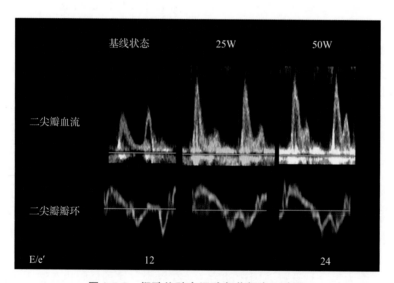

图4-5-2 仰卧位踏车运动负荷超声心动图

71岁劳力性呼吸困难患者，二尖瓣血流及瓣环速度；基线状态，二尖瓣血流显示异常舒张模式，E/e′在正常范围。运动后5min二尖瓣血流模式发生了显著变化，从正常到限制性舒张功能，E/e′显著升高

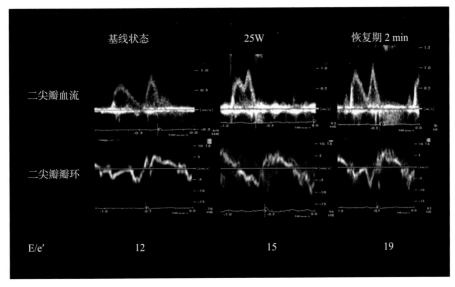

图 4-5-3　高血压伴劳力性呼吸困难

患者，女，56岁，静息状态和恢复期仰卧踏车运动二尖瓣血流和瓣环速度。患者在轻度运动也会出现心动过速，所以在50W运动时 E/e′ 无法测量。注意，即使在停止运动后 E/e′ 仍显著升高，且高于静息状态和运动时

二、与血流动力学的相关性解释

在中年健康受试者中，由于二尖瓣流入速度和瓣环速度成比例增加，E/e′ 值随运动而无显著变化，这代表运动受试者的正常舒张反应。相反，E/e′ 值或 SPAP 随运动的增加已被证明与有创测量的左心室舒张充盈压增加平行。如果静息和峰值间隔侧 E/e′ ＜ 10，三尖瓣反流（TR）峰值速度＜ 2.8 m/s，则运动舒张负荷试验为正常。如果静息平均间隔 E/e′ ＞ 14，间隔 e′ ＜ 7cm/s 认为舒张功能异常，运动时的 TR 峰值速度＞ 3.1m/s 通常表示反应异常。此外，随着年龄增长，静息和运动时的 SPAP 会相应增加。负荷量及患者年龄都是需要考虑的因素。测量运动时的收缩压有助于评估运动舒张充盈压。研究表明，正常 SPAP 在静息时＜ 35mmHg，在运动时＜ 43mmHg；而运动间隔 E/e′ ＞ 13，舒张期纵向速度变化幅度降低，诱发 PH（SPAP ≥ 50mmHg）是不良预后的标志。

被动抬腿可引起舒张功能异常的患者二尖瓣口和二尖瓣环速度的不均匀变化，松弛异常者静息 E/e′ ＜ 15，腿部抬高运动后 E/e′ ＞ 15，定义为不稳定舒张异常，通常患者年龄较大，多为女性，与持续性 E/e′ ＜ 15 的患者相比，舒张储备和运动能力较低。此外，e′ 对被动抬腿的反应与运动过程中的舒张储备指数显著相关。由于 e′ 速度与等容弛豫时间常数（t）成反比，多巴酚丁胺增强左心室舒张松弛和舒张早期回缩，多巴酚丁胺 SE 时 e′ 速度增加可能是心肌纵向舒张收缩储备受损的一个指标。值得注意的是，多巴酚丁胺 SE 期间持续限制性左心室充盈模式与缺血性心肌病患者的长期预后不良相关。

三、对治疗的影响

结合运动后 E/e′ 增加，可诊断舒张储备功能受损，估计左心室充盈压，对疑似射血分数正常的心力衰竭患者有助于指导治疗或监测治疗效果。

四、关于射血分数正常的心力衰竭

射血分数正常的心力衰竭（又称射血分数保留的心力衰竭，HFpEF）通常较难识别，因为患者在休息时最初可能无症状或轻度症状，只有在运动时才出现呼吸困难等症状。因此，静息时的超声心动图分析可能不足以识别这些患者，可能需要进行激发试验，以在早期阶段明确HFpEF的诊断。运动负荷心血管系统解剖和心功能参数的适应性变化，伴随心脏前后负荷急性减少或增加，对心脏的影响可以通过超声心动图采集标准图像分析评估，且可行性已被验证。最近的研究表明，负荷超声心动图可用于评价运动相关的舒张功能障碍。休息时PCWP正常，但运动时PCWP显著增加，与长期死亡率增加相关，可能被认为是早期HFpEF。因此，如果运动负荷超声心动图能够无创再现运动过程中左心室舒张功能的重要病理生理信息，将为早期HFpEF患者的诊断和临床管理提供巨大的临床效益。

侵入性运动负荷试验已经证明，健康受试者在运动过程中可以增加心排血量，而不增加左心室充盈压力，这是由于心肌的高舒张储备（在负荷下心肌舒张力增加）。左心室舒张功能障碍的特点是心肌舒张延迟和心室硬度增加。舒张功能不全患者静息时的左心室充盈压力可表现正常，Kitzman等研究表示HFpEF患者静息时左心室充盈压力正常，只有在劳力负荷时才会升高。近期对早期HFpEF患者的研究表明，运动时左心室充盈压力明显升高，并引起肺毛细血管楔压（PCWP）升高与劳力性呼吸困难进展。因此，运动负荷超声心动图如能提供运动过程中左心室舒张功能的病理生理信息，对早期HFpEF患者的诊断和临床管理具有重要的临床价值。

超声心动图评估左心室舒张功能已成为常规临床实践的既定工具，并不断更新。早期跨瓣口速度与组织多普勒环速度之比，即E/e′，是无创估计左心室充盈压力最常用的指标。E/e′静息时>15，表示升高的左心室充盈压或PCWP，而E/e′<8表示正常充盈压力。此外，Burgess等证明E/e′值与运动时有创测量的左心室舒张压相关。Talreja等一致认为，E/e′不仅在基线时，而且在运动时都能提供可靠的PCWP估计，运动时E/e′>15与PCWP显著升高20mmHg相关。Bella等报道，虽然E/e′与PCWP总体上显著相关，但E/e′不能可靠地跟踪个体PCWP的变化。1/4的患者仅在运动时左心室充盈压力升高，此外，在166例接受平板运动超声心动图的患者中，运动后E/e′>13提示运动能力降低的特异度约为90%。在对静息左心室充盈压分级后，运动后E/e′>10允许识别运动代谢当量（MET）<8的患者。

静息到运动后早期二尖瓣E峰的变化已被证明在冠心病检测中是有效的。大面积缺血者可出现左心室充盈压升高引起的E峰升高，而在较小范围缺血患者中因左心室舒张功能受损的发展引起E峰下降。在运动中平均E/e′增加>14或间隔E/e′增加至>15与左心室充盈压增加有关，这可能是由于负荷引起的缺血或心肌紊乱引起的舒张功能障碍致患者舒张不足。运动中测量二尖瓣E/A和E/e′的变化是室壁运动分析检测缺血和左心室充盈压力增加的有用补充。

当静息超声心动图的结果不能解释劳力性呼吸困难时，提示应进行负荷超声心动图检查。一般来说，当患者有异常超声心动图表现，与静息左心室充盈压升高相一致，提示舒张功能不全Ⅱ级以上，其劳力性呼吸困难的心脏相关病因明确，则不需要进行负荷超声心动图。舒张负荷超声心动图最适宜的对象是舒张功能障碍Ⅰ级的患者，这表明心肌舒张延迟，静息时左心室充盈压力正常。随着运动而增加的心率降低了舒张充盈期和左心室顺应性，可引起左心室充盈压力升高和劳力性呼吸困难。

劳力性呼吸困难被认为与心绞痛相关，在进行负荷超声心动图检查的患者中更为常见。因此，主要目标是负荷诱发室壁运动异常来检测心肌缺血。然而，在连续发生的311例劳力性呼吸困难患者中，只有10%出现室壁运动异常。探讨劳力性呼吸困难的病因，结合舒张功能评估和室壁运动分析可以提供更多的信息。

仰卧位踏车运动更适合于舒张负荷功能检测，可有足够的时间获得基线、峰值、恢复期的二维和多普勒数据，包括二尖瓣口血流频谱、组织多普勒及三尖瓣反流速度估测肺动脉收缩压，并连续心电图监测和血压监测，以达到目标心率（最大年龄预测值的85%）。实施的注意事项：运动负荷优于药物负荷，多巴酚丁胺负荷超声心动图是一种公认的检测心肌缺血的工具，然而，多巴酚丁胺可改善左心室舒张功能，且不模拟生理负荷。舒张早期和晚期的多普勒速度和组织多普勒环形速度在运动高峰时常融合。在稍后的恢复过程中，当心率下降和频谱融合缓解时，可以获得多普勒数据。如果融合持续存在，可先测量三尖瓣反流速度，当心率进一步下降时，再测量瓣口速度及组织多普勒频谱。

心肌缺血也可引起左心室充盈压升高和劳力性呼吸困难。当研究对象为已知或疑似冠状动脉疾病患者时，必须通过综合负荷超声心动图检查排除心肌缺血，这些患者应运动到目标心率或症状受限的心率。对于室壁运动分析，优先获取二维图像是很重要的。平板运动结束后即刻获取图像，并在60s内评估心肌缺血情况，随后再获取多普勒速度。最近，MEDIA研究组提出了舒张负荷超声心动图的最佳方案。半仰卧式踏车上的斜坡运动方案，从15W为起始剂量，以5W/min的增量达到次最大目标（心率为100～110次/分或有症状）为推荐方案。当达到初始目标时，此时负荷保持恒定3min，同时获取超声心动图图像。如果患者无症状，可以以相同的增量增加工作量，直到出现症状或达到最大目标心率，以评估患者是否有心肌缺血。次最大运动时的数据采集可能有几个优点：对老年患者更可行，更相当于他们的日常活动；运动时较少的呼吸可以获得更好的图像质量；较慢的心率可以避免多普勒速度的融合。

（张清凤 徐 芸）

参考文献

Takagi T，2017. Diastolic stress echocardiography. J Echocardiogr，15（3）：99-109.

Lancellotti P，Pellikka PA，Budts W，et al，2016. The clinical use of stress echocardiography in nonischaemic heart disease：recommendations from the European Association of Cardiovascular Imaging and the American Society of Echocardiography. Eur Heart J Cardiovasc Imaging，17（11）：1191-1229.

第六节　负荷超声心动图在心肌存活性评估中的应用

一、概述

我们知道，缺血引起的左心室收缩功能障碍可以通过血运重建得到改善，这为检测有功能恢复潜力的存活心肌提供了理论依据。非随机调查显示，慢性左心室功能障碍和多支血管疾病患者通过血运重建可以改善整体心功能和预后。无损伤的慢性心肌功能障碍可能是反复发作的缺血引起心肌顿抑的表现。静息流量正常但灌注储备有限的区域的收缩功能易出现反复缺血发作。慢性收缩功能障碍也可归因于冬眠心肌。早期对这个问题的描述强调了局部心肌收缩功能的降低是继发于对应区域静息灌注的相应减少。最近的研究表明，在持续性收缩功能障碍的区域，静息灌注通常是正常的或只是轻微减少，这表明反复性顿抑和冬眠与此相关。冬眠心肌易受永久性损伤，为避免功能延迟或不完全恢复，必须及时进行血运重建。

二、心脏收缩储备评估

对具有广泛Q波、显著的左心室扩大、3～4级舒张功能障碍和广泛瘢痕的超声心动图证据（室壁变薄，回声增强，室壁厚度≤0.5～0.6cm）的缺血性心肌病（ischemic heart disease，IHD）患者进行血管重建而获得功能改善的可能性比较小。然而，静息超声心动图提供的关于生存能力的诊断价值通常不足以用于临床决策。利用药物刺激功能失调但仍存活心肌收缩的负荷超声心动图的方法提供了

关于功能恢复潜力的更准确信息。最常用的方法是用多巴酚丁胺负荷超声心动图（dobutamine stress echocardiography，DSE）检测心肌功能反应。在低剂量下，多巴酚丁胺的正性肌力作用可以刺激心肌收缩，但不会显著增加心率和心肌耗氧量。收缩储备功能，即多巴酚丁胺可增强在静息血流量适度减少时严重低动或不动节段心肌的收缩力，从而检测冬眠心肌。在静息血流减少，无或有限血流储备的情况下，冬眠心肌在低剂量阶段可能表现出收缩储备功能，在高剂量时由于缺血（双相反应）表现出功能恶化。收缩储备也可以使用低剂量运动、磷酸二酯酶抑制剂、血管扩张剂（双嘧达莫、腺苷和硝酸甘油）和诱发室性期前收缩等其他方法进行评估。

1.低剂量多巴酚丁胺负荷超声心动图　根据临床情况，还可以使用药物。对于能够进行踏车运动的患者，可以在试验的早期阶段评估其收缩储备功能。应避免心肌氧需求量的过度增加（心动过速或后负荷增加）或主动脉舒张压和冠状动脉驱动压的显著下降。

建议至少在2个低剂量阶段［2.5μg/（kg·min）、5μg/（kg·min）、7.5μg/（kg·min）、10μg/（kg·min）］进行成像。根据观察到的心肌收缩反应、血流动力学变化和影像学要求，可以调整每个输液阶段的时间。重症监护室的受试者可以在床边进行测试，展示了一个在床边进行心肌存活性评估的例子。在最佳超声参数设置下进行连续超声心动图监测，同时有一位临床医师现场指导，以监测冬眠心肌中可

能出现的细微的甚至有时是短暂的功能增强。停用β受体阻滞剂不是必须的，但在使用β受体阻滞剂治疗的情况下，可能需要中等剂量的多巴酚丁胺［15 ～ 20μg/（kg·min）］来引起收缩反应，显示收缩储备功能的心肌节段数量可能会减少。对于低剂量和中剂量方案，应连续监测至少几个心电图导联，以检测缺血性ST段异常和心律失常。

虽然低剂量多巴酚丁胺可以获得相当多的心肌存活性信息，但利用负荷剂量可以通过诱发双相反应检测血流限制性狭窄。使用负荷剂量还可以识别具有正常基线室壁运动区域的缺血，提供关于那些区域需要血运重建的额外信息。文献通常区分"低剂量"和"高剂量"方案，表明后者用于检测血流限制性狭窄，但产生缺血所需的剂量（包括心率或心率收缩压乘积）将取决于心外膜和微血管疾病的严重程度。在进行大剂量多巴酚丁胺输注前，应考虑严重冠状动脉阻塞患者发生心律失常或缺血性事件的小风险。大剂量多巴酚丁胺输注对缺血性心肌病患者是安全的。

2.室壁运动反应评估心肌存活性的解读 在大多数情况下，伴有顿抑、冬眠、重构和局限性非透壁梗死的节段在小剂量多巴酚丁胺作用下有望表现出收缩储备。在静息灌注严重减少的情况下，冬眠心肌可能表现出有限且短暂的收缩储备。如功能障碍心肌对低剂量多巴酚丁胺缺乏反应，则提示该节段心肌存在广泛的非透壁性损伤或透壁损伤。由于受拖带效应、目测评估的主观性及存活心肌节段数量与预后相关性等影响，与单独节段心肌功能轻微改善相比，两个相邻节段心肌的功能改善被视为更为可靠的显著生存迹象。对顿抑或冬眠心肌进行血运重建可以预测功能恢复，但在局限性非透壁梗死的节段中则非必然，除非其存在叠加性缺血。重构节

段可能无法通过血运重建改善功能，除非存在左心室容积减小和室壁应力降低。

存活心肌对大剂量多巴酚丁胺的反应可能因非透壁损伤的存在与否、范围及冠状动脉阻塞的严重程度而不同。在大多数情况下，冬眠节段心肌都会表现出双相反应，这一假设得到了研究的支持，即这种反应对功能恢复具有最高的阳性预测价值。收缩持续改善的节段不太可能出现功能恢复。这些节段大多数可能伴有重构或非透壁性梗死。仅在应用大剂量药物时出现改善的节段可能伴有更广泛的非透壁性梗死，功能恢复轻微或无恢复。伴静息室壁运动减弱的少数节段在应用小剂量［≤10μg/（kg·min）］多巴酚丁胺时出现功能恶化。这些节段部分存活，灌注储备显著降低，并与严重的多支冠状动脉阻塞、侧支循环供应减少和心源性死亡增多有关。

3.DSE检测心肌存活性的准确性 大量研究表明，小剂量或小剂量联合大剂量多巴酚丁胺输注方案对识别血管重建后功能恢复的存活心肌具有临床实用的敏感度（75% ～ 80%）和特异度（80% ～ 85%）。因收缩蛋白被破坏而无法对多巴酚丁胺做出反应的冬眠心肌可能出现假阴性检查结果，但随着收缩蛋白质的重组，在血运重建后数月最终出现功能恢复。伴有灌注严重降低的冬眠节段心肌可能对多巴酚丁胺无反应，或收缩改善可能为一过性并且程度低于目测判断所能发现的阈值。DSE评估存活心肌对整体功能改善和转归预测而言具有较高的敏感度（86% ～ 90%）和适宜的特异度（71% ～ 90%）。整体功能的改善程度与具有收缩储备功能的节段数量、WMSI降低幅度或小剂量多巴酚丁胺应用时EF增加具有相关性。4 ～ 5个具有收缩储备功能的功能障碍心肌节段是预测血运重建后EF提高≥5%及改善预后的最

低存活心肌数量。

目测静息功能障碍的室壁运动及增厚率异常的评估存在挑战，检测功能上细微变化的必要性为定量技术的发展提供了理论基础。组织速度和位移的多普勒评估有助于量化收缩储备。基底段位移增加≥5mm和EF增加5%可预测血管重建后整体功能的改善，准确率分别为83%和87%。心肌节段组织多普勒成像（tissue Doppler imagine，TDI）的局限性使该方法的应用局限于基底段和中段心肌的存活性评估。应变和应变率参数可用于区分存活心肌和非存活心肌。有助于确定心肌存活性的定量参数包括应变（心肌缩短）或应变率的增加或收缩期后心肌缩短的减少。斑点追踪技术已被应用于一些小样本且结果不一的研究中。TDI、应变和应变率成像可为心肌收缩储备的评估提供一定程度的客观性，具有改善存活敏感性的潜力，并可推荐作为目测评估的辅助手段。

轻度左心室收缩功能不全、显著心绞痛、合并症有限、血运重建解剖学良好的患者不需要进行心肌存活性评估。然而，对缺血和心肌存活性的检测可以为中度左心室功能不全、呼吸困难和（或）心绞痛及不同变异程度冠心病患者的治疗提供实用性信息。如果发现广泛的心肌缺血，则提示需要进行血管重建。其他因素包括缺血程度和严重程度、冠心病严重程度、二尖瓣反流的存在和严重程度及医疗和器械治疗的使用可能会超过心肌存活性分析的独立预后价值。最极端的是有严重的整体功能障碍、心力衰竭症状加重和严重的多支血管疾病的患者。存活心肌的范围可能在预测这些患者的预后和血运重建的益处中发挥更大的作用。

（张清凤 徐 芸）

参考文献

d'Entremont MA, Fortin G, Huynh T, et al, 2021. The feasibility, reliability, and incremental value of two-dimensional speckle-tracking for the detection of signifcant coronary stenosis after treadmill stress echocardiography. Cardiovasc Ultrasound, 19（1）: 27.

Larsen AH, Clemmensen TS, Wiggers H, et al, 2018. Left ventricular myocardial contractile reserve during exercise stress in healthy adults: a two-dimensional speckle-tracking echocardiographic study. J Am Soc Echocardiogr, 31(10): 1116-1126.

Li L, Wang F, Xu T, et al, 2016. The detection of viable myocardium by low-dose dobutamine stress speckle tracking echocardiography in patients with old myocardial infarction. J Clin Ultrasound, 44（9）: 545-554.

Mandoli GE, Pastore MC, Vasilijevaite K, et al, 2020. Speckle tracking stress echocardiography: A valuable diagnostic technique or a burden for everyday practice? Echocardiography, 37（12）: 2123-2129.

Pellikka PA, Arruda-Olson A, Chaudhry FA, et al, 2020. Guidelines for performance, interpretation, and application of stress echocardiography in ischemic heart disease: from the American Society of Echocardiography. J Am Soc Echocardiogr, 33（1）: 1-41.

第五章　典型病例解读

第一节　缺血性心脏病

一、心外膜下冠状动脉疾病

（一）病例一

病史简介：患者，男，64岁。

主诉：反复胸闷、胸痛10余年，加重4月余。

现病史：入院前10余年，于爬山、跑步或遇冷刺激后偶出现胸前区疼痛，放射至背部，无气紧、心悸，无大汗淋漓，无头晕、头痛，无恶心、呕吐等不适，持续约10min后可缓解，未予以重视。3余年前，患者剧烈活动及遇冷后胸闷、胸痛明显，性质同前，无其他伴随症状，持续约10min后可缓解，当地医院进行相关检查（具体不详）后，诊断为"心肌缺血"，予以"速效救心丸对症，阿司匹林抗凝，阿托伐他汀调脂稳斑"治疗后上述症状仍反复，发作持续时间同前，对症处理后症状立即缓解。4余月前，遇冷空气后胸闷胸痛即发作，性质同前，偶伴大汗，无心悸、头晕、头痛等不适。

既往史：糖尿病20余年，应用胰岛素控制血糖（具体不详），平素空腹血糖为6～7mmol/L，餐后血糖＜10mmol/L。

个人史：吸烟20余年，20支/天，戒烟10余年。不嗜酒。

家族史：糖尿病家族史。母亲有冠心病史。

查体：体温（T）36.1℃，脉搏（P）90次/分，呼吸（R）20次/分，血压（BP）137/99mmHg。

体征：无心前区隆起。心尖搏动正常。无震颤。无心包摩擦感。心浊音界正常。心率90次/分，心律齐。心音：第一心音（S_1）、第二心音（S_2）正常；主动脉瓣第二心音（A_2）＞肺动脉瓣区第二心音（P_2）；A_2正常。P_2正常。第三心音（S_3）、第四心音（S_4）无；无额外心音。无心包摩擦音。无杂音。

心电图：窦性心律，ST-T异常。

血脂：总胆固醇（TC）3.64mmol/L，三酰甘油（TG）0.74mmol/L，低密度脂蛋白胆固醇（LDL-C）1.68mmol/L；血常规、肝肾功能、心肌酶、电解质、脑钠肽（BNP）、弥散性血管内凝血（DIC）系列、肿瘤标志物、甲状腺功能、尿常规、尿微量白蛋白-肌酐比值、大便常规未见明显异常。

CT：右肺上叶前段小结影；冠状动脉钙化。

预测试可能性为84%，拟行负荷超声心动图检查以明确有无缺血及累及部位（表5-1-1）。

平板运动心电图：测试达目标心率的95%时因患者出现胸痛及呼吸困难停止，运动中出现偶发房性期前收缩，运动至2min42s时V_3～V_6导联出现ST段压低0.05～0.2mV，运动表现5.9MET，运动持续时间4：35min（图5-1-1，图5-1-2）。

表 5-1-1　预测试可能性判读表

（单位：%）

年龄（岁）	典型心绞痛		不典型心绞痛		无心绞痛	
	男性	女性	男性	女性	男性	女性
30～39	59	28	29	10	18	5
40～49	69	37	38	14	25	8
50～59	77	47	49	20	34	12
60～69	84	58	59	28	44	17
70～79	89	68	69	37	54	24
＞80	93	76	78	47	65	32

　　注：根据心绞痛典型程度、性别及年龄进行判别。白色格子预测可能性＜15%，因此其管理不需要进一步测试。蓝色格子预测可能性为15%～65%，这一类患者应将运动心电图作为最初的测试，但是如果条件许可，诊断缺血的无创功能成像测试将被作为首选考虑。在年轻患者中，放射暴露问题应被考虑。粉色格子预测可能性为66%～85%，因此这需要无创功能成像诊断稳定型冠心病。红色格子预测可能性＞85%，可以认定稳定型冠心病是存在的，这一类患者只需要危险分层。

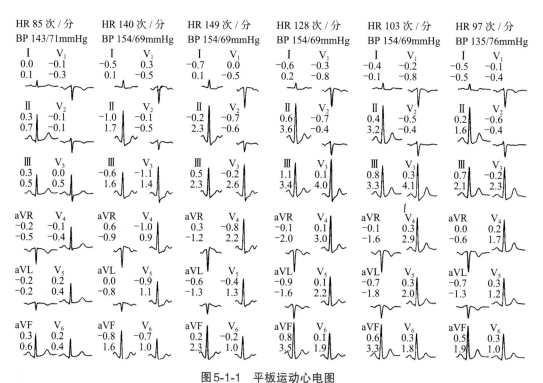

图 5-1-1　平板运动心电图

运动至峰值时，心率（HR）为149次/分，可见 V_3～V_6 导联ST段较基线状态下移0.05～0.2mV

STAGE SUMMARY

		Speed (MPH)	Grade (%)	HR (BPM)	BP (mmHg)	METs	HR*BP	I	II	III	aVR	aVL	aVF	V₁	V₂	V₃	V₄	V₅	V₆
START EXE	EXE 00:00	0.0	0.0	85	143/71	1.0	11154	0.0	0.3	0.3	-0.2	-0.2	0.3	-0.1	-0.1	0.0	0.1	0.2	0.2
STAGE 1	EXE 03:00	1.7	10.0	140	154/69	4.6	21098	-0.5	-1.0	-0.6	0.6	0.0	-0.8	0.3	-0.1	-1.1	-1.0	-0.9	-0.7
PEAK EXE	EXE 04:35	2.5	12.0	149		5.8		-0.7	-0.2	0.5	0.3	-0.6	0.2	0.0	-0.7	-0.2	-0.8	-0.4	-0.2
RECOVERY	REC 00:55	0.0	0.0	128		4.9		-0.6	0.6	1.1	-0.1	-0.9	0.8	-0.3	-0.7	0.1	0.1	0.1	0.1
RECOVERY	REC 01:55	0.0	0.0	103		3.3		-0.4	0.4	0.8	-0.1	-0.7	0.6	-0.2	-0.5	0.3	0.3	0.3	0.3
RECOVERY	REC 02:55	0.0	0.0	97	135/76	1.3	13905	-0.5	0.2	0.7	0.0	-0.7	0.5	-0.1	-0.6	-0.2	0.2	0.3	0.3
RECOVERY	REC 03:55	0.0	0.0	92		1.0		-0.7	0.2	0.9	0.1	-0.8	0.6	-0.2	-0.7	-1.0	-0.2	0.0	0.0
RECOVERY	REC 04:55	0.0	0.0	90		1.0		-0.5	-0.3	0.1	0.3	-0.4	0.0	0.0	-0.3	-1.1	-0.4	-0.2	-0.1
RECOVERY	REC 05:55	0.0	0.0	92	145/78	1.0	13195	-0.5	-0.3	0.2	0.3	-0.4	0.0	0.1	-0.3	-1.2	-0.6	-0.2	-0.1
RECOVERY	REC 06:55	0.0	0.0	90		1.0		-0.4	-0.3	0.0	0.3	-0.3	-0.1	0.0	-0.3	-1.2	-0.5	-0.3	-0.2
RECOVERY	REC 07:55	0.0	0.0	90	143/78	1.0	13013	-0.4	-0.2	0.1	0.2	-0.3	-0.1	0.0	-0.2	-1.2	-0.6	-0.2	-0.1
END REC	REC 08:07	0.0	0.0	89		1.0		-0.5	-0.3	0.1	0.3	-0.3	-0.1	0.1	-0.3	-1.2	-0.6	-0.2	-0.1

MINUTE SUMMARY

	Speed (MPH)	Grade (%)	HR (BPM)	BP (mmHg)	METs	HR*BP	I	II	III	aVR	aVL	aVF	V₁	V₂	V₃	V₄	V₅	V₆
EXE 00:00	0.0	0.0	85	143/71	1.0	11154	0.0	0.3	0.3	-0.2	-0.2	0.3	-0.1	-0.1	0.0	0.1	0.2	0.2
EXE 01:00	1.7	10.0	117		4.0		-0.5	-1.0	-0.6	0.7	0.0	-0.8	0.5	0.1	-1.1	-0.8	-0.7	-0.5
EXE 02:00	1.7	10.0	135		4.3		-0.3	-1.0	-0.8	0.6	0.2	-0.9	0.5	0.1	-1.2	-1.0	-0.9	-0.8
EXE 03:00	1.7	10.0	140	154/69	4.6	21098	-0.5	-1.0	-0.6	0.6	0.0	-0.8	0.3	-0.1	-1.1	-1.0	-0.9	-0.7
EXE 04:00	2.5	12.0	147		5.4		-0.6	-0.7	-0.1	0.6	-0.3	-0.4	0.1	-0.4	-0.5	-0.3	-0.5	-0.7
REC 00:25	0.0	0.0	137		5.5		-0.5	0.4	0.9	0.0	-0.7	0.6	-0.1	-0.6	0.0	0.1	0.0	0.2
REC 01:25	0.0	0.0	114		4.3		-0.5	0.4	0.9	-0.1	-0.8	0.6	-0.2	-0.6	0.1	0.2	0.1	0.1
REC 02:25	0.0	0.0	99	135/76	2.3	13905	-0.3	0.4	0.7	-0.1	-0.6	0.6	-0.2	-0.4	0.0	0.3	0.4	0.3
REC 03:25	0.0	0.0	95		1.0		-0.5	0.5	0.9	-0.1	-0.7	0.7	-0.2	-0.6	-0.5	0.1	0.2	0.3
REC 04:25	0.0	0.0	90		1.0		-0.5	0.0	0.4	0.2	-0.5	0.2	-0.1	-0.5	-1.0	-0.3	-0.1	0.0
REC 05:25	0.0	0.0	91	145/78	1.0	13195	-0.4	-0.2	0.1	0.2	-0.3	-0.1	0.0	-0.3	-1.2	-0.5	-0.2	-0.1
REC 06:25	0.0	0.0	89		1.0		-0.5	-0.3	0.1	0.3	-0.4	-0.1	0.1	-0.3	-1.3	-0.6	-0.2	-0.1
REC 07:25	0.0	0.0	90		1.0		-0.4	-0.3	0.1	0.3	-0.3	-0.1	0.0	-0.3	-1.2	-0.7	-0.2	-0.1
REC 08:07	0.0	0.0	89	143/78	1.0	13013	-0.5	-0.3	0.1	0.3	-0.4	-0.1	0.1	-0.3	-1.2	-0.6	-0.2	-0.1

图5-1-2 平板运动心电图总结

运动总时长为4：35min，峰值心率为149次/分，峰值血压为154/69mmHg

平板运动负荷超声心动图：运动后即刻观察左心室心尖区圆钝，运动消失，左心室前壁、前侧壁搏幅明显减低（视频5-1-1，视频5-1-2，图5-1-3），运动后8：07min左心室壁运动及心电图、血压恢复至基线水平，患者症状消失，结束检查。

冠状动脉造影检查：左前降支，近中段长病变，钙化严重，最重狭窄90%；回旋支，中段狭窄90%；右冠状动脉：近段狭窄70%，远段闭塞；遂行支架置入，前降支、回旋支共安置支架4枚，血流通畅。

本页视频二维码

小结：①根据不同程度的预测试可能性选择不同的检查方法，本病例预测试

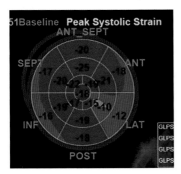
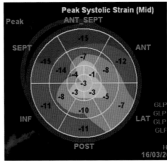
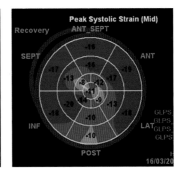

图5-1-3 不同运动阶段左心室应变牛眼图

中间图为运动后即刻左心室应变牛眼图，可见广泛心尖段、左心室前壁、前侧壁心肌纵向应变明显减低

可能性为84%，需要采用无创功能成像确定有无心肌缺血及累及节段；②同时要注意病史、危险因素的把握，该患者有典型心绞痛症状，同时有多年糖尿病病史及吸烟史，应高度警惕冠状动脉疾病可能；③在试验中适时终止，检测目的是明确诊断，达到终止指标即应停止，防止出现危及生命的情况；④超声结果的判读可定位罪犯血管，该病例前壁、前侧壁及心尖段广泛受累，负荷冠状动脉造影可检查累及血管。

（二）病例二

病史简介：患者，男，51岁。

主诉：反复胸骨后疼痛1月余。

现病史：入院前1月余，患者出现胸骨后疼痛不适，持续数十秒，休息后可缓解，伴左上肢麻木，无胸闷、气紧，无大汗、乏力，无畏寒、发热等不适，给予"阿司匹林、氯吡格雷、阿托伐他汀钙片、单硝酸异山梨酯缓释片、酒石酸美托洛尔片"等药物治疗后症状仍时有发作。

既往史：否认高血压、糖尿病等慢性病史。

个人史：吸烟30余年，1包/天，已戒1月余；饮酒30余年，200g/d，已戒1月余。

家族史：无。

查体：T 36℃，P 71次/分，R 20次/分，BP 108/71mmHg。

专科情况：无特殊。

平板运动心电图：测试达目标心率的113%时因出现阵发性室性心动过速停止运动，但患者无明显不适，运动表现8.3MET，运动持续7min，运动后出现$V_3 \sim V_6$导联ST段压低＞0.1mV，持续时间＞2min，恢复至7：14min时，ST段恢复至基线水平。

平板运动负荷超声心动图：运动后即刻左心室心尖段运动消失，前间隔及左心室前壁中间段运动幅度减低（视频5-1-3、视频5-1-4，图5-1-4）。室壁运动恢复正常后进行心肌声学造影检查发现，左室心尖段心肌灌注稀疏，提示仍为缺血状态（视频5-1-5）。

本页视频二维码

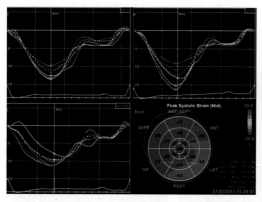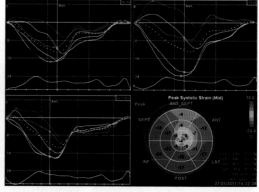

图5-1-4 不同运动阶段左心室应变牛眼图

左图为基线状态左心室应变牛眼图，各节段应变值基本正常，右图为运动后即刻左心室应变牛眼图，可见左心室心尖段、前间隔、左心室前壁应变值明显降低，尤其是左心室心尖段

冠状动脉造影：右冠优势型。左主干：未见明显狭窄。前降支：近段狭窄80%（图5-1-5）。回旋支：未见明显狭窄。右冠状动脉：未见明显狭窄。介入治疗部位：左前降支。导引导管：6F EBU3.5；引导钢丝：BMW×1，SION×1；预扩球囊：TREK 2.5mm×15mm×1；药物支架：Xience Prime 3.5mm×18mm×1；后扩球囊：NC TREK 4.0mm×8mm×1。狭窄部位成功置入支架，术后患者诉活动后症状明显缓解。

小结：①该患者有心血管风险因素，如吸烟20余年，心绞痛症状较典型，遂选取平板运动负荷超声心动图进行冠状动脉疾病诊断及定位；②运动过程中患者虽然无明显症状，但平板运动心电图显示阵发性室性心动过速，且患者已达目标心率，为防止发生危及生命的心脏事件，团队决定停止运动试验并立即行超声心动图检查；③超声应变成像能准确定位心肌功能异常节段，与冠状动脉造影结果匹配度极高，一定程度上避免了检查者间的观察差异。

（三）病例三

病史简介：患者，男，48岁。

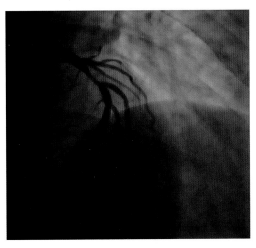

图5-1-5　冠状动脉造影
左前降支近段狭窄80%

主诉：心悸、咽喉部向下至胸骨后疼痛1年余，活动后明显。

既往史及个人史：否认高血压、糖尿病、高脂血症病史；否认吸烟、饮酒。

家族史：无。

查体：T 36.6℃，P 79次/分，R 19次/分，BP 131/62mmHg。

专科情况：无特殊。

平板运动心电图：测试达目标心率的73%时停止，运动表现6.5MET，运动至3min左右出现咽喉部至胸骨后疼痛，并逐渐加重，Ⅱ、Ⅲ、aVF、V$_4$～V$_6$导联ST段水平型/下斜型压低0.1～0.2mV（图5-1-6），持续加重。停止运动数分钟后ST段压低及症状逐渐缓解，运动持续时间5：11min。恢复期12：17min后患者心电图恢复至基线水平，症状消失。

平板运动负荷超声心动图：运动后即刻，下间隔、左心室下壁、下侧壁搏幅偏低，室壁增厚率明显降低（视频5-1-6，A：静息状态心尖四腔心切面，B：静息状态心尖两腔心切面，C：运动后即刻状态心尖四腔心切面，D：运动后即刻心尖两腔心切面），余室壁收缩稍亢进。基线状态EF为61%，运动后即刻EF为59%。

声学增强剂心肌灌注显像：运动后即刻，下间隔、左心室下壁、下侧壁心肌灌注稀疏、延迟（视频5-1-7，A：静息状态心尖四腔心切面，B：静息状态心尖两腔心切面，C：运动后即刻状态心尖四腔心切面，D：运动后即刻心尖两腔心切面）。

本页视频二维码

冠状动脉CT：左主干管壁可见混合斑块，管腔轻度狭窄；左前降支近段管壁

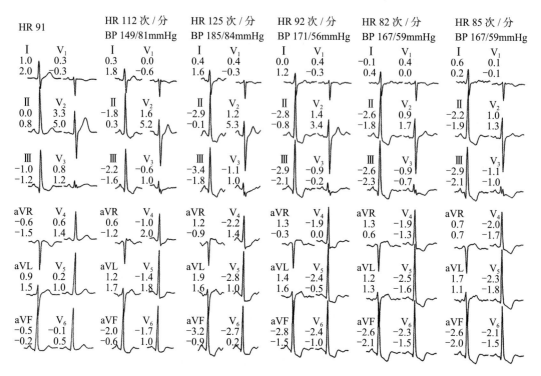

图 5-1-6　平板运动心电图

可见钙化、非钙化、混合斑块，管腔轻度狭窄；中段管壁可见钙化、非钙化斑块，管腔轻度狭窄；左回旋支近段管壁可见非钙化斑块，管腔中度狭窄；中远段管壁可见非钙化斑块，管腔轻度狭窄。右冠状动脉近段管壁可见钙化、非钙化斑块，管腔中度狭窄；中段管壁可见钙化、非钙化斑块，管腔重度狭窄；远段管壁可见钙化、非钙化斑块，管腔中度狭窄。

小结：①该患者无明显心血管疾病风险，但心绞痛症状较典型，故推荐采用运动负荷超声心动图明确心肌缺血诊断并定位；②运动过程中平板运动心电图出现阳性改变同时患者有明显胸痛症状，应及时停止检查；③该患者节段性运动异常需要仔细观察，初学者较容易漏判，但如果采用室壁增厚率逐段观察，可较容易发现异常节段；④心肌声学造影检查可更敏感地发现灌注异常节段，辅助判断心肌缺血部位。

（四）病例四

病史简介：患者，男，63岁。

现病史：患者1个月前因"腹痛"于当地医院就诊；入院心电图显示窦性心律，r波递增不良，第2天心电图显示：左心室肥厚，继发性T波改变，ST段改变，考虑急性心肌梗死，予以"丹红、烟酸"改善循环，嚼服"阿司匹林、替格瑞洛"抗血小板聚集，"阿托伐他汀、肝素钠"等药物治疗，第3天心电图显示：T波改变（Ⅰ、Ⅱ、Ⅲ、V_5、V_6导联），r波递增不良，腹痛稍缓解。患者仅药物治疗后出院，为进一步诊治入笔者所在医院复查。遂进行平板运动负荷超声心动图检查以评估缺血部位及程度。

1个月前入院血清学指标：C反应蛋白（CRP）＞10mg/L，肌酸激酶（CK）263.8U/L，肌酸激酶同工酶MB（CK-MB）31.4U/L，肌钙蛋白（troponin）8.19ng/ml，脑钠肽（BNP）27.95pg/ml，三酰甘油：

2.91mmol/L，总胆固醇：6.39mmol/L。

冠状动脉造影：左冠主干、左前降支（LAD）近段无狭窄，LAD中段粥样斑块，远段无明显狭窄，TIMI血流3级，LAD中远段对角支血管稀少，闭塞可能。左回旋支（LCX）近段粥样斑块，远段无明显狭窄，TIMI血流3级；钝缘支无明显狭窄。右冠状动脉（RCA）未见明显狭窄，TIMI血流3级。

平板运动心电图：测试达目标心率的96%时停止，运动表现8.5MET，运动至6min左右出现左胸疼痛，并逐渐加重，$V_4 \sim V_6$导联ST段水平型压低$0.1 \sim 0.2$mV，持续加重。停止运动数分钟后ST段压低及症状逐渐缓解，运动持续时间8：11min。恢复期12：17min后患者心电图恢复至基线水平，症状消失。

平板运动负荷超声心动图：静息状态，未见明显节段性运动异常（视频5-1-8），运动后可见各节段运动亢进（视频5-1-9）。

三磷酸腺苷（ATP）负荷超声心动图＋心肌声学造影检查：为清晰显示心尖部，同时评估心肌灌注情况，腺苷负荷基础上增加声学增强剂，心肌增强显像可见左心室心尖前壁、间隔运动幅度稍降低，整个心尖段心肌灌注明显稀疏（视频

5-1-10），ATP负荷后，左心室心尖部前壁、间隔运动幅度进一步降低，整个心尖段心肌灌注仍然稀疏（视频5-1-11）。

本页视频二维码

冠状动脉血流储备：静息状态，左前降支中远段最大血流速度$V_{max} = 27.6$cm/s，平均血流速度$V_{mean} = 21.2$cm/s，注射ATP后约5min测量左前降支中远段最大血流速度$V_{max} = 74.3$cm/s，平均血流速度$V_{mean} = 56.4$cm/s，冠状动脉血流储备$CFR V_{max} = 74.3/27.6 = 2.69$，$CFR V_{mean} = 56.4/21.2 = 2.66$，均为正常低限（图5-1-7）。

最终诊断：左前降支供血区域心肌缺血阳性。

小结：①负荷试验中，如果至少2个相邻节段心内膜显示不清，建议进行心肌声学增强造影检查以清晰显示内膜，若仅进行运动负荷超声心动图检查，则可能出现假阴性结果，影响预后；②该患者心肌梗死后1个月，未进行再血管化治疗，明确目前心肌有无缺血、缺血部位及程度对今后的管理尤为重要；③该患者CFR正

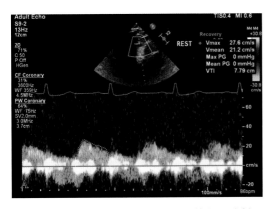 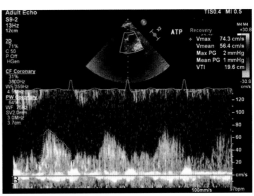

图5-1-7　静息及注射ATP后，左前降支血流频谱
A.静息状态；B.注射ATP 5min后

常低限，但前降支供血区域在负荷后节段性运动异常进一步加重，心肌灌注仍然稀疏，高度提示该区域存在缺血，条件允许下应积极进行再血管化治疗。

（五）病例五

病史简介：患者，男，62岁。

主诉：双眼慢性泪囊炎拟行择期手术。

现病史：反复胸痛20余年，剧烈活动后出现，伴有心悸、胸闷，稍休息可缓解，每次持续数分钟。

既往史：吸烟史30余年，每天吸烟20余支，已戒烟3余年。

家族史：否认家族遗传病史。

查体：T 36.5℃，P 60次/分，R 20次/分，BP 110/62mmHg。

辅助检查：高敏肌钙蛋白0.4573ng/ml；空腹血糖6.63mmol/L、总胆固醇（TC）7.99mmol/L、低密度脂蛋白（LDL）6.32mmol/L、高密度脂蛋白（HDL）0.90mmol/L。

术前麻醉时出现血压波动，麻醉科建议先评估心功能，遂来笔者所在科室就诊。鉴于患者为老年男性，吸烟史，高血脂，稳定的心绞痛症状，验前概率为84%，10年内致命性心血管疾病的风险为12%，推荐患者采用平板运动负荷超声心动图检查。

平板运动心电图：采用标准Bruce方案，运动时间4min16s，运动耐量5.7MET，心率最大达到125次/分，患者诉疲惫、腿软无法继续遂停止运动，达到靶心率的79%；峰值血压170/86mmHg，多个导联的ST段下斜型压低（图5-1-8）。

平板运动负荷超声心动图：左心室下壁、下侧壁、室间隔及整个心尖段运动明显降低。静息状态：EDV 95ml，ESV 39ml，EF 59%；运动后即刻：EDV 107ml，ESV 56ml，EF 47%（视频5-1-12，

视频5-1-13）。

冠状动脉造影：LCA，左主干近端狭窄80%，远端瘤样扩张；前降支，开口至近段狭窄80%，远段狭窄50%，回旋支，未见明显狭窄；RCA，近段狭窄80%，中段闭塞（视频5-1-14）。

本页视频二维码

患者冠心病诊断明确，有手术指征，于心脏外科行旁路移植手术：升主动脉根部—SV（大隐静脉）—LAD（左前降支动脉），升主动脉根部—SV（大隐静脉）—PDA（后降支动脉）—SV（大隐静脉）—OM2（钝缘支2），升主动脉根部—SV（大隐静脉）—对角支—OM1（钝缘支1）。

小结：对于非心脏手术围术期心血管疾病风险评估，负荷超声心动图在其中发挥了重要作用，早期发现风险，提高麻醉等级或类似该病例先解决心血管病变是防止发生不良事件的必要措施。

（六）病例六

病史简介：患者，男，34岁。

主诉：反复胸痛2周。

现病史：因"反复胸痛2周，加重伴恶心、反酸13h"入院。

既往史：既往体质较好，否认高血压、糖尿病等慢性疾病史。

家族史：无。

查体：T 37.2℃，P 75次/分，R 17次/分，BP 141/98mmHg。

心电图：窦性心律，异常q波（V$_2$导联），T波改变（V$_2$、V$_3$导联）。

实验室检查：血脂，总胆固醇3.86mmol/L，三酰甘油1.30mmol/L，低密度脂蛋白胆固醇2.20mmol/L，高密度脂蛋白

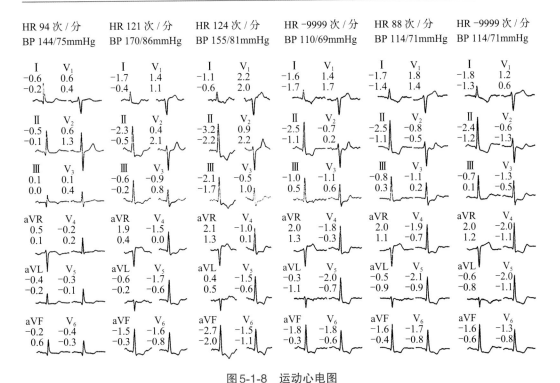

HR 94 次 / 分	HR 121 次 / 分	HR 124 次 / 分	HR -9999 次 / 分	HR 88 次 / 分	HR -9999 次 / 分
BP 144/75mmHg	BP 170/86mmHg	BP 155/81mmHg	BP 110/69mmHg	BP 114/71mmHg	BP 114/71mmHg

图 5-1-8　运动心电图

运动至峰值时多导联出现ST段下斜型压低0.1～0.15mV，持续时间＞2min

胆固醇1.04mmol/L。心肌标志物：高敏肌钙蛋白T 308.0ng/L，肌红蛋白102ng/ml，肌酸肌酶同工酶MB 44.20ng/ml。

专科情况：无特殊。

平板运动心电图：采用标准Bruce方案，测试达目标心率的78%后停止，运动表现7.4MET，运动持续时间6：15min，运动至二阶段2^+min出现胸痛，Ⅱ、Ⅲ、aVF、V_2～V_6导联ST段水平压低0.1～0.15mV，aVR导联ST段抬高0.15mV。T波顶尖。胸痛持续至恢复期2min，ST-T改变持续恢复期5min左右，检查中未见心律失常（图5-1-9）。

平板运动负荷超声心动图：运动后即刻可探及左心室前壁、前间隔中间段及心尖段运动幅度降低［视频5-1-15（静息状态心尖四腔心切面），视频5-1-16（静息状态心尖两腔心切面），视频5-1-17（运动后即刻状态心尖四腔心切面），视频5-1-18（运动后即刻心尖两腔心切面），视频5-1-19（运动后即刻心尖两腔心切面），视频5-1-20（运动后即刻心尖三腔心切面）］，余室壁收缩亢进，恢复期室壁运动恢复正常。静息状态：EDV 88ml，ESV 36ml，EF 70%；运动后即刻：EDV 80ml，ESV 30ml，EF 61%，左心室整体收缩储备功能降低。

本页视频二维码

冠状动脉造影结果：左冠状动脉，左主干未见明显狭窄；前降支，起始部长病变，狭窄最重处90%，中远段未见明显狭窄；回旋支，近中段管壁不光滑，远段未见明显狭窄；右冠状动脉，未见明显狭窄；冠状动脉呈右冠优势型（图5-1-10）。

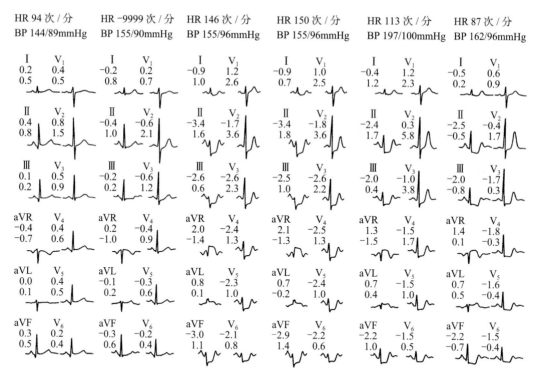

| HR 94 次 / 分
BP 144/89mmHg | HR -9999 次 / 分
BP 155/90mmHg | HR 146 次 / 分
BP 155/96mmHg | HR 150 次 / 分
BP 155/96mmHg | HR 113 次 / 分
BP 197/100mmHg | HR 87 次 / 分
BP 162/96mmHg |

图 5-1-9　平板运动心电图

运动至二阶段 2min 出现胸痛，Ⅱ、Ⅲ、aVF、$V_2 \sim V_6$ 导联 ST 段水平压低，aVR 导联 ST 段抬高

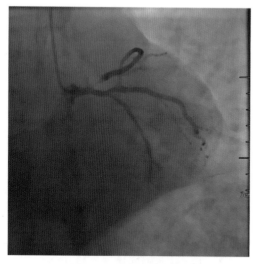

图 5-1-10　冠状动脉造影

左前降支起始部狭窄

患者冠心病诊断明确，有手术指征，行介入手术治疗，介入治疗部位前降支〔经皮腔内冠状动脉成形术（PTCA）＋支架置入〕，安置支架 1 枚。

小结：①患者为年轻男性，无其他心血管风险因素，临床验前概率为 15% ～ 65%，但有不典型心绞痛症状，负荷超声心动图仍然可以作为其首选检查方案；②运动过程中出现胸痛，同时伴有多导联 ST 段改变，达到终止指标，应适时终止防范出现风险。

（七）病例七

病史简介：患者，男，51 岁。

主诉：反心悸 1 年，胸痛 4 个月，活动后明显。

现病史：因"心悸 1 年，胸痛 4 个月伴加重 1 个月"入院。

既往史：既往体质较好，否认高血压、糖尿病等慢性疾病史。

家族史：无。

查体：T 36.5 ℃ P 75 次 / 分 R 20 次 / 分 BP 125/75mmHg。

心电图：窦性心律，T 波改变（V_4、

V_5、V_6导联）。

实验室检查：总胆固醇4.58mmol/L，三酰甘油1.15mmol/L，低密度脂蛋白胆固醇2.70mmol/L，高密度脂蛋白胆固醇1.61mmol/L。血常规、心肌损伤标志物、BNP、感染指标常规筛查、凝血功能、糖化血红蛋白未见明显异常。

专科情况：无特殊。

平板运动心电图：亚极量运动平板试验，测试达目标心率的85%后停止，运动表现7.6MET，运动持续时间6：29min，静息期Ⅰ、aVL导联ST段压低0.05～0.10mV伴T波改变，运动至3min时出现心前区不适，aVR、V_1导联ST段上抬0.05～0.15mV，Ⅱ、Ⅲ、aVF、V_4～V_6导联ST段水平压低0.05～0.25mV伴T波改变。心前区不适在峰值期加重，舌下含服1片硝酸甘油，恢复期症状逐渐缓解。运动中见少数室性期前收缩及频发房性期前收缩，反复短阵房性心动过速（图5-1-11）。

平板运动负荷超声心动图：运动后即刻可探及左心室前壁、前间隔及整个心尖段运动幅度明显降低，余室壁收缩亢进，恢复期室壁运动恢复正常〔视频5.1.21（静息状态心尖四腔心切面），视频5.1.22（静息状态心尖两腔心切面），视频5.1.23（静息状态心尖三腔心切面），视频5.1.24（运动后即刻心尖四腔心切面），视频5-1-25（运动后即刻心尖两腔心切面），视频5-1-26（运动后即刻心尖三腔心切面）〕

本页视频二维码

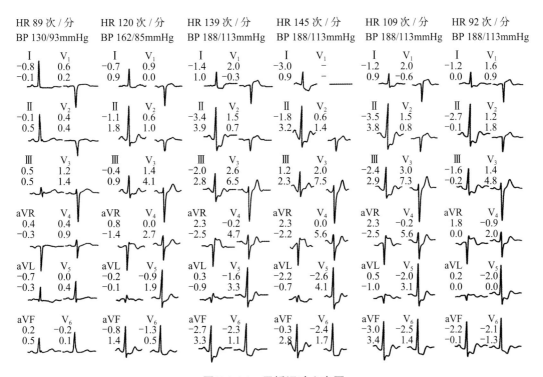

图5-1-11　平板运动心电图
运动时aVR、V_1导联ST段抬高，Ⅱ、Ⅲ、aVF、V_4～V_6导联ST段水平压低伴T波改变

静息状态: EDV 86ml, ESV 30ml, EF 65%, GLS 17.6%, E/e′10.94; 运动后即刻: EDV 104ml, ESV 56ml, EF 46%, GLS 12%, E/e′14.32; 恢复期: EDV 96ml, ESV 31ml, EF 67%, GLS 18%, 左心室整体收缩及舒张储备功能降低(图5-1-12)。

冠状动脉造影结果: 左冠状动脉,左主干未见明显狭窄; 前降支,自近段起完全闭塞,通过侧支循环可见远段显影; 第一对角支近中段长病变,最重狭窄90%,第一对角支分支近段狭窄70%; 回旋支细小; 右冠状动脉,中远段最重狭窄30%,可见粗大后降支供血前降支远段。取JR导引导管于右冠窦内造影,可见回旋支开口于右冠窦前壁,回旋支近中段狭窄95%,冠状动脉呈右冠优势型(图5-1-13)。

患者冠心病诊断明确,有手术指征,行介入手术治疗,介入治疗部位回旋支[经皮腔内冠状动脉成形术(PTCA)+血管内超声(IVUS)检查+支架置入术]; 前降支(开通完全闭塞血管+PTCA+IVUS检查+药物支架置入术); 对角支(PTCA+药物球囊扩张术)。

小结: ①患者为中老年男性,有典型心绞痛症状,临床验前概率为65%~85%,负荷超声心动图目的在于明确诊断冠状动脉疾病; ②运动过程中当出现ST段改变时应密切监测血压,同时观察患者症状,防止发生不良事件。

(八)病例八

病史简介: 患者,男,40岁。

主诉: 反复活动后胸痛、心累5月余。

既往史: "痛风"病史,长期口服非布司他。

家族史: 无。

查体: T 36.2℃, P 79次/分, R 20次/分, BP 120/84mmHg。

心电图: 窦性心动过缓伴不齐,轻度

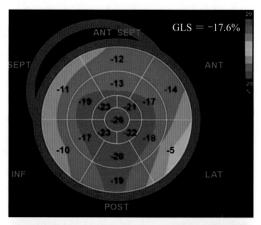
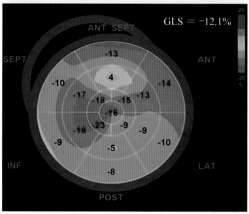

图5-1-12 不同运动阶段左心室应变牛眼图

右图为运动后即刻左心室应变牛眼图,可见广泛左心室前壁、前间隔及心尖段心肌纵向应变明显降低

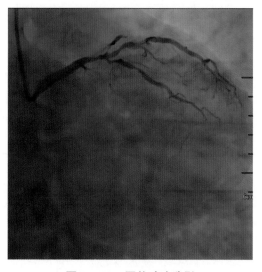

图5-1-13 冠状动脉造影

前降支自近段完全闭塞,第一对角支近中段狭窄90%

ST段抬高（V_4、V_5导联）。

实验室检查：血脂显示低密度脂蛋白胆固醇1.82mmol/L。心肌标志物、血常规、肾功能、电解质、BNP、凝血功能、糖化血红蛋白未见明显异常。

心肌发射型计算机断层成像（ECT）：①左心室前间壁心肌血流灌注降低。②门控采集。左心室收缩功能正常；前间壁心肌运动减弱，各壁室壁增厚率未见异常；左心室舒张功能正常；左心室收缩同步性一致。

专科情况：无特殊。

平板运动心电图：测试达目标心率的80%后停止，运动表现8.4MET，运动持续时间7：17min，静息期ST段随J点抬高0.05～0.10mV，运动第一阶段部分T波低平或切迹；运动至7：17min时，出现Ⅱ、Ⅲ、aVF、V_3～V_6导联ST段水平压低0.15～0.50mV，运动终止，恢复期

约5min，ST段回至基线，T波持续低平或倒置，综上，考虑运动试验阳性（图5-1-14）。

平板运动负荷超声心动图：静息状态下左心室功能正常，负荷状态后无室壁运动异常，左心室收缩及舒张储备功能正常［视频5-1-27（静息状态心尖四腔心切面），视频5-1-28（静息状态心尖两腔心切面），视频5-1-29（静息状态心尖三腔心切面），视频5-1-30（运动后即刻心尖四腔心切面），视频5-1-31（运动后即刻心尖两腔心切面），视频5-1-32运动后即刻心尖三腔心切面］。

本页视频二维码

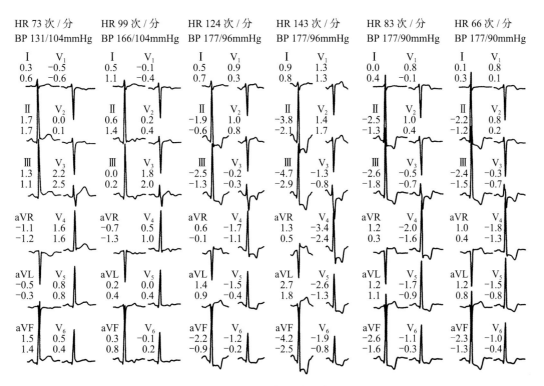

图5-1-14　平板运动心电图

运动时出现Ⅱ、Ⅲ、aVF、V_3～V_6导联ST段水平压低

冠状动脉造影结果：左冠状动脉，左主干未见明显狭窄；前降支，中段管壁不光滑，未见明显狭窄；回旋支，未见明显狭窄；可见前降支远端侧支循环向右冠远段供血；右冠状动脉，开口完全闭塞，可见自身侧支循环向右冠状动脉近中段供血。冠状动脉呈左冠优势型（图5-1-15）。

最终诊断：负荷超声心动图阳性（负荷心电图阳性，无节段性室壁运动异常）。

小结：对于运动心电图阳性，而无室壁运动异常的患者，2020年针对近5万例进行了负荷超声心动图检查的患者10余年随访结果指出，心电图阳性而超声图像正常的患者远期心血管风险事件发生率稍有增加，但患者是否能从强化管理中获益尚不得而知，因此建议此类患者负荷超声心动图结果修正为负荷超声心动图阳性（负荷心电图阳性，无节段性室壁运动异常），从而提醒临床医师对该类患者提起重视。本例患者冠心病诊断明确，虽然右冠状动脉慢性闭塞，但有粗大侧支供血，而且平板运动负荷超声心动图无明显室壁

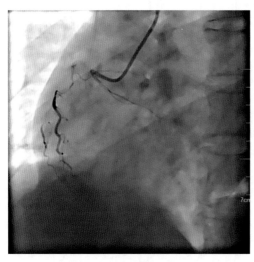

图5-1-15　冠状动脉造影
右冠状动脉开口完全闭塞，可见自身粗大侧支循环向右冠状动脉近中段供血

运动异常，综合考虑可暂不行手术治疗，强化药物治疗。

（九）病例九

病史简介：患者，男，74岁。

主诉：冠状动脉支架术后随访复查。

既往史：10余年前前降支置入支架，2余年前因冠状动脉支架置入术后再狭窄行回旋支OCT（光学相干断层扫描技术）＋药物球囊。2余年前冠状动脉造影结果：左冠状动脉，左主干未见明显狭窄；前降支，近中段原支架通畅，支架内轻度内膜增生，远段可见心肌桥，收缩期压缩最重约50%；回旋支，发出钝缘支后以远支架内近中段次全闭塞，TIMI血流2级，钝缘支开口狭窄约70%；右冠状动脉，全程弥漫性长病变，远段狭窄最重处约50%，局部瘤样扩张；冠状动脉呈右冠优势型。介入治疗部位回旋支（OCT＋药物球囊）。

家族史：无。

查体：T 36℃，P 66次/分，R 20次/分，BP 116/69mmHg。

专科情况：无特殊。

平板运动心电图：测试达目标心率的100%后停止，运动表现6.2MET，运动持续时间09∶55min，恢复中后期见Ⅱ、Ⅲ、aVF、V₃～V₆导联ST段轻度压低0.03～0.05mV，伴T波改变，休息后逐渐改善，极量运动平板试验阴性（图5-1-16）。

平板运动负荷超声心动图：静息状态下左心室收缩功能正常，负荷状态后左心室下壁心尖段、下间隔心尖段、下侧壁中段及心尖段节段性运动异常［视频5-1-33（静息状态心尖四腔心切面），视频5-1-34（静息状态心尖两腔心切面），视频5-1-35（静息状态心尖三腔心切面），视频5-1-36（运动后即刻心尖四腔心切面），视频5-1-37（运动后即刻心尖两腔心切面），视频

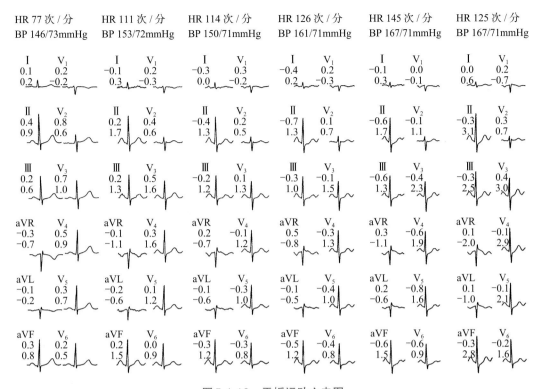

HR 77 次 / 分 BP 146/73mmHg	HR 111 次 / 分 BP 153/72mmHg	HR 114 次 / 分 BP 150/71mmHg	HR 126 次 / 分 BP 161/71mmHg	HR 145 次 / 分 BP 167/71mmHg	HR 125 次 / 分 BP 167/71mmHg

图 5-1-16　平板运动心电图

恢复中后期见 Ⅱ、Ⅲ、aVF、V_3 ～ V_6 导联 ST 段轻度压低伴 T 波改变

5-1-38（运动后即刻心尖三腔心切面）]。

上页视频二维码

静息状态：EDV 55ml，ESV 17ml，EF 69%，E/e′10.9；运动后即刻：EDV 57ml，ESV 19ml，EF 66%，E/e′ 9.9，左心室整体收缩储备功能降低。

最终诊断：平板负荷超声心动图检查阳性（平板心电图阴性，超声左心室下壁心尖段、后间隔心尖段、下侧壁中段及心尖段节段性运动异常）。

小结：右冠状动脉，全程弥漫性长病变，远段狭窄最重处约 50%，局部瘤样扩张，同时负荷超声心动图出现下壁及下间隔节段性运动异常，与冠状动脉造影结果相符。此例为支架置入术后患者，负荷超声心动图（或其他负荷影像）常作为血运重建患者术后随访的首选检查手段。

（十）病例十

病史简介：患者，男，74 岁。

主诉：活动后胸痛，不愿冠状动脉造影和冠状动脉 CTA 检查，遂行腺苷负荷超声心动图＋左心室心肌声学造影检查，作为初始评估。

腺苷负荷超声心动图检查：静息状态，左前降支中远段最大血流速度 V_{max} = 0.19m/s，静息状态左前降支血流速度较慢，注射腺苷后约 3min 测量左前降支中远段最大血流速度 V_{max} = 0.27m/s，左前降支中远段血流未见明显加速。冠状动脉血流储备 $CFRv_{max}$ = 1.68，冠状动脉血流储备明显降低（图 5-1-17）。

心肌声学造影检查：静息及腺苷负荷状态下，左心室尖间隔、尖下壁均表现为灌注延迟、稀疏，余左心室壁心肌灌注可（图5-1-18）。

静息及用药峰值左心室尖前壁、尖间隔、尖下壁节段性运动异常［视频5-1-39（静息状态心尖四腔心切面），视频5-1-40（静息状态心尖两腔心切面），视频5-1-41

（腺苷负荷心尖四腔心切面），视频5-1-42（腺苷负荷心尖两腔心切面）］。

本页视频二维码

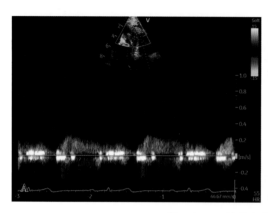
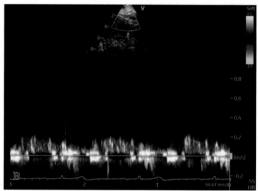

图5-1-17 腺苷负荷左前降支血流频谱
A.基础状态；B.腺苷负荷后

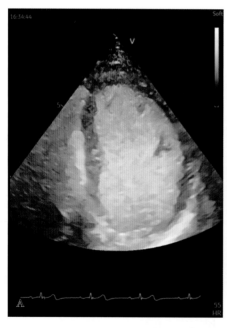
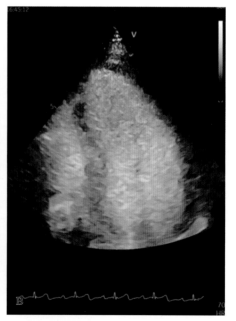

图5-1-18 左心室心肌声学造影
A.静息状态；B.为腺苷负荷后，静息及腺苷负荷状态下，左心室尖间隔、尖下壁均表现为灌注延迟、稀疏

最终诊断：前降支冠状动脉速度储备功能明显降低，左心室尖前壁、尖间隔、尖下壁节段性运动异常，腺苷负荷超声心动图阳性。

小结：腺苷负荷超声心动图在观察冠状动脉血流储备的同时容易忽略室壁运动异常的存在；室壁运动异常有助于心肌缺血定位诊断，解释心肌灌注异常的原因。室壁运动异常通常在注射药物后4～6min出现，因此建议在对患者进行冠状动脉血流储备评估后（注射药物4～6min时间段）常规观察室壁运动情况。

二、冠状动脉微血管病变

（一）病例一

病史简介：患者，女，58岁。

主诉：反复胸痛3月余。

现病史：入院前3个月，出现一般活动后心前区闷痛不适，向咽部、左肩背部放射，持续数秒，休息后缓解，伴活动后心累气促，无夜间阵发性呼吸困难、双下肢水肿，无咳嗽、咯血，无反酸烧心，无头晕、晕厥等。

既往史：6个月前内镜下胃肠息肉切除术；血脂升高6个月，未治疗。否认高血压、糖尿病及心、脑、血管、肺、肾、肝脏等重要器官疾病史；否认肝炎、结核、伤寒等传染病史。

家族史：否认家族遗传病史。

查体：T 36.5℃，P 65次/分，R 20次/分，BP 101/42mmHg。

专科检查：无特殊。

辅助检查。入院床旁心电图显示：ST-T改变，TC 5.62mmol/L，TG 2.54mmol/L，LDL 3.67mmol/L，心肌酶未见异常，BNP未见异常。

入院诊断。①胸痛待诊：冠心病心绞痛？②高脂血症。

诊疗计划：完善心肌酶、胸部CT、心脏彩超、颈动脉彩超、动态心电图等检查，择期行冠状动脉造影。

冠状动脉造影：左主干，未见明显狭窄；左前降支，中段管壁不光滑，未见明显狭窄；回旋支，未见明显狭窄；右冠状动脉，未见明显狭窄（视频5-1-43，视频5-1-44）。

平板运动心电图：运动测试达到目标心率的86%后停止，运动表现9.3MET，运动持续时间为8：09min；运动中无心电图阳性改变（图5-1-19），运动后恢复期Ⅱ、Ⅲ、aVF、V_3～V_6导联见ST段下斜型压低0.05～0.15mV，持续＞2min，伴T波倒置（图5-1-20），恢复后期逐渐改善，恢复期10：43min。

平板运动负荷超声心动图：未见确切节段性运动异常（视频5-1-45，A：基线状态心尖四腔心，B：基线状态心尖两腔心，C：基线状态心尖三腔心，D：基线状态短轴切面，E：运动后即刻心尖四腔心，F：运动后即刻心尖两腔心，G：运动后即刻心尖三腔心，H：运动后即刻短轴切面）。

本页视频二维码

冠状动脉血流储备：静息状态，左前降支中远段最大血流速度V_{max}＝29.8cm/s，平均血流速度V_{mean}＝22.9cm/s，注射腺苷后约5min测量左前降支中远段最大血流速度V_{max}＝68.2cm/s，平均血流速度V_{mean}＝45.5cm/s，冠状动脉血流储备$CFRv_{max}$＝68.2/29.8＝2.29，$CFRv_{mean}$＝45.5/22.9＝1.99，均明显降低（图5-1-21）。

最终诊断：冠状动脉微血管病变。

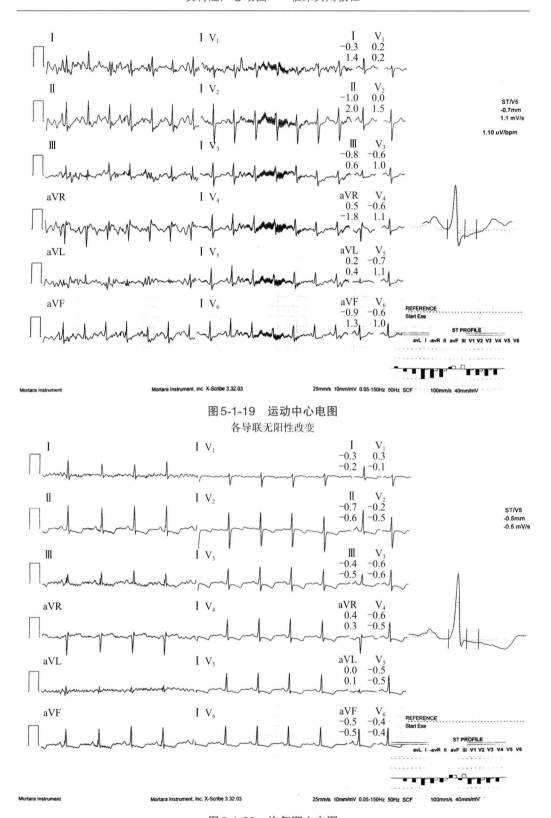

图 5-1-19　运动中心电图
各导联无阳性改变

图 5-1-20　恢复期心电图
Ⅱ、Ⅲ、aVF、V_3～V_6 导联见 ST 段下斜型压低 0.05～0.15mV，伴 T 波倒置，持续＞2min

小结：①该患者有典型心绞痛症状，同时有平板运动心电图恢复期ST段压低，但负荷超声心动图未观察到室壁运动异常，同时排除了心外膜下冠状动脉疾病，而冠状动脉血流储备明显降低，以上证据充分提示患者为微血管病变；②该患者平板运动心电图结果为阳性，而无室壁运动异常，报告结论建议修改为负荷超声心动图异常（心电图阳性而无室壁运动异常）；③文献认为心电图阳性/心动图阴性患者中有部分为左回旋支阻塞性病变，超声心动图敏感性相对较低，另外有部分患者为非阻塞性冠状动脉疾病/不稳定斑块负荷较高，两者均与不良事件发生有关，但这类患者是否通过强化药物管理、生活方式干预、密切随访获益尚需进一步研究。

（二）病例二

病史简介：患者，女，82岁，世居高海拔地区（约3500m）。

主诉：自述感冒、咳嗽5d后入院检查心电图发现ST段抬高，无其他症状，入笔者所在医院进一步检查。

血清学指标：BNP＞4000pg/ml，高敏肌钙蛋白I（hsTnI）＞1000ng/ml。

常规经胸超声心动图：左心室前壁、前间隔运动不协调。但患者因脊柱严重后弯畸形无法行冠状动脉造影检查，遂行腺苷负荷超声心动图结合心肌灌注显像检查，作为初始评估。

腺苷负荷超声心动图：腺苷负荷后，左前降支血流明显加速，在基础状态彩色量程不变情况下呈花色改变（图5-1-22）。静息状态，左前降支中远段最大血流速度 V_{max}＝20.4cm/s，平均血流速度 V_{mean}＝16.0cm/s，注射腺苷后约5min测量左前降支中远段最大血流速度 V_{max}＝69.3cm/s，平均血流速度 V_{mean}＝39.6cm/s，冠状动脉血流储备 $CFRv_{max}$＝69.3/20.4＝3.40，$CFRv_{mean}$＝39.6/16.0＝2.48，冠状动脉血流储备正常（图5-1-23）。

心肌灌注显像：左心室各壁心肌灌注稀疏、延迟（视频5-1-46）。

本页视频二维码

最终诊断：考虑心肌病变，心肌炎可能性大。

小结：①患者有前间隔及左心室前壁心肌运动异常，罪犯血管定位为左前降支，正好是冠状动脉血流储备最易观察到的血管，因此，既可以明确有无心外膜

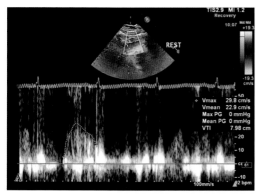
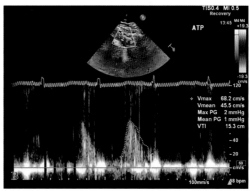

图5-1-21　左前降支血流频谱

A.基础状态；B.腺苷负荷后

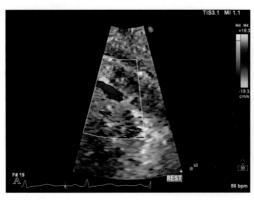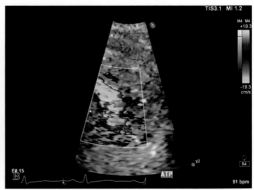

图5-1-22 腺苷负荷左前降支彩色血流图

A.基础状态；B.腺苷负荷后，血流增宽，流速明显增快

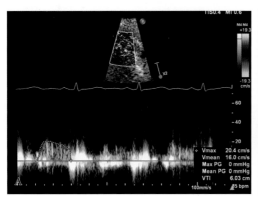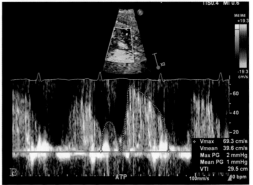

图5-1-23 腺苷负荷左前降支血流频谱

A.基础状态；B.腺苷负荷后

下冠状动脉异常，又可评估有无微血管病变；②患者冠状动脉血流储备正常，但心肌灌注异常在左心室各室壁均有表现，考虑为弥漫性病变，且肌钙蛋白及BNP均较高，综合指向心肌病变，而结合感冒病史，心肌炎可能性较大。

（三）病例三

病史简介：患者，男，55岁。

主诉：反复心累、气促2个月。

既往史：既往慢性阻塞性肺疾病，高血压2级，控制血压、血脂正常。

动态心电图检查：表现为ST-T改变。

常规经胸超声心动图：右心增大，估测肺动脉压轻中度增高。

冠状动脉造影：未见冠状动脉阻塞性狭窄，左前降支（LAD）前向血流TIMI血流分级1～2级，诊断冠状动脉慢血流。遂进一步行ATP负荷超声心动图检查。

心电图：静息状态心电图提示Ⅱ、Ⅲ、aVF、V_1～V_5导联ST-T改变，T波倒置0.5mV，ATP负荷状态心电图提示Ⅱ、Ⅲ、aVF、V_1～V_5导联ST-T改变，T波倒置0.25mV。

ATP负荷超声心动图＋心肌声学造影检查：静息状态左心室心尖区血流灌注明显延迟、稀疏，ATP负荷状态左心室心尖区血流灌注延迟、稀疏，但较静息状态改善（图5-1-24）。

冠状动脉血流储备：静息状态，左前降支中远段最大血流速度$V_{max}=25.9cm/s$，

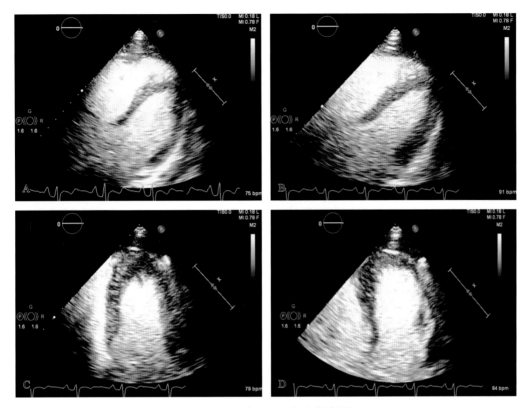

图5-1-24　左心室心肌声学造影

A、C.静息状态，左心室心尖区灌注延迟、稀疏；B、D.ATP负荷状态，左心室心尖区灌注延迟、稀疏，但较静息状态时改善

平均血流速度 $V_{mean}=15.0$ cm/s，注射ATP后约5min测量左前降支中远段最大血流速度 $V_{max}=43.6$ cm/s，平均血流速度 $V_{mean}=25.8$ cm/s，左前降支血流速度频谱异常，舒张早期血流速度较快下降，冠状动脉血流储备 $CFRv_{max}=43.6/25.9=1.68$，$CFRv_{mean}=25.8/15.0=1.72$，均明显降低，提示冠状动脉微血管病变（图5-1-25）。

最终诊断：冠状动脉微血管病变。

小结：①该病例冠状动脉造影检查未见冠状动脉阻塞性狭窄，左前降支存在冠状动脉慢血流现象，心电图提示ST-T改变，T波倒置，以上检查均未完全明确缺血存在，但患者症状明显并反复出现，在负荷超声心动图＋心肌声学造影检查中发现，静息和负荷状态下左心室心尖区均灌注稀疏，清楚显示了心肌微循环灌注障碍及缺血的部位、范围，ATP负荷后的冠状动脉血流储备也明显降低，因此可明确诊断为冠状动脉微循环障碍。②冠状动脉微循环障碍在非阻塞性冠心病发病中占据重要作用，引起的心血管事件也严重影响患者的生活质量，其中冠状动脉慢血流现象是临床相对容易诊断的冠状动脉微循环障碍类型之一，并逐渐引起临床医师重视，心肌声学造影结合冠状动脉血流储备的评估，是评判微循环障碍的金标准。

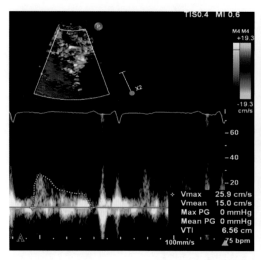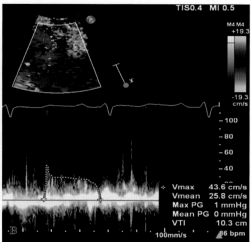

图5-1-25　ATP负荷左前降支血流频谱

A.静息状态；B.腺苷负荷后

参考文献

Implications of Abnormal Exercise Electrocardi-ography With Normal Stress Echocardiography，JAMA Internal Medicine，2020，180（4）：494-502.

第二节　瓣　膜　病

一、二尖瓣病变

病史简介：患者，女，77岁。

主诉：劳力性呼吸困难。

心血管疾病风险因素：高血压。

冠状动脉造影：冠状动脉粥样硬化，无明显狭窄。

运动负荷超声心动图：达目标心率73%后因呼吸困难停止，运动表现4.3MET，运动持续时间8：11min，到达峰值运动后，可探及室壁运动收缩亢进（视频5-2-1）。基线EF 64%，E/e′11，TR 2.4m/s；运动后即刻EF 73%，E/e′ 15（图5-2-1），运动后二尖瓣反流由2⁺级增至3⁺级（视频5-2-2，图5-2-2），TR 3.18m/s（图5-2-3）；恢复期4min，平板运动心电图无阳性改变。

本页视频二维码

最终诊断：①平板运动负荷超声心动图检查阴性（平板运动负荷心电图阴性，无AWM）；②左心室收缩储备功能正常，舒张储备功能降低；③动态二尖瓣中度关闭不全伴肺动脉高压。

小结：①劳力性呼吸困难的病因学诊断可以通过运动负荷诱发而确定是缺血性改变还是各种原因导致的肺动脉压增高，

如舒张性心力衰竭、瓣膜疾病等；②运动后该例患者无室壁运动异常，提示无缺血性改变；③运动后二尖瓣反流增加，E/e′明显增加，且TR也升高，提示该患者二尖瓣及左心室舒张功能均参与了肺动脉压力的增加，从而出现劳力性呼吸困难，但两者权重占比较难判断，此时应结合血清学指标（如NT-proBNP）综合判断，从而决定下一步治疗方案。

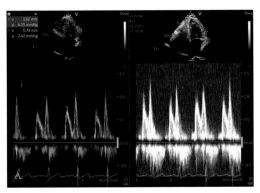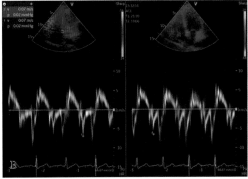

图5-2-1　运动前后E/e′

A.运动前后E、A对比；B.运动前后组织多普勒e′、a′对比

E.舒张早期二尖瓣前向峰值血流速度，A.舒张晚期二尖瓣前向峰值血流速度，e′.二尖瓣环根部舒张早期峰值速度，a′.二尖瓣环根部舒张晚期峰值速度

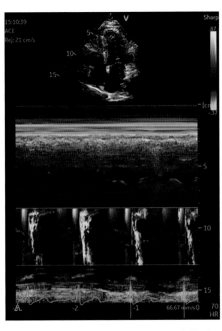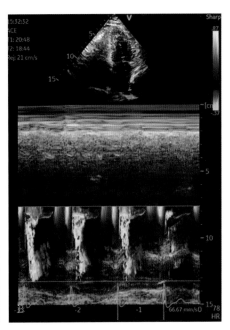

图5-2-2　运动前后二尖瓣反流彩色M型对比

A.运动前；B.运动后

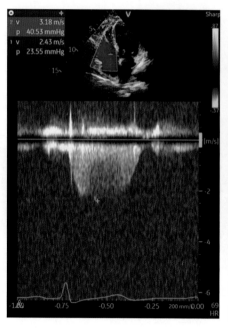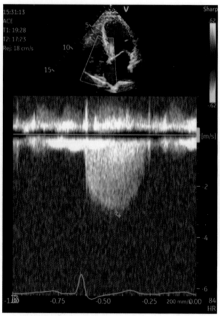

图5-2-3　运动后三尖瓣反流速度明显增加

A.运动前TR速度；B.运动后TR速度

二、主动脉瓣病变

病史简介：患者，男，78岁。

主诉：反复心累、气促1年余，加重伴双下肢水肿1月余。

临床诊断：瓣膜性心脏病，射血分数正常的心力衰竭，心功能Ⅲ～Ⅳ级。

静息经胸超声心动图：左心室肥厚（室壁最厚15～16mm），收缩功能轻度降低，LVEF 50%～53%，SV 25ml，主动脉瓣二叶式畸形伴退变钙化（图5-2-4），收缩期主动脉瓣前向血流速度 V_{max} = 2.5m/s，MPG 18mmHg，通过连续方程法评估主动脉瓣有效瓣口面积，AVA = 0.86cm^2（图5-2-5），提示射血分数正常的低流量低压差主动脉瓣狭窄，建议进一步行小剂量多巴酚丁胺负荷试验，以判断是否为真性重度主动脉瓣狭窄。

多巴酚丁胺负荷试验：负荷后即刻LVEF 66%，收缩期主动脉瓣前向血流速度 V_{max} = 2.24m/s，MPG 8mmHg，AVA = 1.22cm^2，有效瓣口面积增加（图5-2-5），提示假性主动脉瓣重度狭窄。

最终诊断：射血分数正常的低流量低压差假性重度主动脉瓣狭窄。

小结：①在低流量低压差主动脉瓣狭窄患者中，多巴酚丁胺负荷超声心动图是Ⅱa类推荐，用于区分真性和假性重度主动脉瓣狭窄，区分两者非常重要，基于负荷超声心动图的决策将显著影响临床预后，因为只有真正的重度主动脉瓣狭窄和左心功能不全患者会明显受益于主动脉瓣置换。②射血分数降低的低流量低压差主动脉瓣狭窄，应进行小剂量多巴酚丁胺负荷试验，以判断是否为真性重度主动脉瓣狭窄。如果主动脉瓣口面积有所增加并且最终 > 1.0cm^2，表明为假性重度主动脉狭窄。③射血分数正常（LVEF ≥ 50%）的低流速低压差主动脉瓣狭窄首先需要排除测量误差，尤其左心室流出道面积及血流量的低估，排除后，可进行多巴酚丁

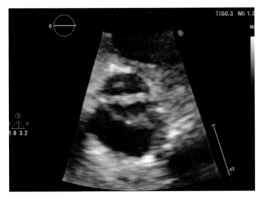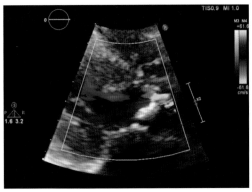

图5-2-4 二叶主动脉瓣退变，开放受限

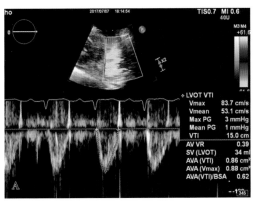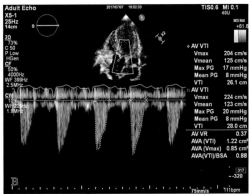

图5-2-5 主动脉瓣有效瓣口面积
A.静息状态；B.多巴酚丁胺负荷后

胺负荷超声心动图评估左心室收缩储备，结合冠状动脉钙化评分（coronary artery calcification，CACS），综合诊断主动脉瓣狭窄程度。

三、人工机械瓣

病史简介：患者，女，65岁。

主诉：劳力性呼吸困难、胸痛。

心血管疾病风险因素：瓣膜性心脏病术后13年。

运动负荷超声心动图：达目标心率102%后停止，运动表现6.4MET，运动持续时间5min，到达峰值运动后，可探及室壁运动收缩亢进（视频5-2-3）。基线EF 74%，人工二尖瓣机械瓣平均跨瓣压

差7.3mmHg，三尖瓣反流速度2.8m/s；运动后即刻EF 78%，人工二尖瓣机械瓣平均跨瓣压差17.7mmHg（图5-2-6），运动后三尖瓣反流程度明显增加，TR 3.5m/s（图5-2-7）；人工二尖瓣机械瓣平均跨瓣压差增加10.4mmHg，肺动脉收缩压增加17.6mmHg；恢复期6min，平板运动心电图无阳性改变。

本页视频二维码

最终诊断：①平板运动负荷超声心动图检查阴性（平板运动负荷心电图阴性，

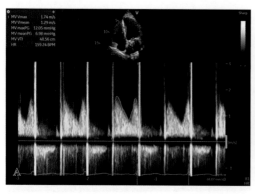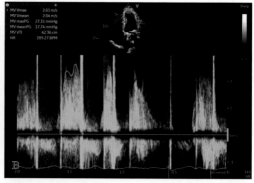

图5-2-6　运动前后人工二尖瓣机械瓣平均跨瓣压差

A.运动前；B.运动后

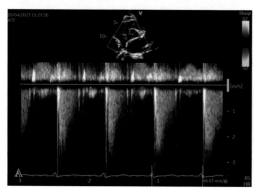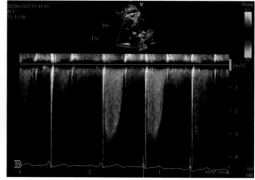

图5-2-7　运动后三尖瓣反流速度明显增加

A.运动前三尖瓣反流速度；B.运动后三尖瓣反流速度

无AWM）；②左心室收缩及舒张功储备功能正常；③人工二尖瓣机械瓣未见明显异常；④运动后肺动脉收缩压明显升高。

小结：①正常人工瓣膜通常会出现不同程度狭窄，运动过程中，随着血流量增加，有严重人工瓣膜狭窄或人工瓣膜-患者不匹配（PPM）者，跨瓣压差将明显增加，同时伴随肺动脉压力增高及运动耐量受限。人工二尖瓣平均跨瓣压差增加（＞10mmHg）通常提示重度人工瓣膜狭窄

（钙化、血管翳等）或PPM，特别是当肺动脉收缩压明显增加（＞60mmHg），该例患者人工瓣平均跨瓣压差增加为临界值，提示患者有可能存在PPM。②运动后该例患者无室壁运动异常，提示无缺血性改变。③运动后TR升高，提示该患者人工机械瓣参与了肺动脉压力的增加，从而出现劳力性呼吸困难和胸痛；结果将协助医师决定下一步治疗方案。

第三节　肥厚型心肌病

病史简介：患者，男，49岁，藏族。

主诉：活动后气促，偶发胸闷、胸痛1年，加重1个月。

现病史：短阵室性心动过速偶发1次，已于外院确诊为肥厚型心肌病，来笔者所在医院复查，并服用阿司匹林1年。

无家族史及猝死病史。

常规经胸超声心动图：左心室非对称性肥厚，SAM征阳性。左心室流出道狭窄［LVOTV$_{max}$（左心室流出道峰值血流速度）2.71m/s，maxPG（峰值压力梯度）29mmHg］。左心室收缩功能亢进，舒张功能降低，左心房增大，三尖瓣轻度关闭不全。

平板运动心电图：患者采用人工校正Bruce方案，测试达目标心率的95%时停止，运动中患者出现气短、疲惫。运动表现10.2MET，运动持续时间9：56min，基础状态心电图表现为V$_1$～V$_3$导联ST段抬高0.1～0.2mV，广泛T波倒置，运动中心电图表现为ST段压低0.1～0.4mV，广泛T波倒置，恢复期ST段恢复至压低0.05～0.1mV，广泛T波倒置（图5-3-1，图5-3-2）。

平板运动负荷超声心动图：测试达目标心率的95%时停止，运动表现10.2MET，运动持续时间9：56min，基线LVOTV$_{max}$ 2.7m/s，maxPG 29mmHg（图5-3-3），EF 0.83，E/e′ 21（图5-3-4），TR 3.0m/s（图5-3-5）；到达峰值运动后，左心室流出道前向血流速度明显增快，LVOTV$_{max}$ 4.1m/s，maxPG 67mmHg，EF 0.82，E/e′ 18，TR 4.13m/s，可探及室壁收缩亢进，左心室下侧壁、下壁及前壁

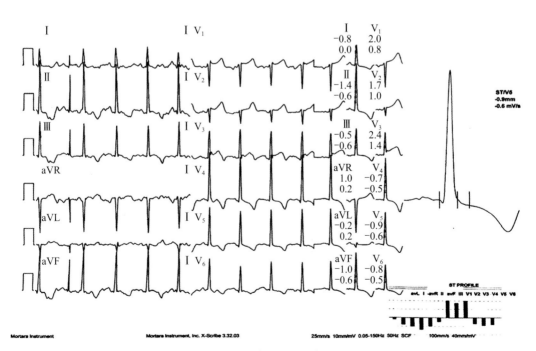

图5-3-1　基础状态心电图

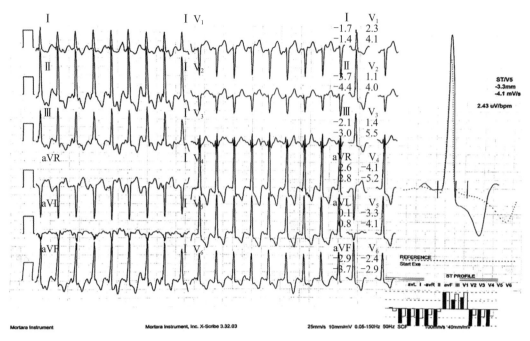

图5-3-2 运动中心电图

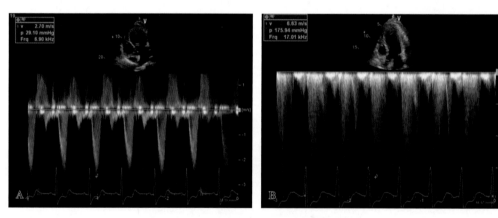

图5-3-3 左心室流出道血流速度峰值压差
A.静息状态；B.运动后即刻

应变值较静息时明显降低（图5-3-6），运动后MR由2$^+$级增至3$^+$级，恢复期13：19min。

血压：在运动开始至3：00min内呈下降趋势，之后递增良好，收缩压最高174mmHg，舒张压最高122mmHg。

最终诊断：梗阻性肥厚型心肌病，静息状态左心室流出道梗阻，负荷后梗阻加重，左心室收缩储备功能降低，左心室下

侧壁、下壁及前壁心肌缺血，左心室舒张功能降低，二尖瓣中度关闭不全，三尖瓣轻度关闭不全伴肺动脉高压。

小结：①负荷超声心动图是确定肥厚型心肌病患者风险标志的关键检查，需要观察左心室流出道有无梗阻及其范围，有无功能性二尖瓣反流，运动时的血压反应，运动诱发的心律失常，心率恢复情况，有无心肌缺血引起的局部室壁运动异

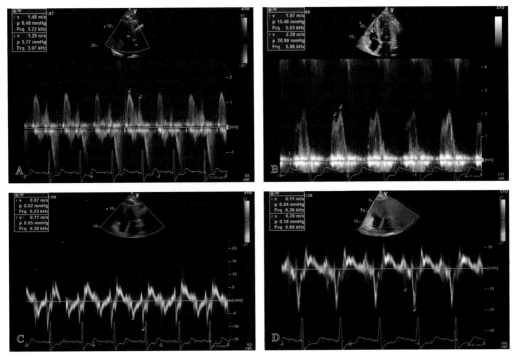

图5-3-4 运动前后E/A、E/e′对比

A、C.运动前；B、D.运动后

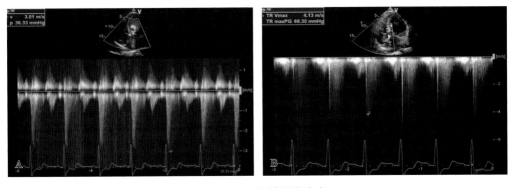

图5-3-5 三尖瓣反流速度

A.静息状态；B.运动后即刻

常、冠状动脉血流储备降低，为肥厚型心肌病患者危险分层和临床管理提供重要信息。②肥厚型心肌病患者除了左心室流出道梗阻以外，还可能存在左心室腔中份、右心室流出道的梗阻，尤其是右心室流出道梗阻在负荷超声心动图检查中容易忽略。③由于二尖瓣前叶收缩期前移（SAM征）引起的功能性二尖瓣反流，反流束常起源于后外侧，容易干扰左心室流出道速度的测量，二尖瓣反流是自等容收缩期开始的，而左心室流出道梗阻是自射血期开始迅速上升，MR频谱持续时间较左心室流出道长，同时二尖瓣反流频谱形态对称，左心室流出道频谱常呈"倒匕首"样峰值前移，可以用于鉴别。

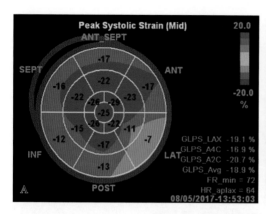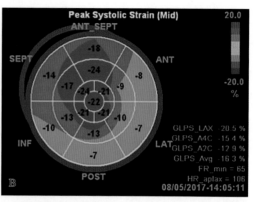

图5-3-6　不同运动阶段左心室应变牛眼图

A.静息状态左心室应变牛眼图,大部分节段应变值正常,左心室侧壁应变值降低;B.运动后即刻可见左心室下侧壁、下壁及前壁应变值较静息时明显降低

第四节　肿瘤心脏病

一、病例一

病史简介:患者,男,65岁。

主诉:疲乏。

既往史:肝胃间隙低分化鳞癌PD-L1(细胞程序性死亡-配体1,表达70%)(Programmed cell death 1 ligand 1,PD-L1)也称为表面抗原分化簇274(cluster of differentiation 274,CD274)或B7同源体(B7 homolog 1,B7-H1),是人类体内的一种蛋白质,由CD274基因编码。如果PD-L1的表达水平高于50%,常提示着癌症患者采用免疫治疗的疗效可能会比较好。如果PD-L1的表达水平比较低,或者是表达阴性,常会提示癌症患者采用免疫治疗,可能疗效比较差或者完全无效的情况。患者既往接受化疗和放疗。

平板运动负荷超声心动图检查:达目标心率87%后停止,运动表现7.2MET,运动持续时间6:03min,到达峰值运动后,左心室下壁、下间隔波幅偏低(视频

5-4-1)基线EF 57%,GLS-19.6%,E/e'8.11,TR 2.93m/s;运动后即刻EF 57%,GLS-18.7%,左心室下壁、下间隔纵向应变降低(图5-4-1),E/e'9.88,TR 3.13m/s;恢复期9:00min。

平板运动心电图检查:静息期ST-T未见明显异常;运动中Ⅰ导联ST段轻度压低0.05mV,aVL导联T波倒置;恢复中后期出现Ⅱ、Ⅲ、aVF、V_4～V_6导联ST段压低0.05～0.1mV伴T波低平或切迹。平板运动心电图可疑阳性。

本页视频二维码

最终诊断:①平板运动负荷超声心动图检查阳性(平板运动心电图可疑阳性,超声心动图显示左心室下壁、下间隔节段性运动异常);②左心室整体收缩储备功能降低,舒张储备功能正常,提出下一步诊

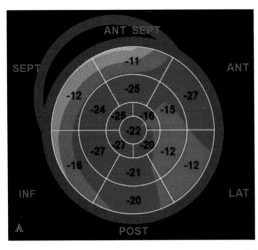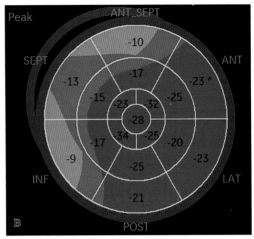

图 5-4-1　不同阶段左心室应变牛眼图

图 A 为运动前左心室纵向应变 18 节段牛眼图；图 B 为运动后左心室纵向应变 18 节段牛眼图，显示左心室下壁、下间隔纵向应变递增不良甚至降低

疗建议，进一步行冠状动脉 CT 或冠状动脉造影检查。

二、病例二

病史简介：患者，男，57 岁。

主诉：呼吸困难。

既往史：肺癌病史，接受贝伐单抗治疗。

冠状动脉造影：无明显冠状动脉狭窄（图 5-4-2）。

多巴酚丁胺负荷超声心动图检查：静息期心尖四腔心切面，显示整体和节段室壁收缩功能保留（LVEF 为 57%），负荷峰值期心尖四腔心切面，显示无室壁节段性运动异常，但左心室收缩功能降低（峰值 LVEF 为 55%，下降 2%）（图 5-4-3）。

心电图：恢复期心电图显示弥漫性非特异性复极异常（图 5-4-4）。

小结：随着抗肿瘤治疗的进步，癌症患者的生存率有所提高，这也导致了与癌症治疗相关的心血管并发症发生率增加，这些患者的心脏结构和功能监测尤为重要。因此，心脏病学的一个重要新分支

"肿瘤心脏病学"应运而生，研究这门学科的目的是预防与抗肿瘤治疗相关的心血管并发症，实现这些并发症的早期诊断和治疗，并协助完成抗肿瘤的预期治疗。化疗和胸部放疗都会加速心肌细胞的损伤和动脉粥样硬化的进程，其影响甚至持续到抗肿瘤治疗完成后的几年甚至终生。抗肿瘤治疗可能是由于对心肌的直接影响而导致左心室收缩储备功能降低，或由于诱发动脉粥样硬化加速、内皮功能障碍或血管

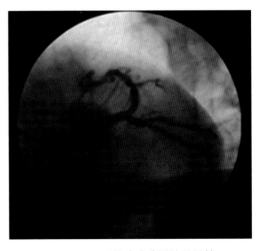

图 5-4-2　冠状动脉造影结果阴性

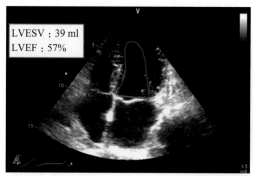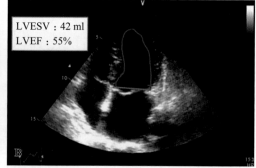

图5-4-3 左心室收缩功能
A.静息状态；B.多巴酚丁胺负荷后

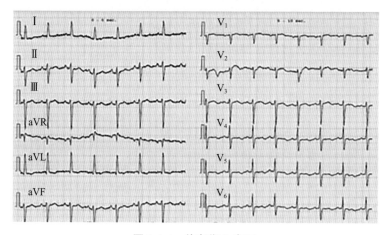

图5-4-4 恢复期心电图

痉挛而引起心肌缺血。在心血管并发症中，左心室功能障碍是最严重的并发症之一，常伴有QT间期延长、心律失常、冠状动脉疾病、外周动脉疾病、脑卒中、瓣膜性心脏病、心包疾病、动脉性高血压和静脉血栓栓塞等，不仅降低患者的生活质量，还对患者的整体预后产生负面影响，甚至会因此强制中断主要的抗肿瘤治疗。因此，帮助患者接受正确的心脏保护治疗至关重要，包括规范使用治疗心力衰竭的常规药物，早期干预有助于预防或逆转心脏损害。

众所周知，静息状态的左心室射血分数降低不足以作为评估心功能降低的敏感指标，应用负荷超声心动图检查诱导出潜在的心肌损害和血管损伤，识别静息状态下不明显的心脏结构和功能异常，可用于早期检测化疗和胸部放疗所致的心血管并发症，特别是对及时诊断冠状动脉疾病具有关键作用。它有助于早期发现心肌损伤，亦可评估心脏的收缩功能储备和瓣膜情况。负荷超声心动图可对具有冠状动脉疾病的中高风险患者进行评估，尤其是心电图检查正常的患者。评估正在接受可能与缺血性心血管事件风险相关治疗方案的患者（如应用氟尿嘧啶、贝伐单抗、索拉非尼和舒尼替尼、尼洛替尼和波那替尼等药物），评估接受化疗可能导致心肌损伤患者的亚临床左心室功能障碍和收缩功能储备降低，评估尤其是受到放疗所致的瓣膜损伤。

对于此类患者，应首选运动负荷。然

而，接受抗肿瘤治疗的癌症患者由于肿瘤本身及治疗方案的影响，在运动中可能受到身体不适、易疲劳和肌肉疼痛的限制，因此，对于不能进行运动的患者，可以根据操作者的选择和患者的情况合理进行药物负荷试验。

根据不同的抗肿瘤药物或癌症的类型，表5-4-1总结了不同类型负荷超声心动图的优缺点。

表 5-4-1 癌症患者不同类型负荷超声心动图的优缺点（依据不同的抗肿瘤药物和癌症）

负荷类型	优点	缺点
运动负荷（平板运动或踏车运动）	较药物负荷更生理、更安全、更价廉；更符合心肌缺血的诱发机制；应用广泛	不适用于运动受限的患者；因引起过度换气、心动过速、正常室壁过度收缩和胸壁过度运动而使图像质量降低，使检查不易实施；伴有癌症骨转移、恶病质、肌肉减少、身体不适、肌肉疼痛和乏力（通常是由抗肿瘤治疗导致）的患者禁用
多巴酚丁胺药物负荷	评估心肌功能、诱导缺血试验的最佳药物；哮喘患者可用	严重高血压、明显房性或室性心律失常的患者禁用；不建议用于接受可致室性心律失常（环磷酰胺、顺铂、蒽环类）、心房颤动（硼替佐米、长春花生物碱）和延长QT间期（如酪氨酸激酶抑制剂）抗肿瘤药物治疗的患者
双嘧达莫药物负荷	更安全、更易实施的负荷药物；无致高血压、心律失常的作用；适用于室壁运动和收缩功能储备的联合评估；接受可致内皮直接损伤（氟尿嘧啶）、因一氧化氮抑制所致内皮功能障碍（血管内皮生长因子抑制剂）的抗肿瘤药物的患者首选，可用于冠状动脉内皮功能障碍的评估	严重传导阻滞和哮喘晚期患者禁用；避免用于接受黄嘌呤类药物治疗的患者

第五节 舒张功能不全

一、病例一

病史简介：患者，男，67岁。

主诉：胸痛、呼吸困难。

病史：该患者为肥胖体型（体重指数28.5kg/m²），患有高血压、糖尿病、高脂血症，口服二甲双胍、格列美脲控制血糖，苯磺酸氨氯地平控制血压，阿司匹林及硫酸氢氯吡格雷（泰嘉）抗聚，阿托伐他汀调脂稳斑，BNP为43pg/ml。

平板运动负荷超声心动图：静息期，EF 72%、左心室舒张末期内径50mm，右心室大小正常，E/A 0.63，E/e′11.2，TR 2.1m/s，估测右心室收缩压（RVSP）为23mmHg；运动后，EF 78%，E/A 1.2，E/e′ 18.1，TR3.2m/s，估测RVSP为≈46mmHg（图5-5-1）。

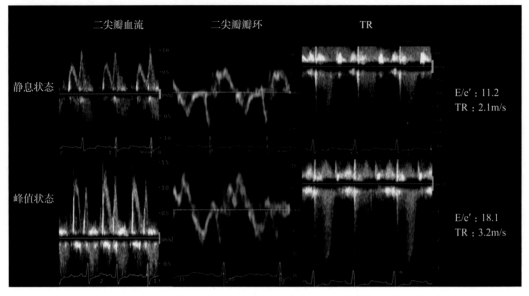

图5-5-1 平板运动负荷超声心动图

小结：该病例收缩储备尚在正常范围内，但负荷超声心动图显示，舒张储备显著降低，RVSP显著升高，结合其他参数及病史（如肥胖、高血压、糖尿病），考虑射血分数正常的心力衰竭（又称射血分数保留的心力衰竭，HFpEF）的诊断。

动达到峰值后，EF 63%，E/e′ 30，明显增加，显著高于静息和恢复期（恢复期E/e′17）；峰值TR 3.0m/s，估测RVSP约40mmHg，该患者收缩储备及舒张储备均降低，结合患者病史，支持HFpEF的诊断（图5-5-2）。

二、病例二

病史简介：患者，女，66岁。

主诉：活动后呼吸困难。

病史：糖尿病、高血压多年，服用氨氯地平、二甲双胍治疗。无双下肢水肿。

平板运动负荷超声心动图：静息状态，EF 66%，左心室舒张末期内径52mm，左心房前后径38mm，右心室大小正常。经二尖瓣流入多普勒显示E/A为0.6，E/e′14，TR 2.5m/s，估测RVSP为4×2.5×2.5＋RAP≈30mmHg，疑诊HFpEF。运

三、病例三

病史简介：患者，女，56岁。

主诉：活动后呼吸困难。

病史：高血压10年。

踏车运动负荷超声心动图：静息时、卧位踏车时和恢复期的二尖瓣血流和瓣环运动速度如图5-5-3所示。由于轻度运动后即发生快速心律失常，因此无法测量50W的负荷运动时的E/e′。但是即使在停止运动后，E/e′也明显增加，并且显著高于静息状态和运动时。

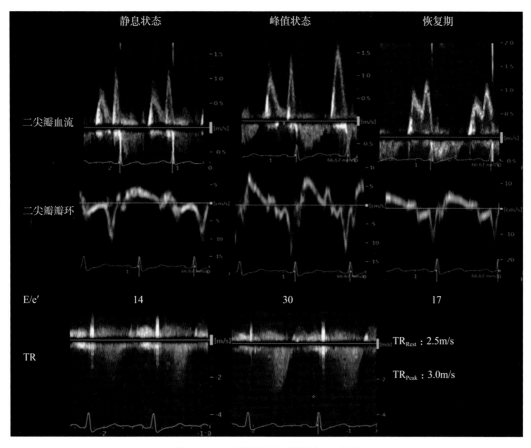

图5-5-2　平板运动负荷超声心动图

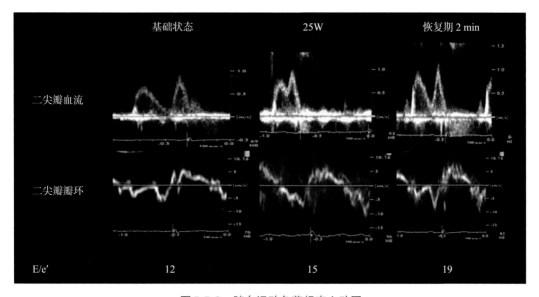

图5-5-3　踏车运动负荷超声心动图

引自Lancellotti P，Pellikka PA，Budts W，et al. The Clinical Use of Stress Echocardiography in Non-Ischaemic Heart Disease：Recommendations from the European Association of Cardiovascular Imaging and the American Society of Echocardiography. J Am Soc Echocardiogr，2017，30（2）：101-138.

四、病例四

病史简介：患者，男，71岁。

主诉：活动后呼吸困难。

踏车运动负荷超声心动图：静息时、卧位踏车时和恢复期的二尖瓣血流和瓣环运动速度（图5-5-4）在基础状态下，E/e'在正常范围。但在踏车5min后，二尖瓣血流频谱发生了巨大变化，从正常变为限制性生理改变，E/e'明显增加。e'为间隔侧的组织多普勒速度。

五、病例五

病史简介：女性，72岁。

主诉：劳力性呼吸困难。

踏车运动负荷超声心动图：静息时射血分数正常（61%），脑钠肽水平轻度升高（48.2 pg/ml），E/e'比值正常（10.9），三尖瓣反流（TR）速度正常（2.4 m/s），在峰值运动时，E波和E/e'比值增加（16.9），TR速度也随之增加（3.8m/s）（图5-5-5），综合以上指标，考虑患者为HFpEF。

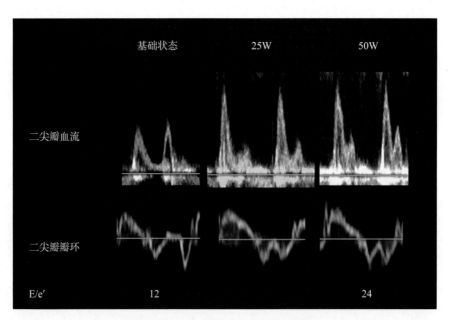

图5-5-4 踏车运动负荷超声心动图

引自Lancellotti P，Pellikka PA，Budts W，et al. The Clinical Use of Stress Echocardiography in Non-Ischaemic Heart Disease：Recommendations from the European Association of Cardiovascular Imaging and the American Society of Echocardiography. J Am Soc Echocardiogr，2017，30（2）：101-138.

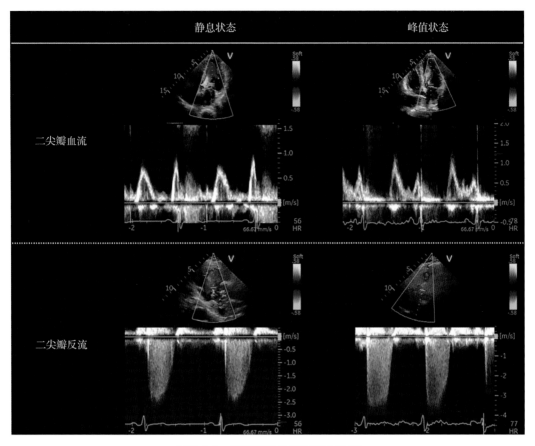

图5-5-5　踏车运动负荷超声心动图

引自 Harada T，Kagami K，Kato T，et al. Exercise Stress Echocardiography in the Diagnostic Evaluation of Heart Failure with Preserved Ejection Fraction. J Cardiovasc Dev Dis，2022，9（3）：87.

六、病例六

一名经有创证实的HFpEF患者中，在休息时和40W仰卧测力计运动期间［运动期间肺毛细血管楔压（PCWP）27mmHg］。基线状态时，经胸超声心动图显示EF正常（70%），左心房容积指数正常（30ml/m²），E/e正常（平均10.3），右心室收缩压估计为28mmHg。当运动达到40W时，二尖瓣E显著增加，而e'没有显著变化，导致E/e'增加。运动时三尖瓣反流速度从2.5m/s增加至3.5m/s（图5-5-6）。

七、病例七

一名HFpEF患者静息时和运动过程中跨二尖瓣血流的变化：在峰值（80W）时，E波和A波由于融合而无法区分，连续图像采集可以在60W时识别100cm/s的E波，并且该阶段的E/e'提高（E/e'为15.5）。有创运动右心导管检查显示静息时PCWP正常（9mmHg）；然而，在峰值运动（80W）时，它增加至26mmHg。虽然E波和A波在恢复初期不再融合，但E/e'为12.9；运动后1min，有创测量的PCWP降至19mmHg（＜25mmHg）；心率（HR）为122次/分（图5-5-7）。

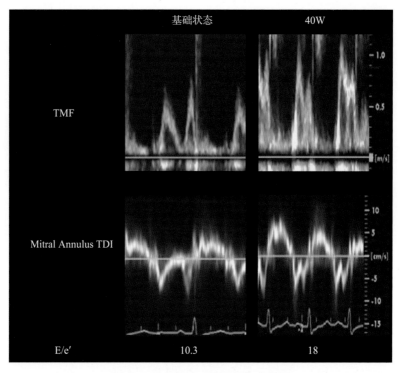

图5-5-6　踏车运动负荷超声心动图

TMF.二尖瓣血流；Mitral Annulus TDI.二尖瓣瓣环组织多普勒。引自Obokata M，Reddy YNV，Borlaug BA. The Role of Echocardiography in Heart Failure with Preserved Ejection Fraction：What Do We Want from Imaging? Heart Fail Clin，2019，15（2）：241-256.

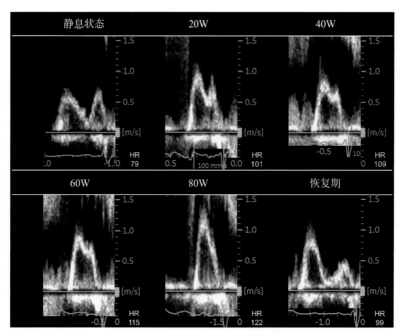

图5-5-7　踏车运动负荷超声心动图

引自Harada T，Kagami K，Kato T，et al. Exercise Stress Echocardiography in the Diagnostic Evaluation of Heart Failure with Preserved Ejection Fraction. J Cardiovasc Dev Dis，2022，9（3）：87.

八、病例八

一名HFpEF患者的运动诱发超声心动图B线同时测量肺毛细血管楔压（PCWP），患者表现出PCWP轻度升高（19mmHg，红线），休息时无B线。在峰值运动（40W）期间，PCWP增加至33mmHg，有明显的V波（71mmHg），并出现多条B线（黄色箭头）（图5-5-8）。

九、病例九

一名HFpEF患者运动时三尖瓣反流（TR）恶化导致心室相互依赖性增强。该患者在休息时存在持续性心房颤动和中重度TR。TR速度为2.5m/s，根据下腔静脉测量估计右心房压为15mmHg。在峰值运动（20W）时，由于三尖瓣的不完全适应，TR急剧恶化，导致TR速度下降（1.9m/s）。运动期间TR的显著增加导致心室间相互依赖，导致运动能力降低（峰值耗氧量降低）（图5-5-9）。

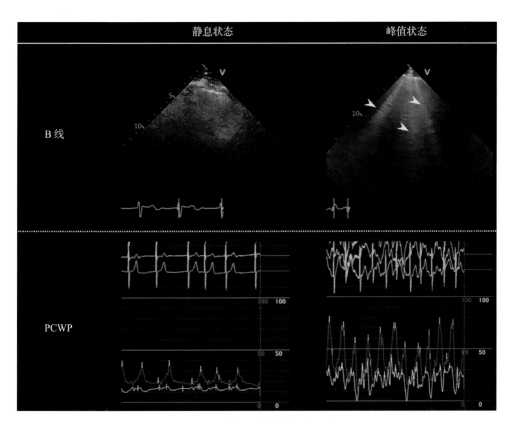

图5-5-8　踏车运动负荷超声心动图

引自Harada T，Kagami K，Kato T，et al. Exercise Stress Echocardiography in the Diagnostic Evaluation of Heart Failure with Preserved Ejection Fraction. J Cardiovasc Dev Dis，2022，9（3）：87.

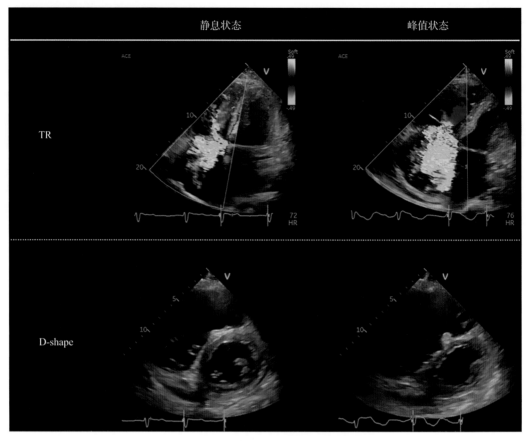

静息状态	峰值状态
TR	
D-shape	

图 5-5-9 踏车运动负荷超声心动图

TR. 三尖瓣血流；D-shape. 左心室"D"字形。引自 Harada T, Kagami K, Kato T, et al. Exercise Stress Echocardiography in the Diagnostic Evaluation of Heart Failure with Preserved Ejection Fraction. J Cardiovasc Dev Dis, 2022, 9（3）: 87.

十、病例十

一名79岁肥胖女性（体重指数30kg/m²）运动时出现呼吸困难，临床疑诊HFpEF，心脏磁共振成像显示明显的心外膜脂肪组织（黄色箭头）。负荷超声心动图结合呼气分析显示，运动时心排血量（CO）储备受限，约48%。在峰值运动期间，胸骨旁短轴位上的间隔变平（黄色箭头），表明心室间相互依赖性增强，可能引起左心室前负荷减少及变时功能不全，从而导致CO储备受限，表明肥胖可能是心室收缩及舒张储备受损的原因（图

5-5-10）。

十一、病例十一

病史简介：患者，男，70岁。身高157cm，体重66.5kg，体重指数26.9kg/m²。

主诉：活动后心累。

既往史：高血压、糖尿病数年。

平板运动心电图：测试达目标心率的89%后停止，运动表现8.3MET，运动持续时间7:08min，运动前ST段未见明显异常，运动中及恢复中期下壁及 $V_4 \sim V_6$ 导联ST段呈水平型或下斜型压低（压低 $0.035 \sim 0.15$ mV），T波倒置，运动中未

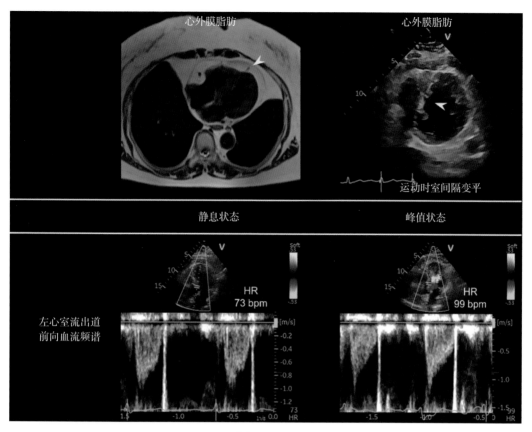

图5-5-10　踏车运动负荷超声心动图

引自 Harada T，Kagami K，Kato T，et al. Exercise Stress Echocardiography in the Diagnostic Evaluation of Heart Failure with Preserved Ejection Fraction. J Cardiovasc Dev Dis，2022，9（3）：87.

诉胸闷、胸痛等不适，平板运动心电图阳性（图5-5-11）。

平板运动负荷超声心动图：静息状态下左心室收缩功能正常，负荷状态后无室壁异常［视频5-5-1（静息状态心尖四腔心切面），视频5-5-2（静息状态心尖两腔心切面），视频5-5-3（静息状态心尖三腔心切面），视频5-5-4（运动后即刻心尖四腔心切面），视频5-5-5（运动后即刻心尖两腔心切面），视频5-5-6（运动后即刻心尖三腔心切面）］。

静息状态：EDV 75ml，ESV 23ml，EF 69%，E/e' 9.2；运动后即刻：EDV 80ml，ESV 19ml，EF 76%，E/e' 16.18（图5-5-12）。

本页视频二维码

静息状态：TR 2.44m/s；运动后：TR 3.18m/s（图5-5-13）。

心肌声学造影检查：静息状态下左心室壁各节段心肌灌注延迟、稀疏，负荷后室间隔基底段心肌灌注稀疏、延迟（图5-5-14）。

最终诊断：平板负荷超声心动图检查阳性（平板运动心电图阳性，超声无室壁运动异常）；左心室收缩储备功能正常，舒张储备功能降低，提示HFpEF。

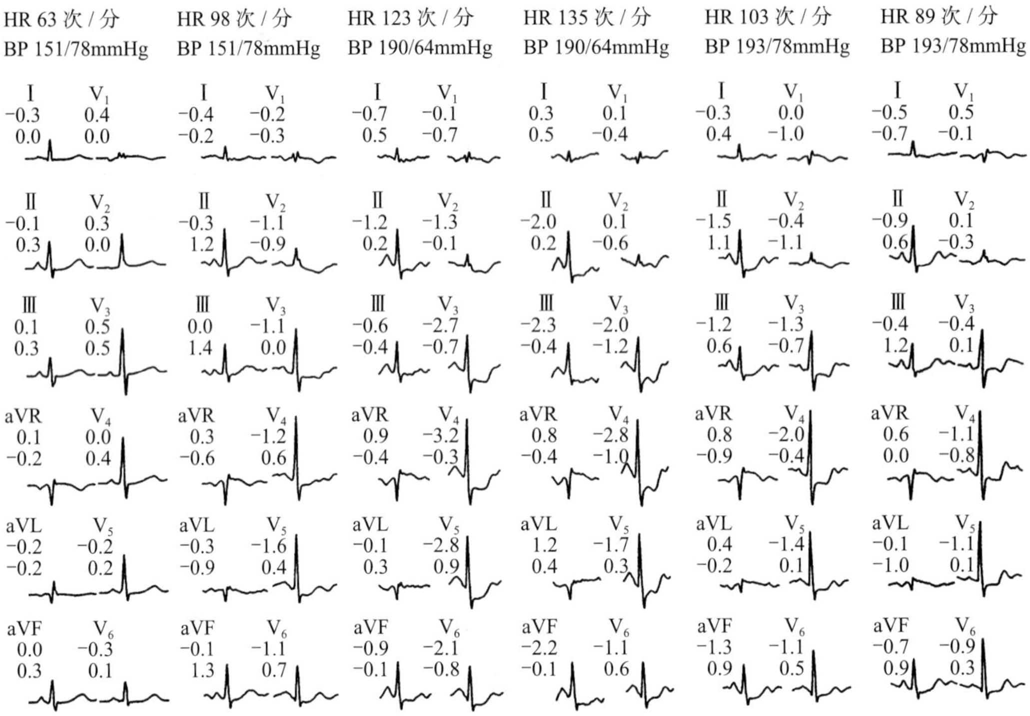

HR 63 次/分	HR 98 次/分	HR 123 次/分	HR 135 次/分	HR 103 次/分	HR 89 次/分
BP 151/78mmHg	BP 151/78mmHg	BP 190/64mmHg	BP 190/64mmHg	BP 193/78mmHg	BP 193/78mmHg

| I | V₁ | I | V₁ | I | V₁ | I | V₁ | I | V₁ | I | V₁ |

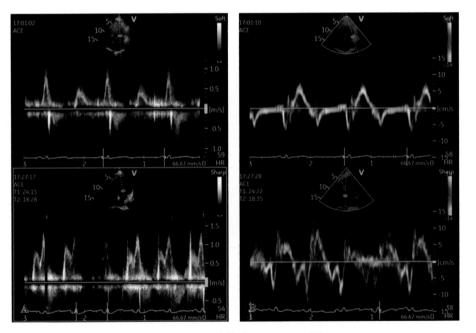

图 5-5-11 平板运动心电图

运动中及恢复中期下壁及 V₄～V₆导联 ST 段呈水平型或下斜型压低，T 波倒置

图 5-5-12 运动前后 E/A、E/e′对比

A. 运动前；B. 运动后

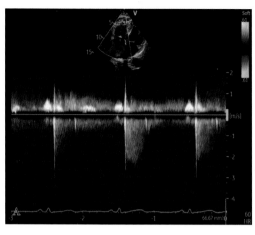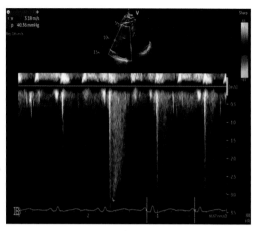

图 5-5-13　三尖瓣反流速度
A.静息状态；B.运动后即刻

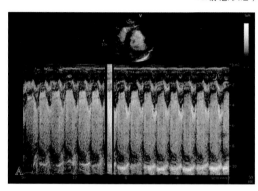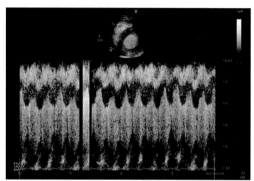

图 5-5-14　左心室心肌声学造影
A.静息状态；B.运动后

十二、病例十二

病史简介：患者，男，79岁。

主诉：活动后气紧。

既往史：高血压10余年。

常规心脏彩超检查：左心房增大，室间隔及左心室心尖段肥厚。

平板运动心电图：测试达目标心率的86%后停止，运动表现5.9MET，运动持续时间4：34min，运动前ST段未见明显异常，运动前、运动中及恢复期下壁可见异常Q波，ST-T未见明显异常，运动前、运动中及恢复期未见心律失常；心率下降缓慢，恢复期心率下降约7次/分，平板运动心电图阴性。

平板运动负荷超声心动图：静息状态下左心室收缩功能正常，负荷状态后无室壁异常［视频5-5-7（静息状态心尖四腔心切面），视频5-5-8（静息状态心尖两腔心切面），视频5-5-9（静息状态心尖三腔心切面），视频5.-5-10（运动后即刻心尖四腔心切面），视频5.5.11（运动后即刻心尖两腔心切面），视频5-5-12（运动后即刻心尖三腔心切面）］。

本页视频二维码

静息状态：EDV 50ml，ESV 17ml，EF 66%，E/e′12.49；运动后即刻：EDV 48ml，ESV 14ml，EF 72%，E/e′ 16.04（图5-5-15）。

静息状态：TR 2.26m/s；运动后：TR 3.37m/s（图5-5-16）。

运动后右侧腋中线区可探及2条B线（视频5-5-13）。

本页视频二维码

最终诊断：平板负荷超声心动图检查阴性（平板运动心电图阳性，超声无室壁运动异常）；左心室收缩储备功能正常，舒张储备功能降低，提示HFpEF。

十三、小结

HFpEF是由于左心室舒张期主动松弛能力受损和心肌顺应性降低，左心室在舒张期的充盈受损，心搏量减少，左心室舒张末期压力升高而发生的心力衰竭。以具有心力衰竭的症状和体征及射血分数正常而舒张功能异常为特征的临床综合征，由于人口老龄化、高血压和代谢共病（如肥胖、代谢综合征和糖尿病）的患病率增加，未来HFpEF的患病率将进一步增加。

HFpEF的病理生理学是复杂的，舒张功能障碍、收缩储备受损、心房功能受损、相对的心包限制和异常的心室血管耦合均导致肺静脉和左侧充盈压升高。左心室充盈压升高会加剧呼吸困难症状，损害运动能力，增加住院和死亡的风险。

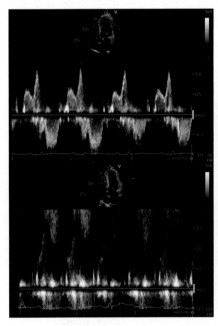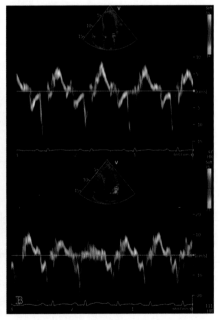

图5-5-15　运动前后E/A、E/e′对比

A.运动前；B.运动后

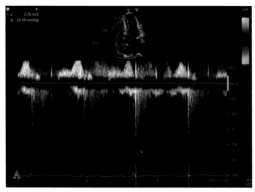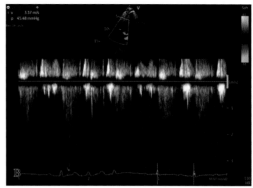

图5-5-16　三尖瓣反流速度

A.静息状态；B.运动后即刻

有创肺动脉楔压监测能反映左心室充盈压，可用于判断左心室功能，但其有创性限制了其临床常规应用，静息时，结合无创参数（如病史、颈静脉扩张、外周水肿和肺充血、RVSP、舒张功能障碍及BNP等）综合指标诊断显著HFpEF相对容易。但目前HFpEF的诊断仍具有挑战性，因为许多患者在休息时血流动力学正常，仅在运动时表现出异常的血流动力学反应，越来越多的证据表明，运动负荷试验在揭示舒张储备受限及随后运动期间左心室充盈压升高方面有着很高的效能。因此，运动负荷试验越来越多地被推荐用于HFpEF的诊断评估。目前的指南推荐结合不同的舒张功能指标来诊断HFpEF，如E/e′、RVSP、左心房容积/应变、左心室应变和应变率、心外指标如B线（本节病例八），运动期间B线数量增加与血流动力学（较高的PCWP和肺动脉压）相关，也与HFpEF的运动能力降低和较差的临床结果相关，E/e′升高，与左心房容积指数 $> 34ml/m^2$ 作为舒张功能障碍的指标一样，对识别高左心室充盈压具有极好的特异度，但敏感度较差。应变和应变率成像也可用来评估左心室充盈压，具有较高的敏感度和特异度，但缺乏大样本的研究，因此，众多的研究表明，E/e′和RVSP的

组合是非侵入性诊断HFpEF的最佳指标。

PCWP升高是劳力性呼吸困难病因的关键，并产生一系列血流动力学和功能后果，导致一部分HFpEF患者出现肺血管疾病（PVD），在运动期间。静息肺血管阻力增加反映了PVD，这种情况可以在早期阶段通过运动期间肺血管阻力升高而被发现，PVD可以通过平均肺动脉压与心排血量关系的左移进一步证明，这是肺阻力负荷动态增加的结果，最终右心室变得僵硬，其充盈和收缩特性受到挑战，随后与左心室分离，随着时间进展，由于右心负荷和PVD的逐渐增加，右心表现为几何变化和右心室充盈和舒张僵硬度的损害，出现三尖瓣反流（TR）逐渐恶化及舒张期和收缩期右心室与左心室相互机械作用，一些HFpEF患者运动过程中由于三尖瓣的不完全适应，TR急剧恶化，导致TR速度下降，这些患者的右心房压可能会急剧增加（本节病例9）。

高龄、高血压、肥胖、糖尿病、微血管性心肌缺血均为HFpEF主要危险因素。

（1）高血压：高血压患者心脏纤维化和微血管功能障碍缓慢而渐进发生，导致心肌硬化，进而影响左心室收缩和舒张功能，动脉血管系统在调节顺应性和阻力、心室-血管耦合和血流再分配到工作肌肉

中起着核心作用。在高血压患者中，血管顺应性受损减少了从左心室到血管反射的周围部位再返回主动脉的波传递时间，产生了晚收缩期负荷，导致心室-血管解耦，导致左心室充盈压力增加和高后负荷。在高血压合并HFpEF中，负荷后，E/e′显著增加，左心室顺应性也相应降低。这些改变提示左心室充盈压升高，主要表现为峰值肺动脉收缩压显著升高，右心室-动脉耦合效率较低。

（2）糖尿病：HFpEF合并糖尿病表型是HFpEF常见的类型。糖尿病和较差的血糖控制与较高程度的心肌纤维化和心肌细胞功能障碍相关，引起心肌肥厚和纤维化，导致心室顺应性降低，引起舒张功能不全并发展为HFpEF，同时，研究认为，糖尿病患者的舒张功能障碍广泛存在，它是心脏事件的替代标志，与亚临床CAD、发生心力衰竭的风险和心血管死亡率有关，SE可以早期发现糖尿病患者的舒张功能障碍，E/e′是舒张功能障碍强有力的指标。此外，有研究表明，对于老年有冠心病病史的糖尿病患者或未能达到目标心率的糖尿病患者，尽管多巴酚丁胺负荷超声心动图为阴性，但预后仍较差。一些研究者比较了糖尿病患者和非糖尿病患者的心血管事件，得出结论：当SE为阴性时，糖尿病患者的心血管风险估计与非糖尿病患者相当。这一发现也表明，负荷超声心动图可以有效地对糖尿病患者的风险进行分层。

（3）肥胖：目前研究认为肥胖表型是HFpEF的一个重要表型（本节病例十、病例十一），与非肥胖型HFpEF患者相比，肥胖表型患者表现出许多关键差异，包括体重与心脏充盈压力之间的关系更大，血浆容量扩张更大，心室重构更多，血流动力学更不利，右心室-肺动脉耦合改变，运动能力更差，心包约束增强对短轴间隔结构的评估可以提供相对心包约束程度的无创评估，这有助于评估HFpEF肥胖表型及肺血管表型和严重三尖瓣不全患者的PCWP升高。

（4）微血管性心肌缺血：心外膜冠状动脉疾病的存在确定了一种独特的HFpEF表型，因为其患病率高，预后较差，更重要的是，有可能通过血运重建改善预后。负荷超声心动图在HFpEF患者中准确性较低，假阳性和假阴性检测的发生率很高，这可能反映了这样一个事实，即在HFpEF患者心外膜冠状动脉狭窄不存在的情况下，心内膜下缺血也可能发生，由冠状动脉微血管功能障碍和心内膜下血流动力学紊乱共同导致的HFpEF患者在运动过程中伴随心肌供需不匹配而出现更大的心肌损伤，缺血和损伤负担更大的患者左心室收缩和舒张储备受限，运动过程中充盈压力更大，运动能力受损更严重，腺苷负荷超声心动图可用于评估这些患者的冠状动脉血流储备，其是一种重要的非侵入性检查。

综上所述，负荷超声心动图是检测HFpEF患者潜在心功能和结构异常的重要手段，为HFpEF患者风险分层及预后评估提供了新思路。

（王膑　王斯佳　徐芸　周易）

第六章 负荷超声心动图2030计划：定义未来成像技术的新型ABCDE-FGLPR方案

一、内容介绍

负荷超声心动图（SE）2020是一项始于2016年的国际性、多中心、前瞻性、有效性研究，旨在概念化、传播和验证一种用于诊断和评估冠状动脉疾病（CAD）的新方法。按照最初的计划，该研究创建了文化、信息和科学基础设施，连接了大量经过认证的SE实验室，共享了SE的适应证、执行、报告和存档的共同标准。这种方法可以在缺乏证据的诊断领域获得最原始的成果数据，并兼备安全性和可行性，超越了SE仅基于局部室壁运动异常（RWMA）评估的CAD中的核心应用。SE 2020标准化了程序，验证了新出现的迹象，并将新信息与现有知识相结合，有助于构建采用ABCDE协议的下一代SE实验室。ABCDE-SE的每一步都在先前步骤的基础上提供独立的增量预后信息，并识别不同的患者表型和易感性，可能提供了不同的治疗靶点：步骤A中的心肌缺血、步骤B中的B线肺充血、步骤C中的前负荷储备和左心室收缩储备（LVCR），步骤D中使用冠状动脉血流速度储备（CFVR）或实时心肌造影超声心动图的冠状动脉微循环，以及步骤E中的心脏自主平衡与心率储备（HRR）的心率自主调节。这种共享实践现在可以用作新

的诊断标准并为下一波研究提供一个合适的平台，这些研究将汇聚到SE 2030与旧的SE 2020研究共享一些特征：有效性研究，指在真实的医师一起进行，在真实的连续患者中面临真实的临床问题；对数据中分中心数据的读取和录入直接进行上游质量控制，从而在高度专业化的学术中心内外获得证据；建立与改变临床操作相关的简单而创新的目标。这些特征与疗效研究完全不同，因为当高度专业化的中心招募高度精选的患者时，所得数据可能难以在临床实践中转化。出于这些原因，美国超声心动图学会已经在2013年将"开发超声心动图信息（以及最终图像）的注册库，作为质量改进和临床研究的平台"确定为首要研究需求。此类注册数据可供研究团体使用，从而促进大量关于超声心动图在改善患者管理和结局方面的有效性临床研究的发展。

SE 2030将建立证据平台，以建立完美的SE成像，适用于所有患者并应用于随时随地，同时也是定量的与操作者独立的。在我们这个时代，对这种理想成像的需求尤其重要，因为经济危机、对癌症和非癌症辐射损害认识的提高、对医疗保健中选择对气候友好的迫切需求及医疗保健不可避免的极端化趋势，在新冠疫情的推动下，成为推动低成本、无辐射、气候友好和便携式技术（如心血管超声）传播的

强大推动力。

二、材料与方法

SE 2030的前5个重要步骤，与SE 2020完全一致，并进行一些小的调整，增加了5个辅助步骤。

（一）上游质量控制

虽然这是一项前瞻性研究，但有必要由每个中心的认证研究员进行上游质量控制，每个分中心的数据对于有效性研究提供真实世界的快照是至关重要的。另外，多中心研究就像一碗鱼汤，鱼越多，汤的味道越好，但是一条腐烂的鱼会使整碗汤无法下咽。因此，对于常规和创新参数，必须进行强制性质量控制。

（二）外周读数和包容性

认证研究员将通过意大利超声心动图和心血管成像学会的Redcap程序直接输入数据库。与标准的Excel方法相比，这将提供一个更加灵活和快速的平台，标准的Excel方法需要更多的人力资源，而且数据输入出错的可能性更大。此外，Redcap更好地遵守了严格保护临床研究隐私的新法规。SE 2030的另一个特点是包容性，因此任何符合选择标准的中心都可以加入，允许传统上处于发展中阶段的但产生高质量临床活动的中心为科学界产生相关数据做出贡献，包括来自不同国家及地区的中心，它们具有识别不同国家、地域、文化和种族之间的相似性和差异性的潜力。包容性还将允许评估拟议的方案如何在不同的场景（私人诊所、公立医院、学术机构）中实现，这些场景具有不同的报销政策和可变的直接成本及药物（如双嘧达莫或腺苷）和超声增强剂的商业可用性。

（三）统一的方法

每个实验室将根据指南建议的标准化方案，在物理、药物或起搏中采取最佳的

负荷方案。运动包括半仰卧或直立踏车运动、平板运动。药物负荷包括多巴酚丁胺或血管扩张剂（双嘧达莫、腺苷或类伽腺苷）等。这将根据医师的偏好、患者的禁忌证、经济成本和每个中心的实际情况来选择。起搏负荷可通过经食管心房起搏或永久起搏器的外部程序进行。不管选择哪种负荷形式，SE测试的执行、性能、存档和解释将遵循带有ABCDE协议的标准化格式。从成功率的技术角度来看，步骤D是一个限制性步骤。使用血管扩张剂时，步骤D简单可行；使用多巴酚丁胺时，步骤D不太容易，但仍然高度可行；使用半卧位运动时，步骤D不容易且不太可行；使用平板运动时，步骤D几乎是不可能实现的。

因此，我们的建议是采用半仰卧运动，在运动的早期或中期采集冠状动脉血流信号，此时流量增加最多，可行性仍然很高，此后，在更高水平的运动中血流量将下降，难以再获得到满意的图像。所以，当采用平板运动时，应跳过步骤D；如果认为步骤D的信息非常重要，那么可以在运动结束后30min进行血管扩张测试，应重点关注CFVR和心率反应。

所有实验室都将获得免费的人工智能（AI）软件，并提倡在需要时使用超声增强剂，以帮助所有研究实验室的前沿技术升级和方法统一。

（四）对纳入患者的临床相关终点进行评估

这些项目将包括已知或疑似CAD患者（项目1）、已知或疑似射血分数正常的心力衰竭患者（项目2）、肥厚型心肌病患者（HCM，项目3）、胸部放疗和化疗后状态（项目4）、法洛四联症术后患者（项目7）、新型冠状病毒感染（COVID-19）后心肺受累患者（项目8）、缺血性心脏病（项目10）和原发性瓣膜性心脏病（项

目11）及疑似冠状动脉痉挛，这是一种经常被遗漏的诊断，但作为威胁生命的疾病的一种可能原因，这一诊断非常重要，如果及时发现，其实很容易治疗（项目12），在本实验平台上运行的12项协议覆盖了大部分心血管疾病，从严重瓣膜性心脏病到左心室功能正常但疑似CAD的患者。将对脑死亡的潜在心脏捐赠者进行评估，以评估那些目前缺乏心脏功能评估，仅根据临床病史标准就被排除的心脏捐献者（项目9）。该研究将开发并可能有助于升级AI-SE和心脏应变的前沿定量和操作员独立技术（项目5），用于图像解释和数据分析，还将在负荷结果和（或）长期结局的强大环境调节器的背景下评估SE参数的结果，如通过AI的大数据挖掘分析的空气污染物和医疗辐射暴露（项目6）。该研究的总体目标是使SE实践更加统一、通用、标准化、定量和证据丰富，产生可能与改变临床实践相关的数据（图6-0-1）。

当有临床指征时，将重复进行SE，比较治疗前后的结果。治疗将包括药物治疗、经皮冠状动脉介入治疗、经导管主动脉瓣植入术、外科手术治疗、器械治疗等。

（五）由专业科学协会赞助

这项研究是研究者发起的，而不是行业驱动的。它由一个独立的非营利专业协会（意大利超声心动图和心血管成像学会）认可，并且不受行业赞助，但一些用于项目完成的材料，如AI软件，将由行业合作伙伴捐赠给招募中心。

（六）ABCDE-SE应用于CAD

1.背景　诊断SE的基础是发现可逆性RWMA。这是通过40多年的临床经验建立的唯一标志，并在心脏病学通用指南中得到认可。然而，SE提供的有价值的诊断和预后信息远远超出了RWMA，今天还囊括了全面ABCDE方案的所有步骤，

包括B线、LVCR、CFVR和HRR。功能性二尖瓣反流（步骤F）对于静息时至少轻度的二尖瓣反流患者也很重要，因为在负荷状态下二尖瓣反流可能会显著恶化，影响预后，并可能推动特定治疗，尤其是在扩张型心肌病患者中。在肌力性负荷（多巴酚丁胺或运动负荷，特别是直立姿势运动）期间，将评估步骤G，以确定动态左室流出道梗阻是否是胸痛、呼吸困难或晕厥的原因。

2.目标　本研究的主要目的是利用不同负荷模式的ABCDE方案，评估静息和负荷诱导综合方法在SE中的可行性。次要目的是评估预测结果的不同步骤的预后价值。

3.方法　所有转诊到SE实验室的已知或疑似CAD患者（"所有患者"）将使用ABCDE-SE进行评估。将招募根据现有2020年指南的适应证和禁忌证转诊至SE实验室的患者（表6-0-1）。

表6-0-1　一般纳入/排除标准

	纳入标准	排除标准
年龄＞18岁*	√	
静息时可接受的声学窗（≥14/17左心室节段）	√	
临床指示试验	√	
知情同意	√	
急性冠脉综合征或急性心力衰竭		√
急性肺栓塞、心肌炎、心包炎或主动脉夹层		√
严重的心律失常（室性心动过速、完全性房室传导阻滞）		√
预后受限（存活＜1年）的心外疾病		√
静息收缩压＞180mmHg或者严重低血压		√

*项目7除外，该项目可能包括经父母同意的法洛四联症修复术的年轻患者。

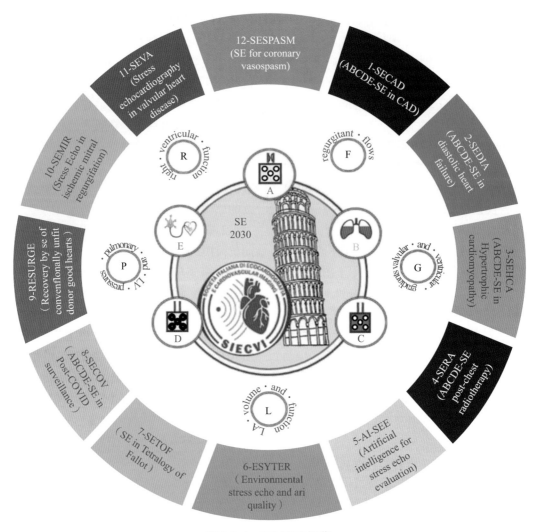

图 6-0-1　SE 2030 概览

SE 2030 的核心方案与 SE 2020 的 ABCDE 相同：心外膜冠状动脉狭窄（RWMA），步骤 A；肺水（含 B 线），步骤 B；心肌功能（左心室收缩末期容积为收缩储备，舒张末期容积为前负荷储备），步骤 C；冠状动脉微血管功能障碍（CFVR），步骤 D；心率储备（HRR），步骤 E。辅助步骤（某些但并非所有患者都需要）包括步骤 F（二尖瓣反流）、步骤 L（左心房容积和功能）、步骤 P（肺和左心室压力）和步骤 R（右心室功能）。这项研究得到了意大利超声心动图和心血管成像学会的认可，并在意大利比萨启动，如标志中的斜塔所示。SE 方案从 1～12 顺时针指示，涵盖广泛的临床条件

SECAD. 冠状动脉疾病负荷超声心动图；SEDIA. 舒张性心衰负荷超声心动图；SEHCA. 肥厚型心肌病负荷超声心动图；SERA. 胸部放疗后负荷超声心动图；AI-SEE. 基于人工智能的负荷超声心动图评估；ESTER. 环境及空气污染负荷超声心动图；SETOF. 法洛氏四联症负荷超声心动图；SECOV. 冠状病毒感染后负荷超声心动图监测；RESURGE. 负荷超声心动图挖掘传统认为不适合的良好供体心脏；SEMIR. 缺血性二尖瓣返流的负荷超声心动图；SEVA. 心脏瓣膜病相关负荷超声心动图；SESPASM. 冠状动脉痉挛负荷超声心动图

静息超声心动图有至少 14 个可读段的患者将转诊评估：①胸痛或呼吸困难的评估；②扩张型心肌病（缺血性或非缺血性）的风险分层；③在检查异常或已知 CAD［既往急性冠脉综合征和（或）既往心肌血运重建术，既往有创或无创冠脉造影诊断 CAD］后进行再评估；④对于运动耐量差（＜4 METS）和（或）疑似心脏症状的患者在高风险或中等风险非心脏血管手术（如肝移植或主要非心脏血管外

科手术）之前的风险分层，存在修订的心脏风险指数（Lee指数）≥2（高危手术；CAD；充血性心力衰竭；脑血管疾病；胰岛素糖尿病；血清肌酐＞2 mg/ml）；⑤心脏移植后的状况；⑥儿童患者和先天性心脏病（川崎病、大动脉转位/动脉转换手术后状况、冠状动脉起源异常、家族纯合子性高胆固醇血症）；⑦围生期心肌病。常规的禁忌证适用于主流科学学会推荐的所有形式的负荷试验：①不稳定或并发急性冠脉综合征。②严重心律失常（室性心动过速、心室颤动、完全性房室传导阻滞）；中度至重度全身性高血压（静息收缩压＞180mmHg）是运动或多巴酚丁胺的禁忌证；存在显著血流动力学改变的左心室流出道梗阻（左心室室内梯度＞30mmHg）是多巴酚丁胺的特定禁忌证；显著的低血压（静息收缩压＜90mmhg）和明显的活动性支气管痉挛疾病是血管扩张剂负荷（双嘧达莫或腺苷或类伽腺苷）的特定禁忌证。我们将收集人口统计学信息（性别、年龄、体重指数和体表面积）、生活方式（吸烟和体育活动）、其他危险因素和正在进行的治疗方案。如果可以，还将从静息超声心动图和血管颈动脉扫描中收集与颈动脉疾病和心脏钙化相关的评估数据，因为这两者都可能对动脉粥样硬化表型分型和综合风险分层产生显著影响，并独立和递增地影响SE结果。所有患者将进入常规临床随访计划，并注明心血管和非心血管终点，因为所研究的生物标志物可能预示和预测心血管疾病以外的疾病，如癌症或神经退行性疾病，其特征是低级别炎症、体细胞DNA不稳定、内皮功能障碍（步骤D阳性）和自主神经功能障碍（步骤E阳性），这些与SE阳性相关，并认为是全身性疾病而不仅仅是心血管疾病的生物标志物。

4.样本量计算　SE阳性的预期发生率（根据至少一项ABCDE标准）约为35%。对于预后终点，我们保守地假设复合终点（全因死亡、心肌梗死、脑卒中、需要住院治疗的慢性心力衰竭进展、利尿剂治疗明显加强、心力衰竭新入院、心脏移植、心室辅助装置置入、流产性猝死或新发心房颤动或心房扑动）的年发生率为5%。存在SE阳性的情况下，事件的可能性增加1倍（用于复合标准）。如果风险比例假设成立，按照Cox比例风险回归的要求，需要约2430名5年随访患者的样本量提供90%的统计学功效，第一类误差（α误差）为5%，以检测SE阳性与阴性患者全因死亡率主要终点的差异，同时考虑20%的流失率。估计的样本量还要检测次要终点的差异，如临床难治心绞痛的冠状动脉重建（由A预测）；因失代偿性心力衰竭或发生新发心力衰竭再入院（步骤B和步骤C）；心力衰竭的发展（步骤D）；猝死、新发心房颤动、严重室性心律失常，如持续室性心动过速导致晕厥或心室颤动（步骤E）。新招募的患者将与2016—2020年已经招募的患者相加，采用与SE2020类似项目（名为DITSE）相同的方法。

5.研究假设　ABCDE-SE在所有负荷模式的所有患者中都具有很高的可行性和良好的成功率。ABCDE方案的5个步骤在预测结果方面具有独立的和递增的价值，并且每一个步骤选择性地预测一些终点，提供对患者许多可能的弱点的综合评估。每种不同的表型（缺血性、充血性、衰竭、微循环、自主神经）对特定的治疗方法特别敏感，这些治疗方法由转诊医师决定，并将在随访中记录，以便进行探索性分析。

（七）舒张性心力衰竭的ABCDE-SE（SEDIA项目）

1.背景　舒张性心力衰竭也称为射血分数正常的心力衰竭（又称射血分数保留的心力衰竭，HFpHF），是舒张性SE的一个具有挑战性的目标。目前诊断仍然很困难，以前的欧洲心脏病学会标准基于低敏感性标准，如超声心动图数据和血浆利钠肽，最近已进行了修订，采用新的逐步方法和预评估（包括静息经胸超声心动图），对任何有心力衰竭症状或体征的患者进行评估，发展到采用舒张SE以获得中间评分值，并最终转向有创性休息和运动血液动力学研究以最终确认诊断。静息时肺毛细血管楔压≥15mmHg或最大运动时≥25mmHg被诊断为射血分数保留的心力衰竭。这种逐步法在依赖昂贵、危险和耗时的技术（如静息和运动有创血流动力学监测）方面存在一些潜在的局限性。在SE 2020网络的30个实验室中，没有任何一个实验室实施了这些方法，这进一步证明了空中指南世界与实际临床操作之间的分离，由于经济、后勤和医疗法律方面的考虑，实际临床操作受到了限制。可以使用更简单的临床评分参数，如年龄、肥胖、心房纤颤、降压治疗、静息超声心动图参数（如超声心动图 E/e 比值>9和收缩期肺动脉压力>35 mmHg），然而，这忽略了具有相同临床表现和静息超声心动图变量的患者在负荷期间临床和超声心动图反应的异质性。事实上，超过50%的射血分数保留的心力衰竭患者在静息时具有正常/接近正常的左心室充盈压，需要在负荷状态下才能激发心力衰竭征象出现。2019年欧洲心脏病学会制定的标准手册上没有为无法运动的患者提供任何适应证，而在射血分数保留的心力衰竭（年龄>70岁、肥胖/超重、高血压和糖尿病）的流行病学特征中，约50%的患者不适合运动。该手册不包括最近开发的关注舒张性心力衰竭生理学方面的关键参数，例如降低的前负荷储备，冠状动脉微血管疾病在疾病自然史中作为心肌纤维化的触发和放大因素，降低了负荷试验的步骤E中的

变时性储备。它强调了运动中 E/e' 和三尖瓣反流速度等指标的价值，但已知其可行性（50%）和准确性有限，与有创测量的参数［如左心室舒张末压（E/e'）和肺动脉收缩压（三尖瓣反流射流速度）］之间的相关性不理想。不明原因呼吸困难的患者通常有隐匿的心脏原因，这些原因很容易通过SE发现，如诱导性缺血、严重二尖瓣反流或动态左心室流出道梗阻。这些患者应排除在射血分数保留的心力衰竭患者之外，因为其体现了不同的发病机制，需要不同的治疗方法。虽然 E/e' 和三尖瓣反流速度可能在描述负荷期间血流动力学变化方面发挥作用，但SE在筛查、诊断、风险分层和治疗已知或怀疑射血分数保留的心力衰竭患者方面具有更多的价值。新数据显示，左心房力学可能在射血分数保留的心力衰竭患者的比例中发挥重要作用，特别是在心房心律失常患者中。当射血分数保留时，静息时左心房容积指数可能提示心力衰竭的风险，负荷时左心房容积变化可能更好地对患者进行风险分层，其中1/5的患者在负荷时左心房容积减小，而另1/5的患者在负荷时左心房容量正常扩张。左心房应变，特别是储存应变是可行且可重复性高的参数，对描述负荷期间的左心房功能占重要地位。此外，运动期间，一部分患者无法获取三尖瓣返流速度，如果我们使用肺血流速度的加速时间来替代，那么几乎所有患者在运动期间都可以测量肺动脉收缩压。运动期间左心室充盈压和肺毛细血管楔压的急剧增加是射血分数保留的心力衰竭的典型血流动力学反应，这种升高的压力向后传递到肺循环，导致肺充血。这反过来也会使右心室负荷过重，导致右心室功能障碍和衰竭。在心力衰竭患者中，右心室游离壁应变在检测右心室功能不全方面优于常规超声心动图检查（就诊断和预后能力而言）。容

积SE可以通过舒张末期容积的增加来测量前负荷储备，通过收缩末期容积减少测量收缩储备。静息和负荷B线对于识别肺充血表型至关重要，B线可以评价减充血治疗的效果。因此，在这个具有挑战性的队列中，应对运动或药物SE的ABCDE进行系统评估，主要目标有3个：①筛选和排除引起呼吸困难的心脏原因（如舒张功能障碍）；②确定心排血量心输出量储备功能降低及其独立但不相互排斥的潜在机制（变时性、前负荷或收缩储备降低）；③从肺充血到冠状动脉微血管功能障碍，描述潜在的不同表型，从而实现靶向治疗。

2.目标 第一个目的是在筛选射血分数保留的心力衰竭的常见类似症状（如重度二尖瓣反流、可诱导的缺血和动态左心室流出道梗阻）之后，在可运动的患者中，评估以SE为中心的方法诊断射血分数保留的心力衰竭的可行性和价值。第二个目的是评估以SE为中心的方法在不能运动的患者中的可行性，这些患者在射血分数保留的心力衰竭患者中占很大比例。第三个目的是评估SE指标（ABCDE加上肺动脉收缩压、三尖瓣反流速度或肺血流速度加速时间、右心室游离壁应变、左心房容积和应变）与标准预测指标相比（如血浆心钠肽水平）的预后价值。

3.方法 符合2019年欧洲心脏病学会制定的标准的呼吸困难和已知或疑似心力衰竭且射血分数保留的患者将入组，并使用半仰卧式SE（或跑步机）的踏车测力器进行研究。根据Pieske等提出的标准，得分至少为1分才被纳入。还将评估Reddy等人提出的基于简单临床和静息超声心动图参数的评分（0～9分）。对于不能运动或无法采集CFVR的患者，建议采用药物负荷（血管扩张剂或多巴酚丁胺）。舒张功能评估应包括在所有运动SE试验中，通过测量标准的二尖瓣流入速度、二

尖瓣环的脉冲组织多普勒和三尖瓣返流压差来实现。这些测量可在中等运动负荷时和（或）运动结束后1～2min进行，在获得室壁运动采集后，当心率降低且二尖瓣流入E和A分离较好时进行。作为"舒张套餐"的一部分，我们还将评估基线、中等负荷（50W）和峰值后负荷：左心室舒张末期容积指数（用于评估左心室舒张容积储备，僵硬的心脏受损，在任何给定的充盈压力下，心脏扩张都较小）；收缩末期左心室容积指数（用于评估左心室收缩力，可以揭示伴随正常射血分数增加的隐匿性收缩功能障碍）；射血分数、每搏量和心排血量（用于评估常规收缩储备）；二尖瓣反流及左心室流出道梗阻；肺动脉收缩压（由三尖瓣反流速度或收缩期前向肺血流加速时间计算）；负荷时的B线（提供血管外肺积水的直接成像，作为呼吸困难的直接原因）；右心室游离壁应变评估是否存在右心室功能障碍；左心房容积指数（异常反应为左心房扩张超过生理前负荷储备，或者僵硬的心脏不能随着压力增加而扩张，可伴随B线增加）；心房纵向峰值应变（一个高度可行和可重复的心房储存功能指标）；二尖瓣流入E速度和二尖瓣环e'组织多普勒速度。整体纵向应变（GLS）是在16节段或17节段模型中，从心尖长轴切面、心尖四腔心切面和心尖两腔心切面测得的局部纵向应变的平均值。

4.样本量计算 复合终点（在项目1中定义）的预期发生率约为每年20%。我们假设SE的阳性率（根据复合标准）为30%，在存在SE阳性的情况下（根据任何标准），事件发生的可能性增加1倍。假设按照Cox比例风险回归的要求，风险比例性假设成立，本试验所需的统计学功效为90%，失访率为10%，5年随访期样本量为181例患者。新招募的患者将与2018～2020年已招募的患者相加，方法

与 SE 2020 中同一项目的一部分相同。

5.研究假设 以有创血流动力学为基础诊断射血分数保留的心力衰竭在常规实践中是不可行的。目前的临床诊断标准质量参差不齐，并没有在大量患者群体中得到很好的检验。基于 SE 的综合无创评估方法应具有可行性、安全性、简单性和预后相关性，从而实现"取代、减少和精炼"（3R 方法）当前标准：将有创评估改为无创评估，将电离辐射评估改为无电离辐射评估，将静息评估改为负荷评估。通过在一开始就识别以呼吸困难为主要症状的诱导性缺血患者或负荷诱导的二尖瓣反流或左心室流出道梗阻为主要症状的患者，来减少标记为射血分数保持的心力衰竭患者的数量，根据心脏功能储备（变时性、前负荷或收缩储备可能受损）和相关的表型，如肺充血或冠状动脉微血管疾病，确定不同的表型。

（八）肥厚型心肌病负荷超声研究（SEHCA）

1.背景 肥厚型心肌病（HCM）是一种表型表达多变的异质性遗传性心肌病。评估无症状或轻度症状患者的死亡风险是一项具有挑战性的任务，目前已经提出了针对不同生理变量的几种方法。鉴别 HCM 的不同表型需静息经胸超声心动图和 SE 协同作用，通常需要对同一患者进行风险分层和连续随访检查，以评估自然病史和干预措施的效果。因此，专业 HCM 中心应具备运动 SE 所需所有专业设施及人员。运动 SE 提供了 ABCDE 方案下 HCM 患者可能存在的不同病生理改变的全面信息：心肌缺血导致的 RWMA，舒张功能障碍导致的肺充血，前负荷储备和收缩储备受损，冠状动脉微循环功能障碍，以及 HRR 降低，这是心脏自主神经功能障碍和交感神经储备减少的标志。除了这一适用于 HCM 的标准 ABCDE 方案外，在 HCM 的评估中至少还可以增加 2 个参数：二尖瓣反流（步骤 F）和动态左心室流出道压差（步骤 G）。值得注意的是，运动受限和呼吸困难可能是由许多不同的原因引起的。尽管临床表现相似，但根据机制的不同，治疗可能存在实质性差异。SE 是唯一有可能鉴别各种不同机制的试验，从而指导由病理生理学驱动的靶向治疗。

2.目标 第一个目的是评价综合 ABCDEFG-SE 在 HCM 评价中的可行性。第二个目的是评估这些参数在预测对特定治疗和其他干预的反应中的价值。第三个目的是评估 SE 指数对中长期预后分层的价值。

3.方法 HCM 的诊断将基于现有的指南，将排除浸润性/贮积性疾病（如 Fabry 病、淀粉样变）等表型。我们将对所有患者进行随访，并评估不同静息和 SE 参数的预后价值（也与标准预后指数进行比较）。对于每例患者，我们将记录新的或变化的治疗方案，并每年重新评估患者的症状，将其分为无变化（美国纽约心功能分级相同）、改善（心功能分级降低≤1级）或恶化（心功能分级增加≥1级）。在常规检查中已进行基因鉴定的患者和一级亲属中，不同的表型将与特定的基因型相关。我们将收集非成像或常规成像（非超声检查），如心电图、心血管磁共振（心肌纤维化延迟增强）等。并使用项目 5 中开发的神经网络分析技术进行分析。

4.样本量计算 该研究的复合结局终点定义为项目 1 加上心肌切除术和经皮室间隔心肌消融。一项初步研究表明，以上事件的发生率约为每年 8%。假设 Cox 比例风险回归的假设是满足的，如果我们假设 SE 阳性率（根据复合标准）为 40%，5 年随访中 SE 阳性事件的可能性增加 1 倍（根据任何标准），统计学功效为 90%，α 误差为 5%，流失率为 10%，则需要 338

第六章　负荷超声心动图2030计划：定义未来成像技术的新型ABCDE-FGLPR方案

例患者的样本量。新招募的患者将与2018～2020年已经招募的患者相加，方法与SE 2020中同一项目的一部分相同。

5.研究假设　HCM患者具有不同的表型，具有不同的潜在功能改变和治疗相关性。SE-ABCDEFG对于识别相似临床表现下的病理生理和预后异质性至关重要，从而制订针对性治疗措施。

（九）放射治疗后负荷超声心动图（SERA）

1.背景　辐射诱发的心脏病与癌症患者明显较高的发病率和死亡率相关，它影响那些接受胸部放射治疗作为辅助或唯一治疗方式的癌症幸存者。最常采用胸部放射治疗的是乳腺癌、肺癌和食管癌或淋巴瘤。胸膜间皮瘤和胸腺恶性肿瘤较少采用。放射治疗基于光子疗法（常规或高级方案）或质子疗法。随着前方或左侧照射累积剂量的增加（＞30Gy）、伴随化疗（尤其是心脏毒性蒽环类药物治疗）、心血管危险因素的存在及近距离照射时间的增加，发生辐射诱发心脏病的概率增加。在这些患者中推荐SE有几个原因。第一，虽然有其他优秀的影像学检查方法，但它们需要暴露于电离辐射或潜在有毒物质中，对于需要连续随访检查的癌症患者，使用安全、非电离的诊断模式尤为重要。这些患者因原发癌症已经接受了放疗，这些照射容易使他们容易患第二种癌症。在所有患者，尤其是在这些患者中，每一次剂量都可以计算出累积暴露量，从而确定癌症的额外风险。第二，胸部辐射暴露后数年甚至数十年的表现通常不明确，需要高度怀疑，并进行全面评估，以便早期发现，从而可能及时进行干预治疗。第三，放射性心脏疾病并不是一个单一的靶点，而是许多不同的病理生理靶点，这些靶点可以通过综合的SE方法识别。放射引起的冠状动脉粥样硬化是放射治疗后

患者的主要临床改变。在乳腺癌放射治疗后的女性患者中，与缺血性心脏病相关的主要心脏事件在治疗后10年的发生率估计为30%。辐射诱导的炎症反应和直接DNA损伤与内皮功能障碍和平滑肌细胞增殖相关，导致大血管损伤和动脉粥样硬化的加速，并伴有胶原和纤维蛋白含量高的炎症斑块形成，由此产生的心外膜动脉狭窄也可以在症状前期或无症状阶段表现为SE中步骤A的异常。低级别炎症决定肺泡毛细血管屏障的通透性增加，导致肺充血和步骤B的异常，也可能导致肺淋巴管纤维化、稀疏及肺纤维化。进行性心肌纤维化可导致收缩和（或）舒张功能障碍，以及心包缩窄选择性降低前负荷储备均可使步骤C中的参数改变。微血管损伤和心肌毛细血管密度降低导致冠脉微血管舒张能力下降，从而可能改变步骤D。外源性和内源性（心包内）自主神经系统的神经元细胞炎症和变性，可使心脏自主平衡改变，伴随窦性心动过速或交感神经储备减少，可通过步骤E检测到。在这些患者中，标准ABCDE方案也进一步扩展到F、G、P和R步骤，以面对多方面损伤的复杂性。瓣叶、纤维化和加速钙化可导致显著的反流，主要是二尖瓣反流（步骤F），以及伴有跨瓣压差增加的主动脉瓣狭窄（步骤G）。肺循环可表现出明显的缺血和反应性增加，通过肺血管阻力（步骤P）和右心室（步骤R）来评估，可以显示出明显的结构和功能改变。同样的临床表现，呼吸困难可以是不同的病因，这可能会限制这些患者的生活质量和生存，因此需要一个全面的评估，找到病因，以进行针对性的靶向治疗。指南建议在放射治疗后患者中应用SE。对于有纵隔胸部放射治疗史的无症状患者，主要影像学会建议在纵隔放射治疗后10年进行经胸超声心动图和SE筛查，此后每5年进行一次

系列检查。美国国立综合癌症网络对SE有类似的周期建议。如欧洲医学肿瘤学会2020年建议所述,由于对癌症患者累积辐射剂量的关注,非电离模式可能是最合适的,因为这些患者在肿瘤诊断和随访计划中已经受到大量照射。此外,SE在评估潜在的心脏毒性化疗中也有作用。除了检测加速的动脉粥样硬化形成外,它还有助于检测亚临床左心室功能障碍。

2.目标 第一个目的是评估这些患者采用综合ABCDEFG(+PR)方法的可行性。第二个目的是评估人群中的其他SE参数,这些人群按放射治疗(类型、位置、累积剂量、联合化疗)、化疗和临床变量(暴露年龄、心血管危险因素、可获得的基因基质)分层。第三个目的是使用传统的危险因素和放射治疗变量,在预后模型中评估单独使用或组合SE指数的预后价值。

3.方法 ABCDEFG(+PR)SE将按照通用标准方案进行分析。纳入标准:①无症状患者接受光子或质子放射治疗10年或以上;②有症状患者胸部放射治疗史(呼吸困难、胸痛、心悸);③静息经胸超声心动图显著改变(>轻度)的无症状患者胸部放射治疗史(如射血分数<40%,舒张功能异常,充盈受限)。收集相应的放射治疗方案参数,并分析肿瘤放射治疗医师的交互影响。对每位患者,至少包含8个因素生成的复合放射治疗分数(否定得0分,肯定得1分)。8个因素分别是:①年龄较轻即行放射治疗(<40岁,1分);②总剂量(>30Gy,1分);③划分值>2Gy(存在,1分);④心脏暴露于电离辐射(是,1分);⑤使用细胞毒性药物治疗(是,1分);⑥辐照技术(远程放射治疗,1分,因为它比近距离放射治疗或质子治疗毒性更大);⑦上午6:00至中午的放射治疗(是的,1分);⑧暴

露时间较长(>10年,1分)。

4.样本量计算 研究的复合结果终点如项目1中所定义。一项初步研究显示,每年的事件发生率约为8%。如果我们假设SE阳性率(根据复合标准)为20%,SE阳性(根据任何标准)事件发生的可能性加倍,功效为90%,α误差为5%,流失率为10%,则需要507名患者的样本量。

5.研究假设 放射治疗后患者具有不同的表型,具有一系列不同的潜在功能改变和治疗相关性。SE-ABCDEFG对于识别相似临床表现背后的病理生理学和预后异质性至关重要,从而采取有针对性的治疗。

(十)人工智能负荷超声心动图(artificial intelligence SE evaluation, AISEE)

1.背景 超声心动图中的AI描述了机器学习、深度学习和网络分析的重叠领域在心脏超声图像处理和分析中的应用。该领域在开发能够通过为临床医师提供医学图像的实时分析来对疾病进行分层的自学习算法方面具有巨大的潜力。AI可以提供用于自动和深入处理成像和非成像信息的解决方案,其具有两个主要目标:①使目前受主观因素影响较大的如"肉眼"观察的局部室壁运动分析,或"手动测量"的左心室容积的射血分数(子项目:AI-SEE图像)变得更加客观;②揭示复杂的临床关系,这些关系重新定义了某些疾病,那些从前被忽略并无法通过"自然"智能和常规分析模型检测到,但这些信息可以通过数据挖掘并从数据集中提取,并可随时用于临床(子项目:AI-SEE)。

2.AI-SEE图像 目前,操作员依赖性仍然是解释和分析SE的主要限制。专家研究者比初学者研究者更准确。虽然成为一个专业的SE研究者需要经历大量的SE训练,但据报道,准确性仍然较低。

目前，当前的培训和能力要求集中在具有挑战性的RWMA分析上，当代实践需要额外的专业知识，如肺部超声检查。人工智能算法为复杂和多因素数据的自动化分析提供了一个高容量的平台，可以识别与临床医师相关的和预后信息。因此，人工智能有能力挖掘图像和非图像数据，以确定相互关联的变量，这可能会优化个体患者的风险分层。SE中的AI（AI-SEE）可能会迅速改变超声心动图实验室的日常操作，甚至可能改变心脏病学的实践，它允许整合、量化和操作者独立，从而使超声心动图和SE可以被建立为明确的、定量的、无监督的和客观的影像学检查。对于单个中心来说，人工智能带来的更高的精确度和高重复性意味着不再需要大量的临床实践来保证实验室的质量。对于个人研究者来说，超声心动图分析时间将从烦琐的测量和耗时的培训转向整合和创新。因此，需要研究AI对临床医师、超声心动图医师的价值，更重要的是对现实世界中患者护理和临床结局产生的影响。SE 2020和SE 2030有效性研究是开展这项工作的宝贵平台。

3. AI-SEE数据 现在可以从SE中提取的大量信息可能会让心脏病专家感到困惑。在15～30min的检查中，我们通过不同的技术，包括M型、二维、彩色、连续波、脉冲、组织多普勒、对比增强显像、三维和应变成像，获得关于心血管解剖、功能、血流、结构、冠状动脉血流供应和肺外观的独特数据。AI可以帮助挖掘大数据，通过机器学习、网络分析等技术提取隐藏在数据下的信息，识别相互关联的变量，从而优化患者个体的风险分层。

4. 目标 这两个在方法上和概念上相互关联的项目有两个不同的目标。

（1）AI-SEE图像：在接受SE的大型多中心人群中，评估全自动超声心动图成像算法对患者预后的预测。

（2）AI-SEE数据：识别临床成像和负荷变量之间的隐藏联系，并开发一个定制的个性化模型，用于与特定终点相关的特定生物标志物的风险预测。

5. 方法 AI-SEE图像：在2017～2023年，将在3年内从20个中心（每个中心250项）中纳入5000项连续研究。所有图像（休息和峰值负荷）将以DICOM格式获取，并发送到核心实验室进行分析。招募中心将使用CE标记的人工智能驱动软件，在基于云的系统中使用算法为临床医师提供在线CAD风险分层。SE2020和SE 2030的数据将用于开发和完善现有的人工智能算法，进行两部分统计分析：①与常规临床和SE数据相比，机器学习算法在预测患者结局方面的增量价值；②用5步ABCDE路径方法［A，局部室壁运动；B，肺部超声检查，C，收缩储备；D，静息和负荷脉冲波多普勒描记法（至少有3次）；E，静息和负荷超声心电图］预测患者结果的机器学习算法的增量值，数据由中心提供。对于每个参数评估（阳性对阴性），由自动参数产生的受试者操作特征曲线下的面积将与由有经验的心脏病专家产生的面积进行比较（横截面分析）。核心实验室将分析SE 2020（$n=$ 2500，2017～2020年）和SE 2030（$n=$ 2500，2021～2023年）项目中已知或疑似CAD患者中使用ABCDE方案获得的数据。数据分析采用标准Cox多变量分析，评估AI变量与临床和常规超声心动图参数相比的独立和增量值，按照两部分统计分析进行。输入函数为5000例患者至少1年的随访信息的Excel文件。该分析将评估全因死亡率的独立预测因子作为主要终点。

6. 样本量计算 AI-SEE图像：使用Cox分析中的C指数，626名患者样本将足以检测0.05的模型性能增量变化。此外，假设死亡率为5%，则建议的样本量将足以避免在拟议的分析中对回归系数进行过度拟合。AI-SEE数据。根据以前的类似经验，从至少10个实验室获得的2500名患者的一组数据（包含ABCDE信息）将足以开发该算法（建模集），随后在另一组2500名患者（验证集）上进行前瞻性测试。

7.研究假设 AI-SEE图像：与经验丰富的心脏病专家相比，AI允许操作者独立评估RWMA和左心室容积数据，而不会丢失信息。AI-SEE数据为ABCDE方案提供了独立的增量价值，用于预测接受SE评估缺血性心脏病的患者的全因死亡率。

（十一）ESTER：环境负荷超声心动图、空气污染和医疗辐射

1.背景 空气污染在很大程度上增加了心血管疾病的发病率和死亡率。污染引起的空气质量急性（当日）恶化增加了急性冠脉综合征、急性失代偿性心力衰竭和心房颤动的入院率。相反，空气质量的改善会降低相同条件下的入院率，正如新型冠状病毒感染疫情期间所证明的那样，这是因为人类活动减少导致空气污染大幅下降。入院人数的变化只是污染对心血管的毒性影响的冰山一角，因为患有冠心病或心力衰竭的慢性病患者可能更容易受到诱导性缺血的影响。特别是，细颗粒物和二氧化氮浓度可能通过炎症和氧自由基负荷的增加来影响心血管功能，可能有利于诱导心肌化学反应、舒张功能障碍和肺充血、功能性左心室异常导致收缩储备减少、冠状动脉微血管炎症和交感神经储备降低。每一种功能异常都可能是预后差的基础，所有这些都可以在控制条件下通过运动或药物SE使用ABCDE方案同时进行评估。这一点尤其重要，因为治理空气污染也是一个可以实现的治疗目标。使用空气净化器可使细颗粒物减少50%，白细胞

介素-1等炎症标志物减少68%，收缩压和舒张压显著降低3%～5%。美国国家职业安全卫生研究所批准的将口罩与面部紧密贴合，可以过滤至少95%的空气微粒，包括气溶胶化纳米微粒。因此，任何减少个人暴露于有毒空气污染物（如细颗粒物或二氧化氮）的疾病都可以减少患者对心血管负荷等各种环境变化表现的易感性。目前尚不清楚哪种污染物或混合物对心脏的毒性更大（二氧化氮和细颗粒物排在首位）；哪些患者的心血管功能受影响最大（尽管肺泡毛细血管膜和冠状动脉微循环似乎是心力衰竭和CAD患者的优先靶点）；如果空气质量的变化（可通过室外或室内或个人保护装置实现）在可控的条件下在短期内影响心肌的易感性，那么为心脏科医师提供了一种可操作的低成本和可能高效的治疗工具，即清洁空气来治疗心脏。除了空气污染数据，还将收集个人的医疗辐射史数据，因为电离辐射是公认的癌症和动脉粥样硬化的风险因素，累积剂量在心脏病患者中达到显著值，其风险增加与空气污染相同，且表观遗传DNA损伤和低级别炎症的机制相似。

2.目标 本研究的主要目的是在临床、冠状动脉解剖（如果有）和静息功能特征匹配的患者中，评估SE结果与室外空气污染水平之间的相关性。次要目的是利用传统的危险因素和SE结果，在预后模型中评估空气质量和累积医疗辐射暴露的影响。

3.方法 所有纳入项目1～4（CAD、射血分数保留的心力衰竭、HCM、放疗后）因临床诊疗驱动的ABCDE-SE的患者在数据库中也有关于住所和工作地点的信息。在这些信息的基础上，环境流行病学部门将从地区环境保护部门的公开数据集中获得当天的当地空气质量数据。由于参与研究的国家的监管条件不同，预计

50%的招募患者能够可靠和一致地获得公开可用的数据集。对于每个患者和同一患者的每次测试，将在可用时收集2种颗粒和4种气体污染物的值：空气动力学直径＜2.5μm的细颗粒物（细颗粒物），空气动力学直径＜10pm的颗粒物、二氧化氮、臭氧、一氧化碳和二氧化硫。将使用离超声心动图实验室最近的空气监测点（用于当天采样）或离患者家最近的空气监测点（用于30天采样），将SE实验室位置的同一天地理参考值和患者家的前30天地理参考平均值作为特定条件的代表。如果在上午进行测试，则使用8：00～13：00之间记录的浓度的平均值。如果测试在下午进行，则将考虑14：00～19：00的浓度。如果没有小时数据，则使用日平均值。当由于故障或其他原因而无法使用这些数值时，将考虑前一天或第2天的值。空气质量数据将由不了解患者身份、病情和功能测试结果的评估人员收集和输入。湿度（%）、温度（℃）和大气压力的值也会被收集。

在检测时，还将系统地收集医疗辐射照射数据。累积辐射暴露在成年心脏病患者中达到显著值，是随后发生癌症和CAD的环境危险因素，与空气污染和其他危险因素具有潜在的协同作用。根据国际放射防护委员会最近的建议，对于任何剂量（没有阈值），癌症风险是随机的（事件发生频率取决于剂量），而对于超过500mg阈值的器官剂量，则认为心血管影响是确定的（组织反应）。室壁运动的SE阳性和CFVR标准是随后发生癌症的危险因素，但目前尚不清楚这种关联是由CAD和癌症之间表观遗传DNA损伤的共同生物学根源介导的，还是在晚期CAD和心力衰竭中大量诊断和治疗性辐射暴露的医源性效应介导的。暴露量将根据检测前患者收集的高辐射暴露量进行

量化。较高剂量暴露（有效剂量＞5毫西弗，相当于250次胸片）分为有创（如冠状动脉造影）和无创的（如放射性核素心肌灌注显像），将在放射学史中收集，以终生诊断和治疗照射次数为单一指标，建立一个简单的辐射照射评分。大量辐射暴露的操作数量是累积医疗辐射暴露的一个替代指标，是儿童和成人心脏病患者发生心血管疾病和癌症的一个危险因素。有关电离辐射程序和患者剂量值的信息可以从医院PACS系统检索或医师书写的纸质医疗记录中获得。放射风险评分将结合手术次数和每次手术的剂量得出，该评分来自参考剂量，或在可能的情况下，从PACS系统直接读取剂量，将其转换为具有适当转换因子的有效剂量。例如，对于心导管插入术，可以使用0.21的因子来转换。将GyCm2换算成mSv（有效剂量）。

4.样本量计算　在方案1中招募的2430个入组患者中，至少可以获得600个地理相关的空气质量数据，可以用来评估单个空气参数对单个SE参数的价值。根据一项初步研究，空气中二氧化氮浓度增加25%，预计会导致CFVR异常结果增加10%。我们将以90%的检验功效和5%的α误差（用于患者间评估的样本量为523例患者）检测出这一差异。

（十二）手术法洛四联症的负荷超声心动图

1.背景　儿科SE越来越多地用于儿童和成人的心肌缺血的检测（见项目1），以及成年先心病患者的功能特点和风险分层。法洛四联症是最常见的紫绀型先天性心脏病，自70多年前开始治疗以来，目前有大量患者接受了法洛四联症的修复治疗。法洛四联症矫治术后患儿常存在残留病变（最常见的是肺动脉瓣反流），可通过外科或导管为主的肺动脉瓣置换术来缩小右心室，但这与预后改善并不相关，肺

动脉瓣反流可引起进行性右心室扩张和功能障碍。在法洛四联症患者中，发病率和死亡率与右心室功能障碍密切相关。因此，在右心室功能不全达到不可逆阶段之前及早发现仍然至关重要。不幸的是，静息参数对早期右心室功能损害的检测能力有限。近年来，有研究表明，在静息状态下右心室功能正常的法洛四联症患者，生理或药物负荷可能会暴露右心室功能的异常。SE可以同时评估左右心室的整体和局部功能，多普勒参数及冠状动脉后降支的冠状动脉血流储备和变时性储备在这些患者中可能受损，是运动能力的潜在决定因素。

2.目标　本研究的主要目的是评估右心室SE应用于法洛四联症术后患者中的可行性。第二个目的是评估右心室收缩储备的存在和定量及其与功能严重程度指标（NYHA级别、利钠肽、峰值VO2、6分钟步行试验等）的相关性。第三个目的是评估SE指数对中长期预后分层的价值。

3.方法　接受法洛四联症修复术或法洛四联症（法洛四联症右心室双出口型、法洛四联症合并肺动脉闭锁）矫治术后至少1年的患者，将由先天性心脏病中心纳入。其他纳入标准为年龄＞10岁，身高＞140cm，纽约心功能分级Ⅰ级或Ⅱ级。右心室功能将在基线和峰值负荷对三尖瓣环收缩期位移变化（静息和峰值负荷）、右心室纵向功能指标和右心室面积变化分数（右心室入口功能的负荷依赖性指标）进行评估。由于负荷对这些指标的影响，它们往往反映的是右心室动脉耦合度，而不是右心室收缩力本身的指标。为了区分真正的右心室功能障碍和（或）病理性肺血管负荷增加，我们尽可能采用超声心动图结合肺动脉收缩压和右心室收缩压面积计算右心室收缩压-面积关系作为右心室收缩力的代用指标。根据标准ABCDE-

FGLPR方案，还将在基线和峰值负荷时测量三尖瓣环运动峰值及左心室收缩和舒张功能的常规指标。将单独评估右心室游离壁应变和室间隔应变，因为已经证明，这些先进的成像参数在预测这些患者的运动耐受性降低方面特别有用，即使在静息时也是如此。静息右心房应变也将被纳入分析。左心室功能还将通过测量射血分数、室壁运动评分指数及基线和峰值压力时的E/e'来评估。在测试时，还将系统地收集有关医疗辐射暴露的数据，并按项目6详细说明的方法生成简单的辐射风险评分，以确定与任何特定物理剂量照射的生物效应较高有关的儿童照射的有效剂量的具体值。

4.样本量计算　先前的初步研究显示，SE阳性的预期发生率（通过三尖瓣环面收缩偏移增加＜5mm）约为30%。当检验功效为90%，α误差为5%，损失率为10%时，需要约250例患者的样本量来检测负荷引起的三尖瓣环收缩期位移显著增加。对于探索性预后分析（第三终点），我们保守地假设如项目1中定义的预定终点每年发生率为20%，SE阳性（右心室收缩储备减少）事件发生的可能性增加1倍。在检验功效为90%，α误差为5%的情况下，需要238例患者的样本量并进行3年的随访。新招募的患者将加在2018～2020年已经招募的116名患者的基础上，采用与SE 2020中同一项目一部分相同的方法。

5.研究假设　修复后的法洛四联症患者具有较好的右心室储备、较好的变时性和CFVR，其自然病史中发生不良事件的概率较低。

（十三）用于新型冠状病毒感染后监测的负荷超声心动图（SECOV）

1.背景　在所有COVID-19患者中，有一半出现心血管异常，如RWMA、间质性肺疾病伴肺泡毛细血管阻滞、全身收缩功能障碍、冠状动脉微血管异常和心脏自主神经功能障碍。此外，肺动脉高压是公认的短期危险因素，由于心肌和瓣膜间质成纤维细胞富含ACE2，而ACE2是新型冠状病毒的受体，导致瓣膜可能成为重灾区。临床表现可因心血管合并症的频繁共存而复杂化。

COVID-19的一系列临床表现，特别是心肌受累的共同发病机制尚未完全阐明；然而，可以假设是直接的心脏损伤。在某些情况下，新型冠状病毒可通过刺激ACE2介导对心肌细胞造成直接损伤，ACE2在心肌和血管内皮细胞上表达，作为新型冠状病毒的受体和病毒在这些细胞中的"通道"。另一种假设机制是缺氧引起的心肌损伤和通过释放促炎细胞因子激活固有免疫反应——这是一场真正的炎症风暴，也称为细胞因子释放综合征，它会激活适应性自身免疫，甚至诱导血管和心肌炎症和凝血因子过度释放，从而导致弥漫性血栓和休克发作。因此，COVID-19患者可迅速发展为呼吸衰竭、肾衰竭或肝功能障碍等严重并发症，这可能会引起血栓栓塞和出血。因此，这种感染的高发病率和死亡率主要是由于呼吸衰竭，微血管肺血栓形成可能发挥重要的病理生理作用，就像在其他病毒性肺炎模型中一样。在之前的报道中，尽管心脏超声正常的比例较高，但D-二聚体明显升高、肺动脉压升高和右心室功能障碍是重症COVID-19肺炎合并心脏损伤患者的常见情况，与较高的院内死亡风险相关。ABCDE-FG联合L、P和R的SE多功能平台非常适合在这一复杂且不断扩大的人群中识别功能异常的患者并提供分层预后和个性化治疗。

2.目标　第一个目的是评估综合ABCDEFG（+LPR）方法在COVID-19后患者中的可行性。第二个目的是评估根据COVID-19严重程度和临床变量（暴露时年龄、心血管危险因素、肌钙蛋白、心利钠肽、C反应蛋白、淋巴细胞计数、D-二聚体等生物标志物）分层的人群中不同SE参数异常的患病率。第三个目的是评估在使用传统危险因素和COVID-19变量的预后建模中单独使用或联合SE指数的预后价值。

3.方法　在专门从事COVID-19治疗的心脏病专家的协助下，将收集和分析与COVID-19感染相关的参数。参数将包括临床数据（重症监护天数、入院时间）、入院期间的生物标志物（CRP、BNP或NT-pro-BNP、肌钙蛋白）、静息经胸超声心动图和出院时的肺部超声、其他影像学数据（胸部CT）等数据。SE将在感染后3个月至3年进行。

4.样本量计算　早期经验表明，在项目1中定义的复合结局终点的发生率约为每年10%。如果我们假设SE的阳性率（根据复合标准）为20%，存在SE阳性的事件可能性加倍（根据任何标准），统计学功效为90%，α误差为5%，流失率为10%，则需要406例患者的样本量。

5.研究假设　COVID-19后患者具有不同的表型，虽治疗方式紧密联系，但不同的患者有不同的潜在功能改变。SE-ABCDEFG＋LPR有助于识别相似临床表现下的病理生理和预后异质性，从而采取针对性治疗措施。

（十四）复活：负荷超声心动图挖掘传统认为不适合的良好供体心脏

1.背景　心脏移植是治疗晚期心力衰竭的金标准和唯一方法，但它受到供体器官严重短缺的限制。在人口老龄化的同时，移植患者的数量每年都在稳步增加。合格供者的缺乏严重限制了心脏移植的可及性，并导致等候时间的增加和患者死亡率的增加，这些本是可避免发生的事件。排除潜在供体的两个主要原因是年龄＞55岁和伴随冠状动脉危险因素。这些所谓的"边缘供者"具有高发病率的隐匿性心肌病和（或）严重的CAD，即使在移植前左心室射血分数基线正常的情况下，也可能导致早期原发性移植物功能障碍和晚期心力衰竭。Adonhers项目（负荷超声心动图协议——挽救老年供体心脏）始于2005年，旨在缓解目前供体心脏的短缺。在初始验证阶段，SE阴性的心脏（步骤A和步骤C）在心脏尸检验证中被证实具有正常或接近正常的心脏，而SE反应异常的心脏无一例外地与严重的CAD和（或）广泛的心肌瘢痕或坏死相关。Adonhers的研究最初在博洛尼亚得到了艾米利亚·罗马涅大区的认可和部分资助，后来在意大利国家卫生健康委员会的认可和资助下扩大到全国。根据高龄（＞55岁）或多种风险因素的标准，该项目到2014年从边缘捐赠者中招募了43颗心脏，到2020年从边缘捐赠者中招募了67颗心脏。如果在负荷状态下，心脏表现出左心室局部和整体功能正常，那么在冠状动脉解剖结构正常或接近正常的情况下，心脏外科医师会接受心脏捐献，短期结果良好、中期结果良好。随着超声技术的发展和临床领域的先进成像进展，现在可以通过将A步骤与左心室定量应变相结合来安全地证实SE的评估，消除了基于主观评估的SE的主要障碍。这些数据支持了SE驱动策略在心脏移植供体选择中的好处，因为根据标准明显符合条件的心脏可能具有隐匿的潜在左心室功能障碍，而根据解剖（轻微CAD）结果明显不符合条件的心脏可能符合条件，并具有良好的结果，有助于缓解全球心脏供体短缺的问题。使用SE可以招募目前已被排除的静息左心室功能正常的边缘心脏供体。SE阴性后，这些边缘

心脏或老年心脏中至少有50%可以安全地挽救以用于捐献。这项研究将涉及所有拥有心脏病学专业知识的重症监护病房，目标是在未来10年内招募500颗新心脏。

2.目标　第一个目的是从捐献的心脏中招募目前被常规标准排除的心脏：特别是＞55岁和≤55岁且有多种危险因素的老年患者的心脏。第二个目的是评估SE驱动移植的结果，并将其与基于传统标准在同一心脏外科中心进行的心脏移植进行比较。第三个目的是评估在这些患者中收集到的其他体征（步骤B、D和E）的额外预后价值（如果有），这些体征不用于决策，也不向转诊医师透露，但用于描述供体心脏的重要信息，这些信息可能包括舒张功能、前负荷储备、冠状动脉微血管功能，以及通过评估供体心脏HRR来评估心脏自主系统的残余神经支配。

3.方法　如果供者年龄为55岁或≤55岁，但同时存在≥3个危险因素（糖尿病、高血压、吸烟、肥胖、高胆固醇血症）或心脏停搏史，则负责该项目的心脏病专家将前往潜在供者入住的医院。心脏检查从静息经胸超声心动图开始，根据现行指南评估RWMA（左心室17段模型）、左心室射血分数、瓣膜功能、舒张功能和左心室肥厚。排除标准：静息壁运动评分指数＞1.0；射血分数＜45%；舒张功能障碍2级以上；血流动力学显著（中度或更高）改变的瓣膜反流或狭窄；重度左心室肥厚（左心室质量指数＞175g/m²）。为了选择供体，推荐使用双嘧达莫（0.84mg/kg，6min）进行药物负荷超声心动图检查，并遵循指南认可的方案。只有在禁忌证或医院特定方案的情况下，第二选择是多巴酚丁胺［每3分钟一阶段，最高40μg/（kg·min），总最大输注时间不超过15min，不含阿托品，对脑死亡患者无效］。诊断终点为负荷诱发的RWMA和

整体LVCR异常。出现以下情况时停止SE：高血压反应（收缩压＞220mmHg，舒张压＞120mmHg），绝对或相对低血压（血压降低＞30mmHg），室上性心律失常（室上性心动过速或心房颤动），室性心律失常（室性心动过速，频繁室性期前收缩）。由于亚极量负荷试验在排除重大冠状动脉或心肌疾病方面的价值有限，因此需要极量负荷试验，即在任何阶段出现阳性缺血反应或在全剂量药物后出现阴性反应。必须非常小心地保持潜在供体的血流动力学稳定，以避免其他器官的损伤。所有图像将按照指南进行记录、存储和分析，与其他项目类似，特别强调基于射血分数和心肌收缩力的室壁运动评分指数和LVCR（连续3个循环的平均值）的重要性。

4.数据分析 数据分析将包括3个不同的步骤：①强制性。静息和峰值负荷评估室壁运动评分指标。如果存在任何静息或负荷诱导的RWMA，对应于静息或峰值负荷室壁运动评分指数＞1.0，则排除潜在供体。②强制性。通过射血分数和射血力评估LVCR的增加。这需要对每例患者的左心室容积进行准确的评估。如果有关左心室容积的数据不可用或不可靠，则不能开始评估。在负荷过程中射血分数或肌力下降的潜在供体将被排除在捐献名单之外（射血分数负荷＜静息或肌力负荷＜静息）。③可选的。重要的但不是强制性的左冠状动脉前降支CFVR的变化。约50%的患者可获得这一信息。然而，如果CFVR的信息缺失，也不应该阻止捐赠者的登记，因为目前在这种非常特殊的环境下，没有明确的相关结果，这些信息是有研究价值的。

5.术后捐赠者的管理 基线异常或SE异常的潜在供体将被排除在移植之外。根据以往报道的标准，基线超声心动图

正常的情况下，如果SE显示局部壁运动正常，整体LVCR正常，则供者有资格捐献。SE提供补充的功能数据，不能取代冠状动脉造影的解剖信息。心脏在最终验收之前，应接受遵循国际公认的器官共享系统标准所表明的临床和急诊标准。有关CFVR的数据将被记录为额外的、可选的数据，不直接影响决策。心脏移植术后，受者按常规处理，1个月行有创冠状动脉造影和左心室造影，此后每年1次。然而，因RWMA或LVCR异常而被排除在捐赠之外的心脏可收集用于心脏瓣膜制备，并根据当地设施进行冠状动脉造影和病理检查。特别是，RWMA通常与相关心肌区域的严重CAD有关，且负荷期间压力/左心室收缩末容积增量值的缺失与左心室损伤（主要是由于脑死亡期间儿茶酚胺能激增/缺血反应引起的急性，或较不常见的慢性纤维化瘢痕）相关。

6.样本量计算 研究的主要终点是10年的全因死亡（5年招募期加上额外的5年随访）。根据国际心肺移植学会的最新登记数据显示，在相似的随访期内，标准组的死亡率为27.5%，考虑到类似的随访期，将800例患者的总样本量1∶1分配给年龄匹配的标准选择组和根据SE筛选标准选择的患者，如果在随访期间没有患者退出，则在0.05的显著性水平下，当实际风险比为等效风险比为1.00时，将获得90%的效能，检测等效风险比为1.25。

（十五）SEMIR-缺血性二尖瓣反流的负荷超声心动图

1.背景 慢性缺血性二尖瓣反流是冠心病的常见并发症，与不良预后和结局相关。心肌梗死后缺血性二尖瓣反流与死亡率翻倍相关。冠状动脉旁路移植术患者合并二尖瓣手术对缺血性二尖瓣反流的作用仍存在争议。此外，对于缺血性二尖瓣反流的临界值也没有共识。现行的欧洲心脏

病学会指南将有效反流口＞0.2cm²，反流容积＞30ml的患者继发性二尖瓣反流视为严重的二尖瓣反流。然而，在2017年关于瓣性心脏病管理的重点更新中，严重继发性二尖瓣反流的定义与严重原发二尖瓣反流相同（有效反流口面积≥0.4cm²，反流容积≥60ml，反流分数≥50%）。对于有效反流口为0.2～0.39cm²，反流容积为30～59ml的冠状动脉旁路移植患者，二尖瓣干预对其生存的潜在影响的证据不足。认识到缺血性二尖瓣反流的动态特性，SE可以明确冠状动脉旁路移植术中同时进行二尖瓣手术的指征。

2.目标　评估SE检测作为缺血性静息性中度二尖瓣反流（有效反流口0.2～0.39cm²，反流容积30～59ml）患者预后指标的价值。

3.方法　所有经血管造影证实患有冠心病、中度二尖瓣反流（有效反流口0.2～0.39cm²，反流量30～59ml）的患者（"所有来诊者"）都将纳入本研究。所有患者均行ABCEFG（＋LPR）SE检查。所有患者将进入常规临床随访项目，标注项目1中规定的心血管和非心血管终点。接受旁路移植手术伴或不伴二尖瓣修复或经皮冠状动脉成形术伴或不伴二尖瓣干预的患者将分别进行分析。

4.样本量计算　根据项目1的定义，缺血性二尖瓣反流增加的患者在接受药物治疗而不进行瓣膜修复的情况下复合终点的预期发生率约为每年20%。考虑到5年随访，二尖瓣反流增加的预期发生率约为25%，统计学功效为90%，α误差为5%，因此需要每组173例患者的样本量（旁路移植术或血管成形术）。

5.研究假设　本研究的主要假设是，中度（等级2和3，美国超声心动图学会2017）二尖瓣返流患者在运动过程中返流恶化程度≥1级（有效反流口≥0.4cm²，

反流容积≥60mL，反流分数＞50%），其药物治疗效果较差，而进行二尖瓣矫治的患者，其获益大于SE未改变或返流程度没有提高的患者。本研究的第二个假设是，在负荷超声心动图检查（术前）中，LVCR较低（根据EF或收缩力标准）、较多B线、较高的肺动脉收缩压、较低的肺血管储备和较大的左房容积扩张的患者预后较差，这与二尖瓣反流的严重程度和治疗（药物治疗或瓣膜修复）无关。

（十六）心脏瓣膜病的负荷超声心动图

1.背景　由于静息经胸超声心动图检查结果与运动或日常生活活动中的症状不匹配，在瓣膜性心脏病中，SE被推荐主要用于以下3类情况：①无症状的严重瓣膜病；②有症状的非严重单瓣或多瓣疾病；③低流量背景下严重程度不确定的有症状的瓣膜疾病。在所有这些情况下，SE可提供独特的信息，将症状与心脏受累程度相匹配，进行风险分层，指导决策，确定手术或经皮介入治疗的最佳时机。尽管可以获得巨大的潜在信息，但SE在这一特定领域缺乏支持性证据。大多数建议都是基于证据C［专家的共识意见和（或）小型回顾性研究］。现有的建议强调理想的临界值，如主动脉反流时负荷引起射血分数＞4%、二尖瓣狭窄时负荷引起肺动脉收缩压＞60mmHg或主动脉狭窄时二尖瓣功能不全或瓣面积＜1.0cm。支持这些简单临界值证据并非完全是确定的，因为它们很容易受到人为因素的影响，且因错误来源和验证不足，其重复性有限。其中一些应用不太容易执行，如果在专门且经验丰富的SE实验室外进行，可能不安全。然而，III级超声推荐病例量包括每年200项SE研究，其中25项需要为非冠状动脉适应证，这意味着实验室每年只能对低流量低梯度主动脉狭窄进行1或2项SE检查研究。因此，瓣膜性心脏病的SE在循证

指南和实践中正在失去地位。例如，SE在低流量低压差主动脉瓣狭窄中的应用是SE在瓣膜性心脏病中的最常见应用，但在2017年欧洲心脏病学会瓣膜性心脏病指南中被"删除"。此时，我们需要基于对瓣膜性心脏病患者综合评估的更强有力的证据，因为在决定瓣膜性心脏病患者的预后方面，诱导性缺血、肺充血、前负荷和收缩储备的改变、冠状动脉微血管功能障碍和心脏自主功能调节障碍、左右心房容积变化、异常的肺血流动力学反应和对负荷反应有限的右心室功能储备可能比瓣膜状况本身更重要。疾病复杂的病理生理学特征是靶向治疗方法的先决条件。

2.目标 第一个目的是评估ABCDEFG-SE加L（左心房）、P（肺血管储备）和R（右心室功能）在这些患者中的可行性。第二个目的是评估每个SE参数与功能严重程度指标（纽约心功能分级、心利钠肽、峰值耗氧量等）的相关性。第三个目的是评估SE对长期预后分层的预后价值。

3.方法 SE实验室收治的瓣膜性心脏病患者采用半仰卧自行车运动SE进行研究，低流量低压差主动脉狭窄患者优先采用低剂量多巴酚丁胺进行药物负荷试验。我们将招募7个不同的组：①无症状的重度主动脉狭窄；②低流量低压差重度主动脉狭窄伴射血分数降低；③无症状的重度或无症状的非重度原发性二尖瓣功能不全；④无症状的重度或有症状的非重度二尖瓣狭窄；⑤无症状的重度或有症状的非重度主动脉瓣反流；⑥无症状或症状不严重的多瓣病变；⑦心脏瓣膜后手术（假体和瓣膜成形术）。

4.样本量计算 在这些患者中，SE阳性的预期发生率（根据复合标准）约为50%，范围从步骤B的20%阳性到步骤C的40%和步骤D的35%。考虑到预后分析（第三终点）的Cox比例风险模型，如

果我们保守地假设3年复合终点（在项目1中定义）的发生率为20%，并且在SE阳性的情况下（至少一个瓣膜外标准）事件的发生率翻倍，那么每个亚组的样本量约为217例，以统计学功效为90%，α误差为5%评估第三终点。对于低流量低压差主动脉狭窄患者亚组，由于复合终点的发生率较高，需要154例患者的样本量并进行2年随访。

5.研究假设 与瓣膜狭窄或反流程度相同但整体易感性不同的患者相比，符合SE标准纳入/排除标准的瓣膜性心脏病患者中，诱导性缺血较少、肺充血较少、左心室前负荷和收缩储备较高、冠状动脉微循环和心脏交感神经储备较好、肺血流动力学阻力较低和右心室功能储备较好的患者将获得更好的预后。

（十七）SESPASM-SE用于冠状动脉血管痉挛

1.背景 目前认为冠状动脉痉挛是引起心外膜冠状动脉动态狭窄的主要机制之一，可诱发急性心肌缺血、变异性心绞痛、不稳定型心绞痛、急性心肌梗死、晕厥和猝死。在微血管性心绞痛中，相同的病理生理基础，即微血管痉挛和血管扩张受损，可引起心绞痛，降低生活质量，导致不良预后。其临床识别仍然是难以琢磨和具有挑战性的。传统意义上，冠状动脉痉挛是在诊断性冠状动脉造影过程中进行注射麦角新碱激发性冠状动脉痉挛来诊断的，但由于该检查需要占用导管室数小时，缺乏具体报销，并且由于有创性、累积辐射暴露高和连续冠状动脉成像需要相对大剂量的肾毒性碘造影剂注射而具有风险，因此在真实世界中很少使用。此外，用乙酰胆碱进行刺激性微血管痉挛检查，仅仅是在没有心外膜痉挛、心电图改变或心绞痛的情况下，因为微血管网看不到。由于缺乏合适的无创检测方法，限制了对

冠状动脉血管痉挛进行无创选择性检测的适用性，但20世纪80年代的早期经验和当代对14 000多名患者进行的多中心研究的大规模经验都明确表明，对适当选择的患者进行导管实验室外的血管痉挛检测是高度准确和非常安全的。

识别冠状动脉痉挛在临床上也很重要，因为心绞痛的标准治疗，如经皮冠状动脉介入治疗或β受体阻滞剂可能无效甚至加重症状，而当识别为血管痉挛并使用钙通道阻滞剂和硝酸盐治疗时，患者的预后相对较好。冠状动脉血管痉挛可能是其他危及生命的疾病，如不明原因的晕厥或不明原因的心搏骤停的病因。关于具体的检测方法，麦角新碱是非常有效的药物，但在大多数国家没有售卖。运动结合过度换气可以获得类似的敏感性（如果过度换气阴性，则测试后5min开始运动）。应避免药物试验而使用过度换气试验和运动试验，这两种试验都是现有指南推荐用于疑似冠状血管痉挛患者的无创检查。这两个步骤使我们有机会诊断心绞痛是否由心外膜痉挛（明显的RWMA，步骤A）或冠状动脉微血管功能障碍（血流有限增加，步骤D）引起。然而，迄今为止尚缺乏对冠状动脉血管痉挛的无创检测的安全性和有效性的大规模验证。该项目非常符合国际专家最近确定的未来方向，即建议建立一个用于诊断、预后和治疗研究的国际冠状动脉血管舒缩障碍临床登记系统。

2. 目标　第一个目的是评估过度通气和运动ABCDE-SE在经适当选择的冠状动脉造影正常，并且心外膜动脉或微血管有中度至高度冠状血管痉挛的患者中的可行性和安全性。第二个目的是与标准心电图标准相比，评估步骤A和步骤D在这些患者中的阳性率。第三个目的是评估SE不同反应导致SE驱动治疗的预后价值。

3. 方法　根据最近的指南和建议（日

本冠状动脉痉挛协会，2014年；COVADIS小组，2018年），只初步考虑有具有强（1级）血管痉挛试验指征的患者对于冠状动脉造影正常的患者，最合适的指征包括6组：①至少有一个临床怀疑标准的胸痛。标准为休息时和（或）夜间和（或）清晨的胸痛；运动耐量的显著昼夜变化；过度通气诱发的心绞痛史；钙通道阻滞剂（而非β-受体阻滞剂）可以抑制心绞痛或心绞痛与使用已知的易发作患者冠状动脉痉挛的药物有关，如产科诊所用于减少产褥期子宫失血的麦角新碱或用于抑制乳汁的溴隐亭、舒马曲坦或用于神经病学治疗偏头痛的麦角新碱、用于乳腺癌和结肠直肠癌化疗的氟尿嘧啶和卡培他滨（一种口服氟尿嘧啶前体药物），以及越来越频繁地使用可卡因是胸痛发生的原因。②经皮冠状动脉血运重建成功后（血管痉挛测试前血管造影证实动脉呈扩张状态），经心电图证实为心肌缺血的复发性胸痛。③原因不明的心搏骤停复苏。④不明原因晕厥，伴有前期胸痛。⑤既往心肌梗死（MINOCA）。⑥Tako-Tsubo综合征。排除标准：既往文献记载短暂ST段抬高≥0.1mV或压低≥0.1mV或自发性胸痛时动态心电图或12导联心电图出现新的负U波；运动、多巴酚丁胺或血管扩张剂的SE阳性，在运动期间或恢复时识别典型的血管痉挛阳性；输注期间或服用多巴酚丁胺后；输注期间或服用氨茶碱和双嘧达莫后；侵入性试验中的冠状血管痉挛；或静息整体左心室功能障碍（室壁运动评分指数＞1.4或射血分数＜40%）。由于血管痉挛易在清晨达到高峰，准备进行运动试验的患者将在早晨（8：00～11：00）进行过度换气的血管痉挛试验（深呼吸和频繁呼吸，每分钟至少25～35次，持续5min，然后进行额外的5min监测）。如果过度换气结束后5min呈阴性或不确定，患者将按照常规方案开始锻炼。建议在测试前至少停止使用硝酸盐和钙拮抗剂（非β受体阻滞剂）治疗24h。在贝尔格莱德SE 2020网络中获得的初步经验表明，这种方法比单独过度换气更能诱发冠状动脉缺血。

4.样本量计算 SE阳性的预期发生率（根据至少一个ABCDE标准）约为35%。对于项目1中定义的研究的三级复合结果终点，考虑Cox比例风险模型评估SE的预后相关性，如果我们保守地假设5%的年发生率，在SE阳性（RWMA标准）的情况下事件发生的可能性加倍，功效为90%，α误差为5%，则需要513名患者的样本量，对复合终点进行5年随访。第三终点的估计样本量也足以评估主要和次要终点。

5.研究假设 对于冠状动脉血管痉挛（单负荷过度通气或双负荷过度通气＋运动），SE是高度安全可行的，成功率很高，它可以在使用传统的有创和非有创治疗方法漏诊及误诊的患者中，识别潜在的良性疾病（如果被发现和治疗），如冠状动脉血管痉挛。

三、结论

SE具有许多独特的特性，使其在当前时代尤其具有吸引力，因为它可以最大限度地减少因心脏成像而造成的全球法律、经济、社会和环境负担。事实上，SE对医师、患者、支付者和环境都是友好的（表6-0-2）。

表6-0-2 可持续发展时代
负荷超声心动图的4个主要特征

法律可持续性	非电离辐射	对患者友好
临床可持续性	通用（适用于所有患者）	医师友好型
经济可持续性	低成本，高价值	支付者友好型
环保	低碳排放	地球友好型

SE 2020是一种新的诊断字母表的阅读和写作课程。现在每个人都可以阅读和书写新的简单的ABCDE字母表，每个字母在预测生存方面提供独立的增量价值。有了SE 2030，所有的研究者也会读和写F、G，偶尔也会读L、P和R（表6-0-3）。

表6-0-3 ABCDE-FGLPR步骤、具体参数、目标患者

步骤	关键数据	目标患者
步骤A	局部室壁运动异常	所有（大部分为冠心病＋心力衰竭患者）
步骤B	B线	所有
步骤C	左心室舒张末容积、左心室收缩末容积	所有
步骤D	冠状动脉血流速度储备-左前降支	所有
步骤E	心率储备	所有
步骤F	二尖瓣反流程度	冠心病＋心力衰竭＋瓣膜性心脏病＋肥厚型心肌病
步骤G	左心室流出道前向血流速度	冠心病＋心力衰竭＋瓣膜性心脏病
步骤L	左心房容积	冠心病？射血分数正常的心力衰竭？瓣膜性心脏病？肥厚型心肌病？
步骤P	E/e'，三尖瓣前向血流速度/右心室流出道前向血流加速时间	冠心病？射血分数正常的心力衰竭？瓣膜性心脏病？肥厚型心肌病？
步骤R	三尖瓣环收缩期位移/肺动脉收缩压	瓣膜性心脏病？先天性心脏病？

除了A之外，还有一个全新的字母，我们需要它们来为SE打开个性化医疗的大门。

（徐　芸　王　胰）

参 考 文 献

Picano E，Ciampi Q，Cortigiani L，et al，2021. Stress Echo 2030：The Novel ABCDE-（FGL-PR）Protocol to Define the Future of Imaging. J Clin. Med，10（16）：3641.

第七章　展望及未来发展

负荷超声心动图（stress echocardiography, SE）是广泛应用于心血管疾病诊断和评价成熟无创的影像学技术，由于可实时成像、高时间分辨率、可床旁检查、良好的安全性及较高性价比，其能提供较准确的心脏结构和功能等重要信息，已成为心血管疾病诊断和治疗临床实践中的首选负荷影像学技术。SE起始用于可疑冠状动脉疾病（coronary artery disease，CAD）的诊断，通过检测负荷诱导的心肌缺血表现即节段性室壁运动异常诊断冠状动脉粥样硬化性心脏病（coronary heart disease，CHD）或缺血性心脏病。目前SE仍主要用于CHD的诊断和评估，国内外CHD防治管理指南一致性明确了SE在CHD常规诊断流程中的重要地位和价值，包括诊断可疑CHD患者、指导CHD确诊患者的治疗决策（药物治疗或冠状动脉血运重建）、危险分层及预后评估。以冠状动脉造影狭窄大于50%为CHD诊断标准，SE检测冠状动脉狭窄的整体敏感度和特异度分别约为88%和83%。相对SE阴性患者，SE阳性患者有较高心血管事件发生风险，在12个月的随访中不良心血管事件发生率增加3倍，心肌梗死发生率增加4倍。SE检查过程中需要同步监测心电图及血压，可能出现SE与同步负荷心电图判断心肌缺血不一致的现象。一项回顾性运动SE研究显示，SE结果阴性受检者无论同步负荷心电图是阳性或阴性，其一年期及三年期无主要心血管事件生存率（包括所有原因死亡、非致死性心肌梗死及冠状动脉血运重建）分别为99.5%及99.6%。但通常认

为负荷心电图阳性同样预示不良心血管事件风险增加，这可能会导致临床医师对此的机制理解、决策治疗和判断预后感到困惑。目前有关这方面的研究较少，且结论不一致，其产生的可能机制及影响因素、对可疑CAD诊断意义及已知CHD预后评估价值，需要进一步纳入更多病例进行前瞻性研究以获得指导性共识证据。

经皮冠状动脉介入治疗（percutaneous coronary intervention，PCI）是急性冠脉综合征患者改善预后的主要治疗策略，明显降低了急性心肌梗死的死亡率，也是慢性冠脉综合征患者有明显冠状动脉狭窄伴左心室收缩功能受损、最佳药物治疗仍有静息或负荷诱发缺血性症状发作的治疗指征，以改善生活质量及减少心血管不良事件。相关指南推荐血运重建后出现缺血症状并排除不稳定状态患者，应考虑行负荷影像学检查以检测有无冠状动脉支架再狭窄或桥血管阻塞，但目前临床上常对PCI术后患者随访时首选冠状动脉造影检查来评价血运重建疗效。近期一项回顾性研究显示，平板运动SE可用于筛查不良心血管事件包括心源性死亡、急性冠脉综合征及冠状动脉再血管化治疗的低危PCI患者，如果患者SE结果阴性则不必进行侵入性冠状动脉检查，但其重要的现实意义尚需要前瞻性随机双盲多中心研究进一步明确。

CHD的发病机制包括心包表面冠状动脉阻塞性狭窄、痉挛及微血管病变。相对于其他功能成像技术，SE诊断阻塞性CAD有较高的特异度和阳性预测价值，

而对中度或非阻塞性CAD的敏感度和阴性预测价值受限，其主要原因与SE图像质量不佳影响了医师的主观判断准确性及仅根据心室壁节段性运动异常单一指标判断心肌缺血能力局限有关。现代超声诊断仪器成像新技术的进步及超声增强剂或造影剂的应用，极大提高了SE的成像质量，心内膜边界清晰显示使心肌缺血判断依赖的指标——左心室壁节段运动异常、心室容积及收缩功能变化的可靠性明显增强，进一步提高了CAD评价的敏感度、特异度和准确度。心肌造影超声心动图（myocardial contrast echocardiography，MCE）是传统超声心动图里程碑式的进步，使超声心动图从心脏解剖、心功能和血流动力学的评价迈入了心肌灌注成像时代。目前心脏核素显像心肌单电子发射计算机断层显像（single-photon emission computed tomography，SPECT）仍作为临床评价心肌灌注的"金标准"，心脏核磁共振（cardiovascular magnetic resonance，CMR）评价CHD心肌缺血特别是急性心肌梗死微血管损伤具有重要价值，但该两项影像学技术因其固有的局限性，目前难以在临床上广泛应用。大量临床研究证实MCE可敏感显示心肌微循环灌注异常，特别是结合SE，如腺苷负荷可敏感发现冠状动脉狭窄程度不明显、静息无冠状动脉血流减少但血流储备功能降低的病变。随着今后临床研究数据的不断积累，负荷超声心动图联合声学增强剂将在临床上常规推广应用于CHD的诊断及评价。MCE在CHD血运重建后的疗效评价方面将发挥重要作用。朱天刚教授团队对160例急性ST段抬高心肌梗死（ST-segment elevation myocardial infarction，STEMI）PCI术后48h内进行MCE检查，发现心肌微血管灌注受损发生率为60%。另一项研究显示尽管血管造影认为心包表面的梗死相关动脉完

全血运重建成功，但约50%的患者冠状动脉微血管灌注并未完全恢复正常，表明与再灌注损伤相关的微血管阻塞或微血管功能异常发生率较高，并可导致不良心血管事件或死亡率增加。这些研究提示对血运重建术后CHD患者进行MCE或与SE联合评价病变冠状动脉供血区心肌灌注恢复程度、灌注及心肌功能储备是必要且合理的，其对临床结局的影响及预测不良心血管事件的价值将是今后需要关注和研究的领域。

MCE结合SE具有从解剖、生理及病理生理多维度评价冠状动脉循环的优势，对研究不同生理状态、不同心血管疾病病理变化具有重要价值。传统SE不能显示非阻塞性CAD早期出现的心肌灌注降低，MCE可额外增加SE评估CHD的价值，目前国内外重要指南一致推荐SE评价CAD时常规使用超声造影剂以改善图像质量，并同时评价心肌的微循环灌注。

非阻塞性冠状动脉心肌缺血（ischaemia with non-obstructive coronary artery stenosis，INOCA）是CHD重要的发病机制之一，定义为：有心肌缺血临床症状或证据、无冠状动脉阻塞（冠状动脉造影显示狭窄＜50%）、有冠状动脉微血管疾病（coronary microvascular diseas，CMD）或痉挛的影像学证据、血流储备分数（FFR）＞0.8且血流储备（CFR）≤2。CMD是冠状动脉微循环结构和功能异常的综合表现，明显增加CHD不良心血管事件风险，其结局与阻塞性CHD相似，并广泛存在于其他心血管疾病中，虽然具有不同的潜在病理生理机制，目前临床实践中越来越多地被认识和关注，然而，我们对其认知仍然有限，因此，需要在该领域进一步研究以有助于建立患者个性化的防治管理模式。

微血管心肌缺血或心绞痛在女性

CHD患者中发生率较高，临床症状常不典型。SE在女性人群中诊断CHD常具有挑战性，其假阳性率较高，常出现心电图ST-T改变与SE结果不一致而解读困难，极易被漏诊或误诊。血管舒张SE如腺苷SE或双嘧达莫SE可无创性同时检测CFR，近期被指南推荐用于可疑INOCA诊断。CAD特别是女性患者通常冠状动脉左前降支（left anterior descending coronary artery，LAD）受累，SE获得的LAD血流速度储备（coronary flow velocity reserve，CFVR）不仅有助于检测LAD病变狭窄严重程度，且可反映CMD。由于声学增强剂可以增强血流多普勒信号，使超声心动图评价狭窄冠状动脉血流动力学变化及SE检测CFVR-LAD变得更加容易和准确，并且可同步进行MCE以检测心肌微循环灌注变化。因此，MCE、SE及CFVR-LAD的联合应用将成为极佳的心功能成像技术，将有助于研究和发现微血管疾病潜在的病理生理特性，提高女性CHD特别是微血管病变或非阻塞性病变的诊断准确性，为治疗决策制订提供依据，帮助改善长期预后，这对未来深入多维度研究不同心血管疾病潜在的多种病理生理特性及其关联性发挥重要作用，有望在临床上不断推广应用，但是否可作为短期及长期不良事件风险分层工具，将是未来关注和研究的重要领域之一。

INOCA患者虽然有明显CMD及亚临床心肌收缩功能降低，但SE时很少出现心室壁节段运动异常，超声心动图斑点追踪成像技术可以通过应变分析对心肌力学变化进行早期、敏感、定量评价，已被证实可检测静息及SE状态在左心室射血分数（LVEF）尚正常时的心肌力学功能受损及心肌同步化异常。超声斑点追踪成像技术与传统的超声心动图技术联合应用有助于早期筛查心肌的功能受损，这将对缺血性心脏病及肿瘤心脏病等的早期干预、合理治疗决策制订具有重要价值。

虽然SE具有公认的重要临床价值，但仅根据是否有无节段室壁运动异常等传统指标并非完全能反映所有CAD或其他心血管疾病个体的复杂病理生理变化，不同的CHD患者可能存在多个不同的心血管危险因素或致病因子，需要对每个患者进行整体评估，因此，近期学者提出了SE检查新的ABCDE方案，用于检测诱发的心肌缺血（A）、肺充血（B）、心肌收缩储备功能（C）、冠状动脉微血管疾病（D）及心脏交感神经储备（E），每一项生物标志物或指标正常赋值0分，异常为1分，所有指标均异常积分为5分。自主神经功能异常与心血管不良预后增加相关，可导致心律失常及心源性猝死。心率反应迟钝（A blunted heart rate response）是SE检查时常用的反映心脏交感神经储备降低的指标，是不良心血管事件的独立危险因子，一项8年的随访研究显示低心率反应与心肌灌注、ECG正常的所有原因死亡相关，但心率反应性需要结合其他预后指标（如心肌灌注缺损、LVEF、运动耐量、运动时的症状）综合评价心血管风险。一项前瞻性、多中心、大规模国际性研究显示ABCDE-SE可以有效预测慢性冠脉综合征患者的生存率，积分越高，预后越不良，如所有生物标志物都正常，则风险极低。目前尚无公认或普遍接受的这些评价指标的正常参考值或异常截点值，因此需要更进一步的多中心前瞻性对照研究获得公认的标准。该方案可同时多维度较全面检测患者与临床症状或体征相关的潜在复杂病因，有助于对患者危险分层、制订精准个体化防治方案及评估预后，因此是未来SE发展的方向，有望在临床上广泛应用。

目前SE应用领域已快速扩展到对

CHD外其他心血管疾病或病理生理状态评价，如瓣膜性疾病、肥厚型心肌病、扩张型心肌病、左心室舒张功能评价、运动员心脏、肺循环状态等。CHD及左心室舒张功能受损心肌疾病静息状态可能表现为与正常人相似的超声心动图改变，但运动负荷则诱发出左心室收缩或（和）舒张功能储备能力降低，后者表现为二尖瓣环运动速度（e′）降低，瓣口血流速度（E）增加及E/e′增高，研究证实该指标与同步心导管监测的肺毛细血管楔压、左心房压、左心室平均舒张压相关性良好，可用于反映左心室舒张功能及储备功能。舒张性运动SE特别适用于静息超声心动图不能解释的心力衰竭症状或运动后呼吸困难、1级左心室舒张功能不全患者，以识别不明原因呼吸困难或心力衰竭症状中潜在的射血分数正常的心力衰竭患者。通过早期检测出这类特殊患者给予恰当治疗后，舒张性运动SE是否具有帮助改善患者预后的潜在价值，指标E/e′是否与临床结局明显相关，有关这方面的临床研究证据仍然有限；目前，舒张性运动SE尚无公认或标准的检查方案、关键指标包括E/e′及估测肺动脉压指标三尖瓣反流峰值速度的最佳截断值不明确、特定情况下（如心房颤动、心脏瓣膜病、肥厚型心脏病等疾病）的舒张功能储备降低或舒张性心衰的诊断标准还很缺乏，因此需要积累更多的研究数据证实其重要的临床价值及获得共识性检查和诊断标准。

SE检查中根据不同患者的检查目的需要明确重点观察或测量指标，其中左心房容积指数（LAVI）及左心房应变功能评估已成为目前临床重视的心血管不良结局预测指标。LAVI不仅能量化评价静息状态左心房大小，也是公认的左心室舒张功能障碍分级指标，LAVI增大预示左心室舒张末压增高及心房颤动风险增加，被指南强烈推荐用于临床实践。有研究显示SE时LAVI增大与左心室功能储备降低及肺充血有关，静息左心房应变功能较左心房大小及E/e′能更敏感反映左心室舒张功能，但目前不同心血管疾病SE检查中LAVI及左心房应变功能的变化特点研究较少，尚需深入研究其潜在临床价值。

瓣膜SE包括运动SE及多巴酚丁胺SE，临床上根据患者状态、瓣膜病变严重程度及类型进行选择。运动SE可客观评价或监测运动诱发出的症状及一系列超声心动图指标的变化，目的是评估不同患者，如无症状严重瓣膜疾病患者、有症状非严重瓣膜疾病患者、伴左心室收缩功能不全低流量主动脉瓣狭窄患者的预后、手术风险及干预时机等，指导制订最佳治疗方案，因此瓣膜SE有助于个体化精准治疗，其在临床上推广应用将发挥重要作用。

临床上常用的SE检查模式包括运动负荷及药物负荷两大类，不同的负荷模式有其相应的最佳适用人群，如相对运动SE，多巴酚丁胺SE更适用于左束支传导阻滞患者的心肌缺血评价，踏车运动SE更适合潜在肺动脉高压的评价，腺苷SE相对运动SE或多巴酚丁胺SE较少能诱发室壁节段性运动异常，更适合冠状动脉微血管疾病的评估等。近年来超声新技术，如超声斑点追踪成像技术、心肌做功、实时三维超声成像技术等不断涌现并逐渐应用于SE检查中，其临床价值尚需要更多地深入研究明确。此外，随着超声增强剂及超声造影显像模式不断研发改进，超声溶栓、分子成像、靶向药物和基因传递等基础研究不断深入并向临床转化，该领域将是未来重要的快速发展方向。

人工智能（artificial intelligence，AI）是模拟人类智能快速发展的计算机系统，已经渗透到医学领域包括X线、CT、MRI

及超声心动图图像识别、心腔内径测量、LVEF 和应变自动计算等，然而，AI 仅应用于造影超声心动图且尚处于起步尝试阶段。SE 时由于需要快速获取和解读大量的图像信息，包括负荷时心率及血压的快速变化、心室整体及节段功能、左心房大小及功能、血流动力学及心肌灌注等多维度和多参数综合分析，需要鉴别呼吸伪像和超声伪像，且面临超声检查系统和设置不同、患者图像质量差异及超声医师技能不同的影响，使超声心动图医师及 AI 在实际临床中应用均面临公认的挑战，相信随着计算机技术进步、数字图像处理软件开发及超声增强剂使用，AI 将有望在 SE 中常规应用，具有快速获取图像、准确分析参数及获得可靠结论的潜能，将具有广阔应用前景。

（李春梅　郭智宇）

参考文献

Bhatheja R, Francis GS, Pothier CE, et al, 2005. Heart rate response during dipyridamole stress as a predictor of mortality in patients with normal myocardial perfusion and normal electrocardiograms. Am J Cardiol, 95（10）: 1159-1164.

Ciampi Q, Zagatina A, Cortigiani L, et al, 2021. Prognostic value of stress echocardiography assessed by the ABCDE protocol. Eur Heart J, 42（37）: 3869-3878.

Gulati M, Cooper-DeHoff RM, McClure C, et al, 2009. Adverse cardiovascular outcomes in women with nonobstructive coronary artery disease: a report from the Women's Ischemia Syndrome Evaluation Study and the St James Women Take Heart Project. Arch Intern Med, 169（9）: 843-850.

Knuuti J, Wijns W, Saraste A, et al, 2020. 2019 ESC Guidelines for the diagnosis and management of chronic coronary syndromes. Eur Heart J, 41（3）: 407-477.

Krivokapich J, Child JS, Gerber RS, et al, 1993. Prognostic usefulness of positive or negative exercise stress echocardiography for predicting coronary events in ensuing twelve months. Am J Cardiol, 71（8）: 646-655.

Kunadian V, Chieffo A, Camici PG, et al, 2020. An EAPCI Expert Consensus Document on Ischaemia with Non-Obstructive Coronary Arteries in Collaboration with European Society of Cardiology Working Group on Coronary Pathophysiology & Microcirculation Endorsed by Coronary Vasomotor Disorders International Study Group. Eur Heart J, 41（37）: 3504-3520.

Lafitte S, Matsugata H, Peters B, et al, 2001. Comparative value of dobutamine and adenosine stress in the detection of coronary stenosis with myocardial contrast echocardiography. Circulation, 103（22）: 2724-2730.

Li MQ, Zeng D, Xie Q, et al, 2021. A deep learning approach with temporal consistency for automatic myocardial segmentation of quantitative myocardial contrast echocardiography. Int J Cardiovasc Imaging, 37（6）: 1967-1978.

Marques A, Cruz I, João I, et al, 2021. The Prognostic Value of Exercise Echocardiography After Percutaneous Coronary Intervention. J Am Soc Echocardiogr, 34（1）: 51-61.

McCully RB, Roger VL, Mahoney DW, et al, 1998. Outcome after normal exercise echocardiography and predictors of subsequent cardiac events: follow-up of 1, 325 patients. J Am Coll Cardiol, 31（1）: 144-149.

Merz CNB, Pepine CJ, Walsh MN, et al, 2017. Ischemia and No Obstructive Coronary Artery Disease（INOCA）. Circulation, 135（11）: 1075-1092.

Morrone D, Arbucci R, Wierzbowska-Drabik K, et al, 2021. Feasibility and functional correlates of left atrial volume changes during stress echocardiography in chronic coronary syndromes. Int J Cardiovasc Imaging, 37（3）: 953-964.

Pellikka PA, Nagueh SF, Elhendy AA, et al, 2007. American Society of Echocardiography American Society of Echocardiography recommendations for performance, interpretation and application of stress echocardiography. J Am Soc Echocardiogr, 20 (9): 1021-1041.

Porter TR, Mulvagh SL, Abdelmoneim SS, et al, 2018. Clinical applicat ons of ultrasonic enhancing agents in chocardiography: 2018 American Society of Echocardiography Guidelines Update. J Am Soc Echocardiogr, 31 (3): 241-274.

Talreja DR, Nishimura RA, Oh JK, 2007. Estimation of left ventricular filling pressure with exercise by Doppler echocardiography in patients with normal systolic function: a simultaneous echocardiographic-cardiac catheterization study. J Am Soc Echocardiogr, 20 (5): 477-479.

van Kranenburg M, Magro M, Thiele H, et al, 2014. Prognostic value of microvascular obstruction and infarct size, as measured by CMR in STEMI patients. JACC Cardiovasc Imaging, 7 (9): 930-939.